新文京開發出版股份有限公司

新世紀‧新視野‧新文京—精選教科書‧考試用書‧專業參考書

New Wun Ching Developmental Publishing Co., Ltd.

New Age · New Choice · The Best Selected Educational Publications — NEW WCDP

第 **10** 版

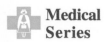
Medical Series

內外科
護理技術

總校閱　李皎正

合　著

翁淑娟　黃嫦芳　程紋貞　林麗味
趙淑美　張怡娟　羅靜婷　楊文琪
胡綾真　蔡家梅

10th Edition

MEDICAL SURGICAL
NURSING TECHNIQUES

線上技術影片 掃描

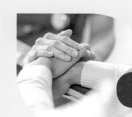
由於近年來醫療品質策進會針對各級醫院的評鑑內容及評分標準作了相當大幅度的修改，尤其重視以病人為中心的醫療照顧，強調病人照顧應達到安全性、可近性、完整性、參與性、適切性及持續性，所以每家醫院都十分重視醫護服務品質的提升。要提供高品質的護理，除了要有良好的執業環境和護理執業標準外，護理人員還應具備豐富的專業知識及熟練的護理技術，才能使病人獲得安全及舒適的照護。在一個醫院中，與內外科疾病相關的單位及病房為數最多，例如：急診室、手術室、各科病房及加護病房等，因此護理人員要具備熟練的護理技術，除了要熟練基本護理技術外，更要熟練內外科護理技術，才能確保病人的安全。

培育護理學生具備執行護理技術的能力是護理養成教育中非常重要的一環，然而近年來護理學生實習時數的縮短，醫療院所對學生在臨床實習時所能操作的護理技術又多所限制，即使學生完成各科護理的實習，仍有許多技術沒有機會操作，其中又以內外科護理技術為主，以致學生因為缺乏練習護理技術的經驗，而產生護理個案時的挫敗感，進而降低對護理的興趣及從事護理工作的意願，對未來的護理生涯也會產生負向之影響。有鑑於此，輔英科技大學護理系教授內外科護理學的老師，開始著手第一版「內外科護理技術」之撰寫，彙整臨床上各系統專科常用之護理技術，期望提供護理學生及新進護理人員參考，以彌補學生實習經驗不足的限制。

這幾年來，輔英科技大學護理系採用新文京開發出版股份有限公司出版之「內外科護理技術」作為「內外科護理學實驗」的教科書，頗受學生的好評，但由於學生於課後練習技術時仍會期待有指導老師在場，以確定自己執行的技術是正確的，此現象激發了製作內外科護理技術自學影片教材的動機。因此本書除了詳細的內外科護理技術教學外，尚提供QR code線上技術影片掃描，其目的旨在讓學生於學習的過程中，有一份自我學習教材，學生可依自己的時間及進度練習技術，並熟練各項技術，於臨床實習時亦可當成複習教材，提升操作護理技術的能力與自信。

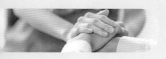 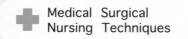
　　本書內容及影片由翁淑娟、黃嫦芳、程紋貞、林麗味、趙淑美、張怡娟、羅靜婷、楊文琪、胡綾真、蔡家梅等10位教師，共同集思廣益設計，所有圖片均為實地拍攝或聘請專業美術人才精心繪製，再加上由教師親自示範操作內外科護理技術的生動自學影片，有助於提升讀者的學習動機及學習效果，因此本書所提供之影片內容不僅可當成學生學習的輔助教材，亦可提供臨床護理人員在職教育之參考。

　　此版更新技術影片及修正第4章CVP及第8章結腸造口袋說明圖片。

　　非常感謝新文京開發出版股份有限公司出版我們教授內外科護理技術的經驗，尚祈護理先進及專家能對本書疏漏之處給予指正，使得本書能有成長的機會。

李皎正 謹識

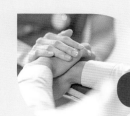

　　隨著醫學及科技的進步，護理人員所面臨的環境亦日趨複雜。護理人員必須具備護理專業知識及技術，並展現關懷照護的行為，方能協助個案處理身體、心理、社會及靈性各層面之問題，其中護理技術是執行護理實務工作中的重要成分，護理人員唯有正確而熟練地執行護理技術，確保個案獲得安全適當的照護，才能成為稱職的護理人員。

　　內外科護理(medical-surgical nursing)主要是探討成人的內外科疾病及其護理。內外科護理的課程內容包含內外科護理學和內外科護理學實驗兩部分，學理部分是學習內外科疾病的知識及其護理；實驗部分則是學習內外科護理技術並熟練其技巧。護理科系學生必須能夠具備執行各項護理技術的能力，方可提供服務對象安全、有效及高品質的護理照顧。

　　本書的內容涵蓋臨床各專科常用之護理技術，共分為十二章，由於「急症病患之護理」是每一位護理人員應具備之護理技術，故將之置於第一章，對於急救車設備、急救藥物的主要作用及護理需知、基本救命術程序、各種維護病患呼吸道通暢的處置及護理，如急救插管、電擊去顫術等，都有詳盡之解釋及介紹，使學習者可以在短時間內建立急救的概念，並能運用於臨床的急救工作。

　　第二章是「手術病患護理」，為了使護理學生能提供完整及全人之護理服務，輔英科技大學護理系將「手術室護理實習」列入臨床實習課程中的必修課程，希望藉此讓學生了解外科手術的過程，以培養學生於臨床情境中對病患病情變化之敏感性及警覺性，進而加強學生的外科無菌概念，所以本書將手術室護理技術列於第二章，內容包括病患在手術前身體、心理及社會層面的評估及準備，手術室中護理人員的角色與職責，特殊設備及技術操作流程等，這些都是非常實務性的技術，並特別配合圖片來解說手術室內實際操作過程，對於外科常用器械也有圖片供學習者能快速建立對外科器械之認識，使未來更容易進入「手術室護理」的學習。

　　第三章是「神經系統功能障礙之護理」，內容包括執行意識狀態評估、測量瞳孔大小及對光反應，以監測病人病情進展及治療結果，作為治療及診斷之依據。接著學習正確使用頸圈、頸架及背架，以確保病人的頸部維持伸展的姿勢，預防壓迫頸椎神經，進而促進頸椎的癒合；正確使用背架能使病人已受傷的脊椎韌帶或脊椎獲得支撐

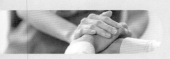
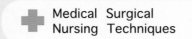
力，避免進一步的損傷。學習接受腰椎穿刺術的適應症及禁忌症，以協助醫師正確執行腰椎穿刺術及執行腰椎穿刺術後的護理。最後還有圓滾木式翻身法、頸椎外固定器及腦室外引流的護理。

第四章是「心臟血管系統功能障礙之護理」，主要是了解十二導程心電圖監測、Port-A及輸血的照護；以及中心靜脈壓的臨床意義，並能協助醫師執行中心靜脈導管之插入，準確測量中心靜脈壓及導管傷口的護理，以做為輸液治療的參考指標。

第五章是「內分泌和新陳代謝功能障礙之護理」，隨著糖尿病患者逐漸增加，執行尿糖及血糖的測定，及胰島素的施打、胰島素幫浦的使用，也成為個案於居家中必須學習之技術性活動之一，因此學生必須能準備執行尿糖及血糖測定所需用物，執行尿糖及血糖之測定、判讀及解釋測定結果，以作為糖尿病之篩選或追蹤之參考，進而作為病患調整飲食、運動及藥物劑量的參考依據，有助於預防低血糖及高血糖合併症之發生。

第六章是「眼耳鼻喉功能障礙之護理」，包括執行眼部、耳部及鼻部之給藥，學習眼部、耳部及鼻部給藥之適應症、目的及注意事項，以治療眼疾、耳疾及鼻疾，並協助眼部、耳部及鼻部的檢查，以做為外科術前之準備。

第七章是「呼吸系統功能障礙之護理」，第一部分包括學習協助動脈血液氣體分析檢體的收集、氧氣的提供、氣管造口之護理、抽痰、噴霧治療及胸腔物理治療，以了解氣體交換功能障礙之情形、預防或改善低血氧的情形、避免氣道阻塞、保持呼吸道通暢、避免氣管切開處傷口感染，以降低及預防呼吸道的阻塞與換氣的障礙。第二部分為學習協助胸腔放液穿刺術，及協助密閉式胸腔引流的建立及維持，以診斷、治療疾病及促進肺部擴張及心肺功能。

第八章是「消化系統功能障礙之護理」，第一部分先學習執行胃灌洗法，洗出胃內容物，以促進消化道血管收縮，減少胃潰瘍或十二指腸潰瘍出血。第二部分學習協助醫師置入胃食道球，測量胃食道球的壓力及置留胃食道球病患之照護活動。接著學習協助病患採適當姿勢及教導病患呼吸動作，以協助醫師執行肝臟活體組織切片，並能執行穿刺後所需之護理照護活動。並學習協助醫師操作腹腔放液技術、放液後病患之照護活動、及置放T型管病患之照護活動。最後學習結腸造瘻灌洗、結腸造瘻病患之照護活動及其出院衛教，包括更換結腸造瘻袋，及其周圍皮膚的護理。

　　第九章是「骨骼肌肉系統功能障礙之護理」，第一部分學習皮膚、骨盆、骨骼及顱骨等牽引方式之適應症、目的及注意事項，以避免不必要之移位、治療骨折、預防肌肉及關節萎縮或痙攣，以預防、改善或矯正畸形。第二部分包括石膏固定護理，使患側肢體固定不動或限制其關節活動度，以促進骨折部位之固定、促進癒合，使患肢能夠盡早離床執行負重活動。學習骨外固定器針眼護理，以預防傷口及骨髓炎之相關感染。第三部分為了解拐杖使用之適應症、目的及注意事項，並能教導正確使用拐杖，以克服個案身體障礙，增進其返家後自我照顧的能力。第四部分為學習連續被動運動機使用之適應症、目的及注意事項，以維持與增強肌力，且改善關節於主動與被動運動時之活動度，進而縮短臥床時間，增進下床活動的穩定度及安全性。

　　第十章是「皮膚系統功能障礙之護理」，包括傷口護理、換藥法、燒傷鋪床法及水療法。為避免病患因傷口滲液造成感染及不適，建置一個易於更換敷料、無菌棉墊或治療巾的無菌環境，以預防病患受到感染。水療法之目的為清潔表面傷口，將傷口焦痂及殘留藥物去除、減少更換傷口敷料時的疼痛，及避免對傷口造成二度傷害，以促進病患傷口癒合。並可藉由水的浮力來維持受傷肢體關節最大活動度及肌肉強度，有利病患復健計畫的進行。

　　第十一章是「泌尿系統功能障礙之護理」，包括學習小量膀胱沖洗法及連續性膀胱沖洗法，小量膀胱沖洗可清除膀胱經由存留導尿管之黏膜、血塊，以維持尿路之通暢。連續性膀胱沖洗法可預防或減少因泌尿系統手術後，膀胱內血凝塊之形成、預防或治療泌尿系統之感染、維持尿液引流系統之通暢。

　　第十二章是「傳染病病人之護理」，包括穿脫隔離衣、穿脫已汙染的隔離衣及進出隔離病房，傳染病的照護除了盡快的使病人復原外，同時也應避免傳染病的傳播，正確的隔離衣穿脫技術及適時的配合隔離病房的使用，可降低微生物傳播及保護工作人員，避免疾病的流行。

　　本書的內容是以內外科護理技術為主，在編排上的特點有七項：

1. 對於每一個護理技術列有具體之「學習目標」，指引學習者學習的方向，可作為自我評值之參考。

2. 在「目的」、「學習與原理」、「適應症」、「用物與設備」、「步驟與說明」及「注意事項」等，都具有完整的學理概念及學習重點，使學習者能將理論與實務做整合，實際運用到臨床實務中。

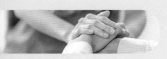
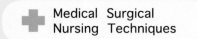

Medical Surgical
Nursing Techniques

3. 在技術中加入「關懷照護」的理念，使學習者能夠結合人性化照護於專業護理技術中。

4. 本書以條列方式書寫，對於較易被學生忽略的細節及步驟，有完善而詳實的敘述。

5. 本書護理技術中穿插有彩色之照片，以輔助學習者對技術操作的理解，協助學習者進入模擬臨床情境。

6. 所有的專業名詞在第一次出現時，均列出中英文，之後則以中文呈現，數字皆以阿拉伯數字表示，以方便學習者辨別，長度的計量以公尺、公分，重量的計量則以公斤、公克呈現。

7. 本書將輔英科技大學護理系「技術考核標準」置於每一章節之附錄之中，提供較為常見之情況題，使學習者能自我考核。由於本書清楚的陳述內外科護理技術執行程序，使得護生或護理人員可以迅速運用於臨床上，對於初學者或臨床護士執行較生疏之技術時，具有明確指引的作用，故本書不僅是一本教科書，也是一本回覆示教教材，可提供學習者自學或複習之參考。

　　護理教育強調課室教學與臨床實習並重，內外科護理實習是護生至醫院學習照顧病人很重要的歷程，護生如能將課堂中所學得的內外科護理知識及技術，於臨床護理病人時正確地應用出來，應能奠定護生學習其他護理專業之基礎。

李皎正 謹識

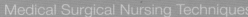
作者簡介　＋ AUTHORS

總校閱

李皎正　Rush University 護理研究所碩士
Albany Medical Center Hospital 加護病房註冊護理師
Michael Reese Hospital & Medical Center 心臟加護病房
註冊護理師
國立台北護理健康大學護理系教授

作　者　（依章節順序）

翁淑娟　高雄醫學大學護理研究所碩士
曾任高雄市立大同醫院急診護士
曾任成功大學附設醫院內科病房護士
曾任國泰綜合醫院內科病房護理師
曾任輔英科技大學護理系助理教授

黃嫦芳　高雄醫學大學護理學研究所碩士
曾任國泰醫院外科加護病房護理師
現任輔英科技大學護理系助理教授

程紋貞　高雄師範大學成人教育研究所博士
國防醫學院護理研究所碩士
曾任台灣大學附設醫院護理師
現任輔英科技大學高齡及長期照護事業系副教授兼系主任暨
高齡全程照顧人才培育中心主任

林麗味　澳洲Deakin University 護理哲學博士
曾任高雄榮民總醫院護理師
曾任大仁技術學院護理科講師
曾任輔英科技大學護理系講師
現任弘光科技大學護理系副教授

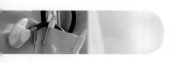

趙淑美

國立成功大學護理研究所博士
陽明大學臨床護理研究所碩士
曾任三軍總醫院護理師
現任慈濟科技大學護理系講師

張怡娟

國立臺北護理健康大學護理研究所博士
曾任台灣大學附設醫院外科加護病房護理師
現任輔英科技大學護理系副教授

羅靜婷

美國阿肯色州州立科技大學教育碩士
曾任台南成功大學附設醫院心臟加護病房護理師
現任輔英科技大學護理系助理教授

楊文琪

陽明大學臨床護理研究所碩士
曾任台北市立忠孝醫院內科病房護理師
現任輔英科技大學護理系助理教授

胡綾真

長庚大學護理學研究所碩士
曾任成功大學附設醫院護理師
現任輔英科技大學護理系助理教授

蔡家梅

國立台北護理健康大學護理所博士
澳洲皇家墨爾本理工大學護理所碩士
澳洲皇家墨爾本理工大學護理系學士後臨床護理實務與管理
學位
曾任德育護理健康學院護理科臨床指導教師
曾任台北市立陽明醫院骨科病房護理師
現任輔英科技大學護理學系講師

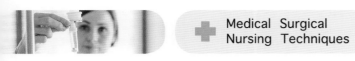

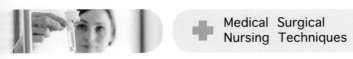

Medical Surgical Nursing Techniques

技術影片

掃描

觀看技術影片

掃描右方QR code，點選影片觀看

急症護理

1. 院外CPCR
2. 院內CPCR

手術室護理

3. 外科刷手法
4. 穿戴無菌手術衣和手套
5. 鋪設梅約氏桌
6. 鋪設無菌器械桌、基本器械操作與傳遞及移位

心血管系統護理

7. 協助醫師執行中心靜脈導管之插入
8. CVP傷口護理及CVP值之測量
9. 備血、驗血
10. 點滴及靜脈注射管之更換

呼吸系統護理

11. 氧氣提供
12. T型管給氧法
13. 氣管造口之護理
14. 氣管內管宜拉膠更換
15. 氣管內管插管後之照護
16. 密閉式胸腔引流－胸瓶更換
17. 抽痰法
18. 氣動式口鼻（氣切）面罩型噴霧之使用
19. 氣動式雙T型管噴霧器之使用
20. 手持噴霧器

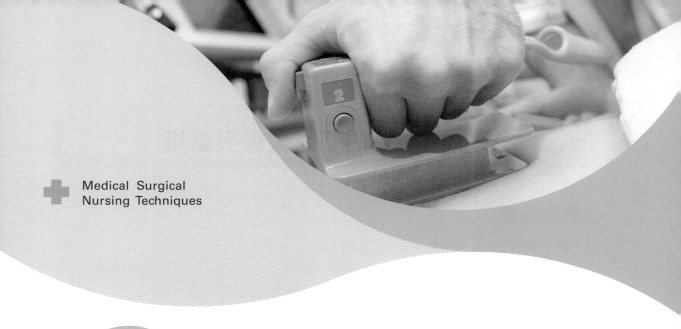

Medical Surgical
Nursing Techniques

01 CHAPTER

急症病患之護理
The Emergency Nursing

················· 翁淑娟｜著

第一節　EMERGENCY CAR EQUIPMENTS AND USAGE　急救車的基本設備與應用

學習目標

1. 能正確指出急救車內物品之擺設位置。
2. 能正確且熟練地操作急救車內之設備。
3. 能正確說明常用急救藥物之給藥途徑、作用與護理需知。

目　的

　　當病患病情危急需要急救時，能供給所需之醫療用物，以快速施予急救及達到最好的急救效果。

學理與原理

　　當病患突然發生心臟停止時，醫院外存活之鏈(Chain of survival)包含緊急應變系統啟動、高品質CPR、去顫、高級心肺復甦、心臟停止後照護與復原等六個環節；醫院內則是即早辨識和預防、緊急應變系統啟動、高品質CPR、去顫、心臟停止後照護與復原等六個環結（圖1-1）；Eisenberg, Bergner和Hallstrom(1979)亦指出基本救命術及高級救命術若能分別在4分鐘內及8分鐘內施行，則病患的存活率約可達到43%，但若基本救命術超過8~12分鐘、或高級救命術超過16分鐘沒有施行時，那麼病患存活的機率就很渺茫，因此醫院各護理站常備有至少一部急救車，並在車內擺放許多急救所需之用物，以讓醫護人員在施行急救時，得以爭取時效來挽救病患生命。

　　為了能讓急救車充分發揮功能，各病房得依其照護特性擺置車內的物品，但各物品需置放在固定位置，以讓醫療人員於急救時能迅速取得所需之用物，且車內的所有物品皆需由三班的護理人員清點，以確保各項物品的功能（如Ambu bag之擠壓功能、喉頭鏡之燈泡燈源是否良好等）與數量；而急救車的前輪亦需保持於可推動的狀態，前方不得置放任何障礙物，以便在急救時可以迅速推動至急救單位，供給施予急救所需之用物。

院內心臟停止
（IHCA）

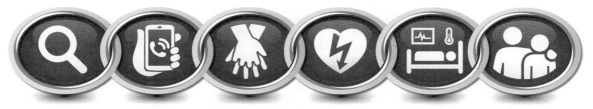

| 即早辨識和預防 | 緊急應變系統啟動 | 高品質 CPR | 去顫 | 心臟停止後照護 | 復原 |

院外心臟停止
（OHCA）

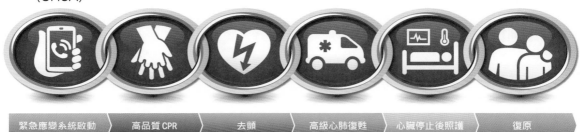

| 緊急應變系統啟動 | 高品質 CPR | 去顫 | 高級心肺復甦 | 心臟停止後照護 | 復原 |

圖1-1 成人存活之鏈(Chain of survival)

適應症

病患有病情危急或不穩定情形時。

用物與設備

急救車常包含桌面、三層抽屜、底層及背層、側層等結構（圖1-2），以下分述其擺設之用物。

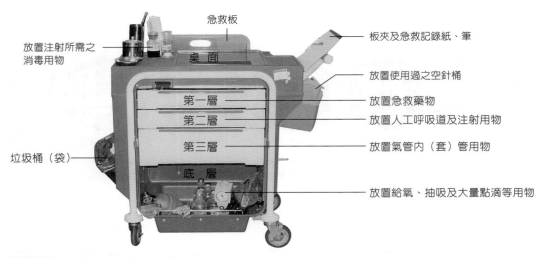

放置注射所需之消毒用物
急救板
桌面
板夾及急救記錄紙、筆
放置使用過之空針桶
放置急救藥物
第一層
第二層 — 放置人工呼吸道及注射用物
第三層 — 放置氣管內（套）管用物
底層
垃圾桶（袋）
放置給氧、抽吸及大量點滴等用物

圖1-2 病房急救車之外觀及設備

一、桌面：放置注射所需之消毒等用物

1. 酒精棉球罐 1罐
2. 酒精性優碘罐(Alcoholic betadine) 1罐
3. 75%酒精罐(Alcoholic) 1罐
4. 無菌棉棒 .... 數包
5. 泡鑷罐 1個
6. 彎盆 1個
7. 起子 1支
8. 銼刀 .... 數個

二、第一層抽屜：放置各種急救藥品各數支

1. Aminophylline(Phyllocotin)
2. Adenosine(Boniton)
3. Amiodarone(Cordarone)
4. Atropine(Metropine)
5. Calcium chloride
6. Dopamine(Intropine)
7. Dobutamine(Dobutrex)
8. Digitalis glycosides(Digoxin)
9. Epinephrine(Bosmin)

10. Hydrocortison(Solu-cortef)

11. Isoproterenol(Isuprel)

12. Lidocaine(Xylocaine)

13. Norepinephrine(Levophed)

14. Nitroglycerin(NTG)

15. Propranolol(Inderal)

16. Procainamide(Pronestyl)

17. Sodium nitroprusside(Nipride)

18. Sodium bicarbonate(Jusomin)(NaHCO$_3$)

19. Verapamil(Isoptine)

20. 其他按各病房病患特性所需求之急救藥品

三、第二層抽屜：放置人工呼吸道及注射用物

1. 口咽管、鼻咽管 各1套

2. 普通及輸血輸液套 各2副

3. 壓舌板 至少1支

4. 手電筒 1支

5. 常用各號針頭及空針 .... 各數支

6. 各類靜脈留置針及心臟穿刺長針 .... 各數支

7. 固定氣管內管用之膠布、紙膠 各1卷

8. 止血帶 1條

9. OP site .... 數張

10. 常用各號無菌手套（含抽痰手套） .... 各數副

四、第三層抽屜：放置氣管內（套）管等用物

1. 張口器、口咬器 各1個

2. 喉頭鏡葉及柄 1組

3. 喉頭鏡之電池（2號） 2個

4. 2% Xylocaine Jelly及噴霧劑 各1支

5. 氣管套管No. 6.5、7.0、7.5及8.0 .... 各1條

6. 氣管內管No. 6.5、7.0、7.5及8.0 .... 各2條

7. 通條 1條

8. 麥吉爾鑷子(McGill forceps) 1支

五、底層：放置給氧、抽吸及大量點滴等用物

1. 人工甦醒器(Ambu bag)及面罩 至少各1個
2. 抽痰壓力表、收集瓶（袋）...各1個
3. 抽痰管No.10、12、14 ....各數條
4. 氧氣流量表及氧氣連接頭（聖誕樹）..各1個
5. 氧氣導管、接管及面罩 各1個
6. 生理食鹽水(0.9% NaCl) 2瓶
7. 5%葡萄糖溶液(D_5W) 1瓶
8. 乳酸溶液(L/R) 1瓶

六、背面：放置急救板 1塊

七、雙側面：分別放置

1. 垃圾桶及垃圾袋..各1個
2. 板夾及急救記錄紙、筆 1套
3. 使用過空針置桶..1個

■ 步驟與說明 ···

步　驟	說　明
當病患病情危急或不穩定時	
1. 以隔簾或屏風遮蔽病患。	1-1. 注意病患隱密性，並顧及其他病患與家屬之感受。
2. 確認病患有無反應及適當呼吸、心跳。	2-1. 若病患已無反應、心跳及適當呼吸時則進行以下之步驟處置；否則則確認病患之vital signs並視需要給予相關處置。
3. （請求）推急救車及心電圖監測（去顫）器至病患單位。	3-1. 可請鄰床病人幫忙通知，或利用護理鈴通知護理站。
	3-2. 將急救車及心電圖監測（去顫）器擺在一開放單位，以確保急救時不受阻礙，通常置於病患之床尾。

步　驟	說　明
4. 視需要取下枕頭、搖平床頭，將急救板墊於病患背部後，讓病患平躺，並將心電圖監測（去顫）器連接於病患。	4-1. 將病患置於利於急救之適當位置。 4-2. 當病患需進一步執行心外按摩時，給予脊椎一支托力，以避免按摩無效。 4-3. 連接心電圖以便於判讀心律。緊急時亦可以電擊器之2個電擊板放在病患胸骨右緣鎖骨下及心尖處查看心律。
5. 必要時施予電擊治療、心外按摩。	5-1. 以維持病患之循環狀態。 5-2. 心搏停止(Asystole)或無脈性心臟電氣活動(PEA)應立即給予CPR；若為心室纖維顫動(Vf)或無脈搏之心室心搏過速(pulseless VT)之心律時，應立即施予一次電擊，再進行CPR。
6. 維持病患呼吸道通暢。	6-1. 必要時給予抽痰及放置人工呼吸道。
7. 必要時施予人工呼吸。	7-1. 必要時給予人工甦醒器或呼吸器使用，以維持病患之通氣功能。
8. 依醫囑施打點滴並給予各類急救藥物。	8-1. 護理人員於急救前應明瞭各急救藥物的名稱、給藥途徑、劑量、作用及護理（詳見表1-1）。 8-2. 急救時應仔細核對用藥及觀察病患用藥後的反應。 8-3. 急救時可接受口頭醫囑，但急救後應立即請醫師將口頭醫囑補在醫囑單上。
9. 密切觀察病患之意識、生命徵象、心律、膚色、瞳孔反應等狀況，並視需要報告醫師。	
10.盡速將病患狀況及急救流程正確且詳實的記錄在護理記錄單內。	10-1. 需記錄病患施救前的狀況、被施救的過程、施救的結果及目前的治療措施。
11. 整理及補充急救車內的用物及藥品。	11-1. 將急救用物及藥品之數量補齊、確定用物功能正常，並將急救車擺放於原來擺放之位置。

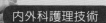

◆ 表1-1　常見急救藥品、給藥途徑、治療劑量、作用及護理需知

藥物種類	藥物名稱	主要作用	給藥途徑	
抗心律不整	Adenosine (Boniton)	1. 降低竇房結興奮性 2. 抑制房室結之傳導速度 3. 增加心肌收縮力	快速靜脈注射（由於Adenosine的半衰期小於10秒，故靜脈注射時一定要快速）	
	Amiodarone (Cordarone)	作用在鈉、鉀、鈣等離子之通道，並具有α及β-adrenergic接受器之阻斷功能，故常用於心房及心室之心律不整	靜脈注射 靜脈滴注 骨內注射	
	Atropine (Metropine)	1. 抑制迷走神經，使心跳變快 2. 使支氣管擴張 3. 減少腸胃道之蠕動 4. 抑制唾液腺、支氣管之分泌 5. 使膀胱逼尿肌鬆弛、膀胱括約肌收縮	靜脈注射 經氣管內（套）管給藥 心臟內直接注射	
	Lidocaine (Xylocaine)	1. 抑制希氏束、浦金氏纖維之異位性節律點 2. 使心肌纖維的自動性降低	靜脈注射 靜脈滴注 經氣管內（套）管給藥	

治療劑量	護理需知
6mg於1~3秒內快速靜脈注射，必要時可每1~2分鐘追加12mg兩次(6mg-12mg-12mg)，若為心臟移植患者，或由中心靜脈給藥，或患者同時有服用Dipyridamole、Carbamazepine等藥時，則起始劑量應減為3mg	1. 向病患解釋若在注射時出現臉部充血、呼吸困難、胸痛等現象時，通常在注射後1~2分鐘內不適症狀可自動消失，不用太緊張 2. 易引發氣道痙攣，應避免使用在急性發作之呼吸道疾病患者上
1. 150mg（若為Vf則增加為300mg）靜脈注射10分鐘，無效時可再追加一次150mg，然後每分鐘1mg靜脈滴注6小時，但每天之總劑量不可超過2.2gm 2. 治療Af時，可用125mg/hr for 24hrs（總劑量3gm）	1. 經由肝臟代謝，故用於嚴重心臟、肝臟衰竭病患時應減量 2. 快速滴注時，可能引發心跳減緩、低血壓，故治療時應密切注意病患之心跳及血壓狀態 3. 與Barbiturate合併使用時，會降低血中濃度；與Cimetidine併用時，則會增加血中濃度，故應密切注意之 4. 半衰期可達40天以上，腎衰竭者應小心使用 5. 可能造成QT interval延長，所以不可和Procainamide及三環抑鬱劑一起使用
1. 心搏過慢引起嚴重徵候時，則每5分鐘以0.5~1mg靜脈注射至心律每分鐘60次、徵候消失、心室停止或總劑量為3mg止 2. 心室停止或心搏過慢之無脈搏的電氣活動時，則每3~5分鐘以1mg靜脈注射至總劑量為3mg止	1. 禁用於青光眼或尿滯留之病患 2. 觀察病患是否出現口乾、心跳過快、散瞳、無法看清楚近物及畏光之情形，及注意病患之安全 3. 用於冠狀動脈疾病之病患時，可能誘發心室纖維顫動(Vf)或心室搏動過速(VT)產生，應小心使用 4. 心臟移植患者因缺少迷走神經，使用時可能會無效 5. 注射劑量<0.5mg時，可能會產生副交感神經活性，造成心跳減緩
1. 在施行去顫術三次後及給予Epinephrine後，心電圖仍繼續出現VT及Vf時，則給予1.5mg/kg靜脈注射，必要時可於3~5分鐘後追加一次 2. 無嚴重徵候的VT和未明確的寬QRS波心搏過速時，則以1~1.5mg/kg靜脈注射，必要時每5~10分鐘可追加0.5~0.75mg/kg至總劑量3mg/kg 3. 維持靜脈滴注劑量為2~4mg/min，經24小時後需減半	1. Lidocaine製劑有兩種，唯有不含防腐劑或腎上腺素的製劑才可用來治療心律不整 2. 觀察病患是否出現意識不清、感覺異常、肌肉震顫、耳鳴、低血壓、心搏過緩、嘔吐及呼吸困難等中毒症狀 3. 有心輸出量減少、70歲以上或肝功能不好者，第一次使用劑量不變，但其後追加或維持劑量均需減半 4. 施用靜脈滴注時，應使用輸液幫浦來給藥，以精確控制滴速 5. 禁用於心臟傳導阻斷之病患 6. Vf及無脈搏VT在自發性循環恢復後(ROSC)可考慮使用本藥

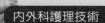

◆ 表1-1　常見急救藥品、給藥途徑、治療劑量、作用及護理需知（續）

藥物種類	藥物名稱	主要作用	給藥途徑	
抗心律不整（續）	Procainamide (Pronestyl)	1. 降低所有節律點的自律性 2. 減緩心室內的傳導	靜脈注射 靜脈滴注	
	Propranolol (Inderal)	1. 使心跳速率減慢 2. 使心肌收縮力減弱及心輸出量減少 3. 使心肌氧氣消耗量減少	靜脈注射	
	Verapamil (Isoptine)	1. 減少心跳速率 2. 減低心肌收縮力 3. 使冠狀動脈及周邊血管擴張，降低全身血管的阻力	靜脈注射	

治療劑量	護理需知
1. 以20~30mg/min靜脈注射，除非病患有：心律不整已被抑制、低血壓、QRS波增寬、PR interval增長至原有的50%以上、或總劑量達到17mg/kg時，再給予維持滴注劑1~4mg/min，但當有腎衰竭或滴注劑量大於3mg/kg已達24小時以上即需減量 2. 以17mg/kg靜脈輸注至少1小時，然後給予每小時維持滴注劑量2.8mg/kg，但當病患有心臟或腎功能不全時，負荷劑量應減為12mg/kg，每小時維持滴注劑量應減為1.4mg/kg 3. 血中治療濃度為4~10μg/mL	1. 若輸注過快，易引起休克反應，故注射此藥時需密切觀察病患是否有心律不整、胸部緊縮感、面部潮紅、頭痛、意識不清，甚至休克、心跳減慢或停止，若有這些情形則應檢測心跳並報告醫師 2. 重症肌無力、嚴重毛地黃中毒及心電圖有QT延長者不可使用本藥 3. 應定期監測血中濃度
1. 以每分鐘不超過1mg之速度緩慢靜脈注射1~3mg，需要時可在2分鐘後重複同樣劑量至總劑量為0.1mg/kg 2. 每分鐘緩慢靜脈注射1mg，至總劑量為5mg	1. 給藥前應先測量病患之心跳速率，若低於60次／min或是不規則，則不能再投予，同時應報告醫師 2. 若病患發生血壓過低時，可能是使用過量，應停藥或調整劑量 3. 因會抑制兒茶酚胺所引起之糖質新生作用，故與Insulin合併使用時需減低Insulin之劑量 4. 因會阻斷β_2-adrenergic接受器，因此對於非過敏性支氣管痙攣之病患應小心使用 5. 必須緩慢停藥，否則易造成戒斷現象，如：顫抖、流汗、嚴重頭痛、心悸、心肌梗塞、回升性高血壓及心律不整等
1. 2.5~5mg靜脈注射1~2分鐘，必要時每15~30分鐘可追加5~10mg直至想要的反應或總劑量為30mg止 2. 65歲以上或收縮壓80~90mmHg時，應以2~4mg靜脈注射3分鐘以上（亦即應減量，並延長注射時間）	1. 給藥前後必須同時監測心電圖及心跳速率，若心律不正常或降至50次／min時，則應報告醫師 2. 易導致低血壓及暈眩，故應注意病患之安全，若為高劑量注射時應於注射後至少保持躺臥姿勢1小時 3. 此藥可能造成便祕，除非有禁忌，否則應衛教病患增加纖維素、液體，及配合適當運動 4. 嚴重低血壓、心因性休克、WPW引起的心房纖維顫動及嚴重心臟衰竭者禁用 5. 有肝硬化或肝功能障礙者需減少使用劑量 6. 不能與Propranolol同時靜脈注射

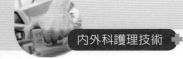

◆ 表1-1　常見急救藥品、給藥途徑、治療劑量、作用及護理需知（續）

藥物種類	藥物名稱	主要作用	給藥途徑	
強心劑	Calcium chloride	增加心肌收縮力	靜脈注射	
	Digitalis glycosides (Digoxin)	1. 增加心肌收縮力 2. 減慢心跳速率	靜脈注射	
	Dobutamine (Dobutrex)	1. 增加心肌收縮力 2. 增加心跳速率 3. 增加竇房結的自律性 4. 增加房室結的傳導速率（與 Dopamine 化學結構相近，但其未作用在腎血管的多巴胺接受器，因而無法造成腎血管擴張）	靜脈滴注	

治療劑量	護理需知
2~4mg/kg in 10%G/W 5~10mL靜脈滴注，並視需要每10分鐘間隔重複給藥	1. 不可與Sodium bicarbonate(NaHCO₃)同時給予，以免因產生碳酸鈣（鹽）沉澱而失效 2. 緩慢注射，否則易引起心跳下降 3. 對同時使用毛地黃的病患易造成毛地黃中毒，故應密切觀察 4. 注射時需避免外漏，以免引起組織的損傷或壞死 5. 禁止使用於毛地黃中毒、心房纖維顫動及高血鈣症者
0.25~0.5mg緩慢靜脈注射，然後每4~8小時給予0.25mg至總劑量為1~1.5mg止（血清濃度若>2.5ng/mL時，則病患可能發生毛地黃中毒）	1. Quinidine、Verapamil、Amiodarone等藥會減少Digoxin的排泄，因此若同時使用時，Digoxin的維持劑量通常要減少50% 2. 需緩慢的以低於0.25mg/min的速率注射，否則可能導致肺水腫 3. 給藥前應測量病患之心尖脈，若低於60次／min或不規律時，應暫停給藥且報告醫師 4. 可能引起暫時性血壓上升，因此對於已患有高血壓之病患應小心給藥 5. 應觀察病患是否出現毛地黃中毒現象之心律不整、厭食、嘔吐、腹瀉及幻覺等現象 6. 低血鉀者易造成毛地黃中毒，故需密切監測病患血鉀之變化
500mg加入D₅W 500mL或N/S 500mL，從最低劑量開始滴注，然後依臨床變化調來調整，通常使用的劑量範圍為2~20μg/kg/min，應以血液動力學來當使用指標（與Dopamine合用效果更好）	可能造成心搏過速、心律不整及血壓波動之情形，故使用時需注意病患心律、血壓之變化，特別在高劑量及老年人使用時

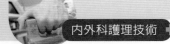

◆ 表1-1　常見急救藥品、給藥途徑、治療劑量、作用及護理需知（續）

藥物種類	藥物名稱	主要作用	給藥途徑	
強心劑（續）	Dopamine (Intropine、 Vidopa)	1. 使用1~5μg//kg/min（腎劑量）時作用於Dopaminergic接受器，使腎血管擴張 2. 使用5~10μg/kg/min（心臟劑量）時，主要為刺激β-adrenergic接受器，可使心輸出量增加 3. 使用10~20μg/kg/min（增血壓劑量）時主要為刺激α-adrenergic接受器，使周邊、腎、腸繫膜血管收縮	靜脈滴注	
	Epinephrine (Bosmin、 Adrenaline)	1. 增加冠狀動脈及大腦血流 2. 使周邊血管收縮，全身血管阻力增加及動脈血壓上升 3. 增加心肌收縮力及心跳速率 4. 增加電擊對心室纖維顫動治療之成功率	靜脈注射 經氣管內（套）管給藥 骨內注射	
	Isoproterenol (Proternol、 Isuprel、Aleudril)	1. 使血管擴張，進而降低周邊血管的阻力及血壓 2. 使心肌縮力增加 3. 使心跳速率增加	靜脈滴注	

治療劑量	護理需知
1. 400mg加入D$_5$W 500mL，以1.0~5.0μg/kg/min開始滴注，然後依臨床反應來調整 2. 超過最大劑量20μg/kg/min時，即應加入其他藥物，如與Norepinephrine合併治療，否則易產生心跳過快之情形	1. 可能會使心跳加快、誘發或惡化心室性心律不整，故應注意觀察，必要時應減少劑量或停止使用 2. 與Dilantin同時給予時，易造成低血壓，故應小心使用，並注意血壓之變化 3. 最好由中心靜脈給藥，以避免滲漏至血管外引起皮下組織壞死 4. 應使用靜脈輸液幫浦來給藥，以精確控制滴速 5. 避免與NaHCO$_3$或其他鹼性藥物靜脈混合注射，以避免活性降低 6. 治療期間，如病患出現舒張壓異常升高時，應減慢滴注速度 7. 停藥時要慢慢的，否則會有反作用，引發低血壓 8. 應小心可能引發病患噁心、嘔吐 9. 與Phenytoin、MAO抑制劑合併使用時，應減低劑量
非電擊性心率（例如PEA或Asystole）應盡快每3~5分鐘給予靜脈注射1mg，若不能回復有組織灌流的心律時，則每隔3~5分鐘靜脈注射2~5mg或0.1mg/kg或以1、3、5mg的漸增方式給藥	1. 不可使用於窄角性青光眼、冠狀動脈循環不全者 2. 為避免局部組織因血管收縮而壞死，注射部位應充分按摩，以促進循環 3. 使用劑量若超過0.3μg/kg/min時，應注意高血壓之症狀及血壓的變化 4. 與MAO抑制劑合併使用時，可能會導致高血壓危象，需小心或避免合用
1mg加入D$_5$W 500mL，以2μg/min劑量開始滴注，直至心跳每分鐘約60次，其最大劑量不應超過10μg/min	1. 治療前應記錄病患之血壓及心跳速率，開始輸注後每2分鐘檢查血壓，直到血壓穩定後，再改成每5分鐘測量一次 2. 可能會造成血糖升高之情形，故糖尿病病患應小心監測血糖的變化，並增加Insulin 或口服降血糖藥之劑量 3. 不可使用於心臟停止、低血壓或冠狀動脈缺血之病患，以免因其血管擴張作用降低了冠狀動脈之血流灌注，而惡化心肌缺血之現象 4. 應使用靜脈輸液幫浦來給藥，以精確控制滴速 5. 避免與Adrenaline及Calcium chloride混合注射 6. 會加強因毛地黃中毒引起的心律不整，故使用時應小心

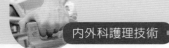

◆ 表1-1　常見急救藥品、給藥途徑、治療劑量、作用及護理需知（續）

藥物種類	藥物名稱	主要作用	給藥途徑	
強心劑（續）	Norepinephrine (Levophed) .	1. 使血管平滑肌收縮，血壓上升 2. 稍微有增加心收縮力之功能（與Epinephrine相似，但對α-adrenergic接受器的作用較小）	靜脈滴注	
血管擴張劑	Nitroglycerin (NTG)	1. 使冠狀動脈擴張 2. 使周邊血管擴張，減輕心臟負荷及心肌需氧量	靜脈滴注 舌下含服	
	Sodium nitroprusside (Nipride)	同時有擴張小動脈、靜脈及降低血壓的功能	靜脈滴注	

治療劑量	護理需知
4mg加入D₅W或N/S 500mL，以0.5~1μg/min劑量開始滴注，然後密切注意血壓的變化，並調整劑量，使收縮壓維持高於90mmHg（通常使用劑量為2~12μg/min，有時可達30μg/min）	1. 使用時應盡量由中心靜脈管道給予，以避免因周邊靜脈之滲出，造成缺血性壞死及表皮組織潰爛；當滲出發生時，應將Phentolamine 5~10mg稀釋於10~15mL生理食鹽水後，浸潤於滲出區域，以防止血管收縮所導致之壞死和潰爛 2. 必須隨時監測病患之血壓、心跳速率及輸注速率 3. 不可使用於低血容積所造成的低血壓 4. 使用於心肌梗塞或動脈硬化病患時應小心給藥 5. 停藥時應緩慢減量以免產生突發性或嚴重性低血壓
1. 舌下：每5分鐘0.3~0.4mg，但最高可含3次 2. 50mg加入D₅W或N/S 400mL，以10~20μg/min劑量開始滴注，然後每5~10分鐘增加5~10μg/min至所要達到的療效為止 【低劑量(30~40μg/min)治療時可產生靜脈擴張，高劑量(150~500μg/min)治療時則可產生動脈擴張之效果】	1. 易導致低血壓及暈眩，故應注意病患之安全 2. 可能發生心搏過速、臉部潮紅、頭痛等現象，應加以注意 3. 使用舌下含服方式給藥時，應囑病患含服時不要吞口水 4. 出門應隨身攜帶舌下含服製劑，藥物應用暗色瓶子存放，且開瓶6個月後即會喪失藥效 5. 使用靜脈注射藥劑時，需由專用（為non-PVC材質）之注射管(IV set)來給藥，以避免藥物吸附於IV set管壁，而影響藥效 6. 不可將藥物加入軟袋及塑膠點滴瓶中，以免造成吸附而影響療效
50mg加入D₅W 500mL，以0.1μg/kg/min劑量開始滴注，通常治療劑量為0.5~8.0μg/kg/min （使用劑量>3μg/kg/min超過72小時時，應隨時評估是否出現Cyanide或Thiocyanide的毒性症狀）	1. 需在避光下滴注，故點滴瓶及輸注管道需以不透光物質包裹或用專用之注射管(IV set) 2. 新鮮溶液為淡褐色，顏色變深時（藍色、綠色或深紅色）應予丟棄 3. 本藥會轉化成硫氰酸鹽，若注射超過72小時應監測血中硫氰酸鹽的濃度，若超過10mg/dL時，應停止注射或減少流速，以防止毒性作用 4. 可能發生低血壓，故應監測血壓之變化 5. 在肝臟會代謝為Cyanide（氰化物）和Thiocyanate（硫氰酸鹽），並經腎臟排出，故肝腎功能不好者，使用劑量宜小，以免引起中毒反應（如耳鳴、視力模糊、意識改變、腹痛、抽搐等） 6. 有毒性症狀時可考慮使用Sodium nitrite或Sodium thiosulfate作為解毒劑

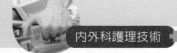

◆ 表1-1　常見急救藥品、給藥途徑、治療劑量、作用及護理需知（續）

藥物種類	藥物名稱	主要作用	給藥途徑	
支氣管擴張劑	Aminophylline (Phyllocotin)	1. 增加心收縮力及心跳速率 2. 鬆弛支氣管平滑肌 3. 輕度利尿 4. 興奮中樞神經	靜脈滴注	
類固醇	Hydrocortison (Solu-cortef)	1. 增加心輸出量 2. 對抗發炎及免疫抑制之作用 3. 增加血糖以提供身體能量來對抗外界壓力 4. 促使內毒素活性消失，治療過敏性支氣管氣喘	靜脈注射 靜脈滴注	
鹼性緩衝劑	Sodium bicarbonate (Jusonin、NaHCO₃)	與氫離子結合而緩和酸中毒	靜脈注射 靜脈滴注	

治療劑量	護理需知
開始治療的前20分鐘靜脈滴注6mg/kg，以後每小時滴注0.6 mg/kg（治療劑量為10~20μg/mL）（吸菸者藥物代謝率加快，可視需要增加劑量）	1. 不可與其他藥物混合注射 2. 應指導病患少喝咖啡、茶、可樂等飲料 3. 與Erythromycin、Cimetidine合併使用時，會減少廓清率，造成蓄積作用，故應密切注意血中濃度
初始劑量為100~500mg靜脈滴注30~60分鐘，如病情危急時可緩慢靜脈注射1分鐘以上	1. 短期使用可能會出現體液電解質的不平衡、高血壓、腸胃不適、易感染等現象，應小心監控 2. 長期使用高劑量時可能會出現庫欣氏症候群（如滿月臉、水牛肩、身體肥胖、四肢消瘦）等現象，但於停藥後即會恢復，應向病患解釋清楚
1. 心臟停止時以1mEq/kg靜脈注射，必要時每10分鐘可給予0.5 mEq/kg 2. CPR救活病患後，如仍要使用時，一定要根據pH、$PaCO_2$的含量來決定劑量，不可盲目的使用	1. 若同時給予Catecholamines藥物可能造成其失去效用 2. 可能導致細胞外液鹼中毒，故需追蹤動脈血液氣體分析報告 3. 可於腦及心肌細胞產生反彈性酸中毒，造成心收縮力及復甦機會的降低，所以於CPR時不能先使用本藥，需等氣管內管已留置，Epinephrine、Defibrillation都用了，仍無效再使用

注意事項

1. 需定期檢測所有急救用藥是否仍在有效使用期限內。

2. 抽好急救藥物之空針應貼上標籤紙，以利辨認。

3. 急救時，若由周邊靜脈給藥，最好使用留置軟針來當給藥路徑，以免因脫落而無法正確給藥。

4. 急救時，大量點滴的選擇以生理食鹽水(0.9% NaCl)或乳酸林格氏液(Lactated Ringer's solution)為優先考量；除非病患有低血糖之情形，否則不應給予含糖分的大量點滴，因為心臟停止的病患若合併高血糖時，被救活後常會有較差的神經預後（廖訓禎等，2000）。

5. 急救時，若使用塑膠袋點滴時，應先加以擠壓確定無毀損後，再給予輸注，以避免輸入已被汙染的藥液。

6. Atropine、Epinephrine、Lidocaine、Naloxone等急救藥物可經由氣管內（套）管給藥，但其給藥劑量應為正常靜脈給藥劑量之2~2.5倍，且用10c.c.生理食鹽水稀釋後給藥，給藥後暫停心外按摩，接上人工甦醒器(Ambu bag)給予3~4次通氣，以加速藥物吸收。

7. 不可將急救藥物加入含有鹼性藥物（如Aminophylline、Dilantin、Sodium bicarbonate等）之點滴瓶內，以免藥物活性降低。

8. 由周邊靜脈給予急救藥物時，應抬高注射部位，並於給藥後用20~30c.c.輸液快速灌注，以利藥物進入中央循環中。

9. 由靜脈(IV)或骨內(IO)注射（需用特殊的骨內注射針頭注射）路徑給藥時，藥物之吸收較由氣管內管給藥佳。

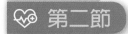

第二節　成人病患基本救命術

觀看技術影片

學習目標

1. 能正確說出成人病患基本救命術之目的與原理。
2. 能正確評估成人病患之循環、呼吸道及呼吸情況。
3. 能正確執行成人病患之心外按摩。
4. 能正確協助成人病患建立通暢的呼吸道。
5. 能正確執行成人病患之各種人工呼吸。
6. 能正確評估成人病患施行基本救命術後的反應，並給予適當的照護。
7. 能說出不當執行基本救命術所可能造成的合併症。

目　的

　　使心跳、呼吸停止之成人病患能藉由心外按摩及人工呼吸來維持呼吸及循環功能，進而減少器官發生缺氧性壞死。

學理與原理

　　當病患發生呼吸及心跳停止跳動時稱為臨床性死亡，此時身體的細胞還可利用剩餘的氧氣存活約4~6分鐘，因此當病患發生呼吸心跳停止或急性心律不整時，應儘快進行循環(Circulation)、呼吸道(Airway)、呼吸(Breathing)之評估（又稱急救CAB），且當發現病患有上述之"CAB"缺失時，應立即給予處置，以維持生命所需的血流通往心臟及大腦。基本上它是一系列的連續動作，若施救者人手夠多時通常會一起進行急救工作，例如一位施救者立即做胸部按壓，一位連絡取得其他支援人力，一位則去取得急救車及心電圖監測（去顫）器，第四位施救者則執行打開病患呼吸道並提供通氣；當然醫護人員亦可視病患心臟停止之病因依專業判斷自行更動急救之步驟及處置。

　　當病患心跳停止時，若能給予正確的心外按摩，則可產生正常人之1/4~1/3之心搏出量；病患意識喪失時，其舌頭及會厭皆會放鬆，進而造成呼吸道阻塞，因此必須給予打開呼吸道以維持其呼吸道通暢；當病患呼吸停止時，應給予施行人工呼吸，因為我們吸自大氣的21%氧氣中只有5%被身體利用，其餘16%都被呼出體外，故病患可自施救者的呼吸中得到16%氧氣；故正確及快速的給予心外按摩、維持呼吸道通暢及人工呼吸，可以使呼吸、心跳停止病患的存活率大增。

適應症

　　病患突然發生不可預期的呼吸或心跳停止情形時；但已經有兩位醫生確立診斷為末期疾病，並且有意願人簽署「不施行心肺腦復甦術同意書」(DNR)之病患除外。

用物與設備

一、維持呼吸道之設備

　　請詳見第三節內容。

二、施行人工呼吸之設備

　　視病患需要，以下三種設備可擇一備用之：

1. 氧氣來源設備、人工甦醒器(Ambu bag)、氧氣面罩(Mask)及氧氣接管。
2. 氧氣來源設備、T型接管(T-piece)之給氧設備。
3. 氧氣來源設備、呼吸器(Ventilator)。

三、施行心外按摩及維持循環之設備

1. 急救板。
2. 急救藥物及施行注射之設備。

步驟與說明 ···

步　　驟	說　　明

（一）確立現場安全無虞後，立即評估病患之反應及呼吸狀態（圖 1-3）

1. 輕拍病患之肩膀，大聲叫喊「你好嗎？」，並檢查病患有無適當之呼吸（無適當呼吸包括無呼吸或僅有臨終之喘息聲）。

1-1. 拍打病患的肩膀時需平穩勿太用力、或過度搖晃，以免造成進一步的損傷。

1-2. 一般將病患的意識狀態分成意識清楚(A; Alert)、對叫喚有反應(V; Voice)、對痛的刺激有反應(P; Painful)、意識昏迷(U; Unresponsive)等AVPU四級。

1-3. 如無法確認病患之意識狀態，可以以指關節摩擦其胸骨、捏肩膀或按人中等深痛刺激法來進一步評估。

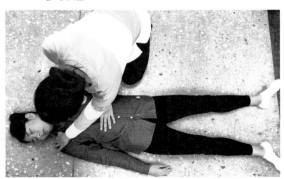

圖1-3 確認病患之反應及呼吸狀態

（二）評估有無心跳（圖 1-4）

以另一手之食指及中指先摸到喉結（甲狀軟骨）處，再滑進同側氣管和頸部肌肉形成之溝中觸摸病患之頸動脈。

＊ 醫護人員可於10秒內同時完成呼吸及心跳之評估，再求援。

步　驟	說　明

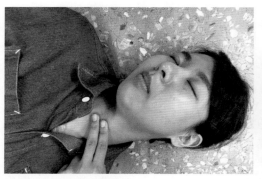 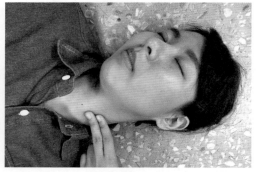

(a) 以食指及中指觸摸喉結　　　　(b) 在滑進同側氣管及頸部肌肉形成之溝中觸摸頸動脈

圖1-4 評估病患有無心跳

(三) 快速求援

　　如確定病患無反應立即請他人協助或自己（使用手機或離開）求援。

3-1. 非外傷性的心跳停止病患，大約有80~90％會在心跳停止前先發生心室纖維顫動(Ventricular fibrillation; Vf)，而這類的病患愈早做電擊治療，其存活率愈高，因此需快速求援，以儘早取得電擊器；若病患年齡＜8歲、或發生溺水、創傷、藥物中毒等情況時大都為缺氧性心跳停止，在沒有旁人協助下，可先給予急救2分鐘後，再打電話求援。

3-2. 在院外打"119"電話求援時需提供的內容包含：事件發生地點、種類、傷患人數、傷患的病況、正在進行的急救、通報者姓名及連絡電話等，且要注意不要先掛電話。

3-3. 求援的指示必須很明確，在院外可說「請幫我叫119」；在院內則可大聲叫喊"CPR"，或請鄰床病人幫忙通知。或利用護理鈴通知護理站。

步　驟	說　明
(四) 讓病患仰臥於安全地方 　如果沒有創傷的可能時，應將病患放於安全的位置，並仰躺於硬的平面上或將急救板置於病患背部與床褥之間。	4-1. 當病患需進一步執行心外按摩時，需要給予脊椎一支拖力，以避免按摩無效。 4-2. 若為頭臉部受傷或從高樓墜落的病患，因可能造成頸椎受傷，需使用頭頸一直線的圓滾木翻身法來變換姿勢。 4-3. 能自行呼吸之意識不清病患，若無頸椎受傷之可能時，則給予採側躺之復甦姿勢（Recovery position，如圖1-5），以確保呼吸道通暢，等待救援。病患若為懷孕婦女時，應轉成左側臥之姿勢，以減少子宮壓迫下腔靜脈，影響回流；其餘情況則翻左右兩側皆可。

1. 採復甦姿勢之方法

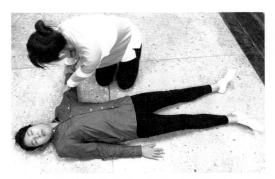 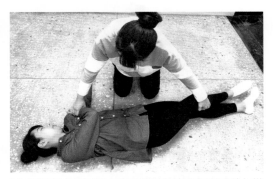

(a) 施救者雙膝跪於病患一側後，將病患近側手臂（近施救者之手臂）平移與其肩部同高，手臂自然貼地

(b) 將病患遠側手臂（距施救者較遠之對側手臂）橫放在其胸前，再將其遠側腳（距施救者較遠之對側腳）抬起與近側腳交叉

圖1-5　採復甦姿勢(Recovery position)之步驟

步　驟	說　明

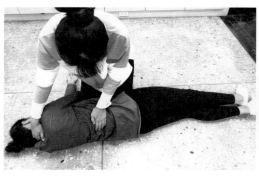

(c) 一手置於病患頸部下以穩定其頭頸部，另一手則抓住病患遠側之褲腰皮帶部，以身體為一直線將病患轉向施救者，必要時施救者得以腳做為輔助，以使病患成一直線翻轉

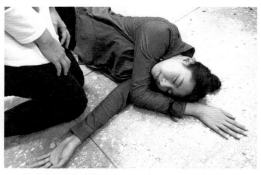

(d) 將病患遠側手臂置於下巴處以將下巴抬高，手掌貼地，以維持呼吸道之通暢

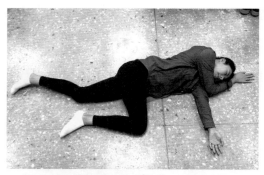

(e) 將病患遠側腳之髖、膝部屈曲，以彎向腹部

圖1-5 採復甦姿勢(Recovery position)之步驟（續）

2. **採復甦姿勢之原則**
   (1) 病患口中之分泌物得以自然引流出。
   (2) 病患之姿勢很穩定，不會搖晃以免造成二度傷害。
   (3) 不會造成病患之胸部受壓迫，進而影響換氣。
   (4) 很好觀察及評估病患之呼吸道是否通暢。
   (5) 讓病患能再很穩定的、安全的轉回平躺及轉換於另一側。
   (6) 每30分鐘依上述方法將患者轉換於另一側。

2.1 至今並無統一之標準姿勢，只要符合左列之原則即可。

步　驟	說　明
(五) 施行心外按摩	
1. 兩膝靠近病患，跪於一側，腳張開與肩同寬。	1-1. 無心跳者應施予心外按摩。
	1-2. 若目擊到病患突然倒下、意識喪失、無脈搏時，當現場無法立即取得電擊器，應在病患胸骨中下段上方20~30公分高處給予胸前重擊(Precordial thump)（圖1-6(a)(b)）後再檢查脈搏，如仍沒有脈搏時，應給予心外按摩；但如有電擊器在旁時，應立即以電擊器之2個電擊板放在病患胸骨右緣鎖骨下及心尖處，以查看是否為心室纖維顫動(Vf)或心室心搏過速(VT)心律，若是則應立即直接給予電擊處理，無需浪費時間做胸前重擊。電擊1次後立即給予CPR。
	1-3. 有力的胸前重擊或電擊可將病患的心室纖維顫動(Vf)或心室心搏過速(VT)心律轉變成有灌流的心臟功能。
2. 將雙手互扣、手指上翹、掌根置於病患的胸骨下半段或兩乳頭連線中點之胸骨處或劍突上兩指幅（圖1-7(a)~(c)）。	2-1. 三處壓胸的位置皆可，但為簡化急救流程，常只強調壓在兩乳頭連線中點之胸骨處。

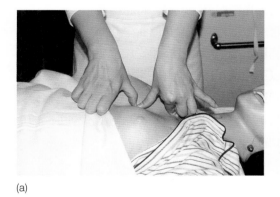

(a)

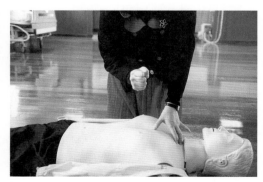

(b)

圖1-6 胸前重擊法

步　驟	說　明

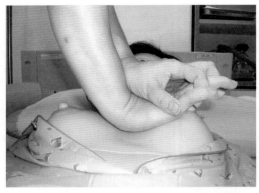

(a) 雙手手掌重疊於病患胸骨下半段或兩乳頭連線中點，將置於下方手的手掌打開

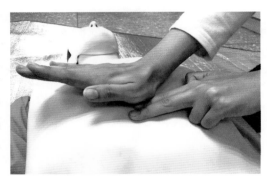

(b) 將另一手的掌根置於兩指上方

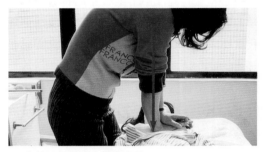

(c) 施行心外按摩之標準姿勢

圖1-7 胸骨下半部之定位法

3. 將兩手肘關節打直，使肩膀保持在病患胸骨之正上方，以身體重量垂直（肩、肘、腕成一直線）下壓至少5公分，壓後迅速放鬆壓力，但手掌不可離開病患胸部，以免移位。

3-1. 若為有效的按壓時，則在按壓同時能觸摸到病患的頸動脈，故負責吹氣者，需不定時在按壓的過程中檢查病患是否有脈搏產生。

3-2. 每次按壓後要確保胸部完全回彈。

3-3. 儘量避免中斷胸部按壓之施行，如需要中斷時以不超過10秒為原則。

3-4. 胸部壓與放的時間各占50%，速度為每分鐘100~120次；胸部按壓後應等胸廓回彈回復原狀後再進行下次按壓。

步　驟	說　明
	3-5. 不論單人或雙人急救，心外按摩與人工呼吸的比例皆為30:2（圖1-8(a)(b)），按壓者於急救時需喊出兩個字音配合壓放，如"一上、二上、三上……二六、二七、二八、二九、三十"以控制速度；吹氣者在第30下按壓者的手將放鬆時即可吹氣，按壓者在吹氣完成時（不必等胸部落下）即可下壓；若病患已有穩定氣道（如插氣管內管），則人工呼吸與心外按摩，各自按應有的速率進行，不必相互配合，以免不必要中斷CPR。

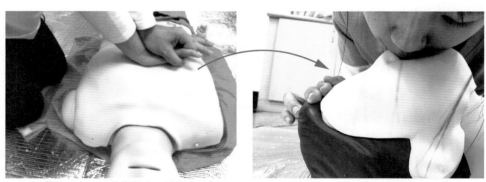

(a) 單人急救時，心外按摩與人工呼吸比例為30:2

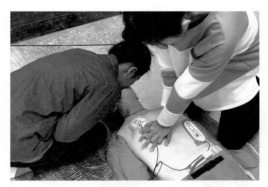

(b) 雙人急救且病患無穩定氣道時，心外按摩與人工呼吸比例為30:2

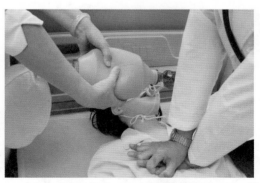

(c) 病患有穩定氣道時，心外按摩與人工呼吸則不需要相互配合

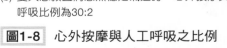

圖1-8 心外按摩與人工呼吸之比例

步　驟	說　明

(六) 打開呼吸道

1. **壓額抬下巴法**(Head tilt-chin lift maneuver)（如圖1-10(a)）：適用於頸椎未受傷病患，操作之順序如下：
   (1) 先將一手放於病患前額後，利用掌根將其頭部向後壓。
   (2) 以另一手之食指和中指上抬病患之下頜骨。

2. **推下頦法**(Jaw thrust)(如圖1-10(b))：適用於頸椎受傷的病患，操作之順序如下：
   (1) 先將手肘撐於地面或病床上，再將兩手放在病患頭部兩側。
   (2) 抓住病患兩邊的下頦骨彎曲處，將下頦骨往前往上方移動，同時使頭往後移動。

1-1. 病患在無意識下，舌頭及會厭皆會放鬆，很容易造成呼吸道阻塞（如圖1-9），故需依病患之疾病特性選擇一適當的方式來保持患者呼吸道通暢。

1-2. 抬病患之下頦骨時，需注意不可壓到病患的喉頭。

2.1 由於此法較難打開呼吸道，所以必要時仍可改用壓額抬下巴法來維持頸椎受傷病患之呼吸道通暢。

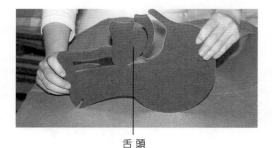

舌頭

圖1-9 舌頭放鬆造成呼吸道阻塞

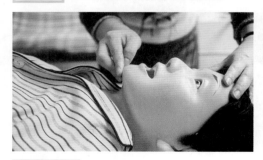

圖1-10(a) 壓額抬下巴法

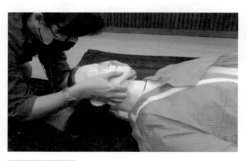

圖1-10(b) 推下頦法

步　驟	說　明

(七) 施行人工呼吸

1. **口對口人工呼吸法**（圖1-11(a)
   (b)）

   (1) 維持病患於打開呼吸道之姿勢。

   (2) 用原來放於病患前額手之食指及拇指將其鼻子捏緊。

   (3) 先吸氣後，用嘴巴完全蓋住病患的嘴巴，並向內吹兩口氣。

1-1. 每5~6秒鐘給1次或每分鐘給予10~12次的人工呼吸，每口氣吹氣時間約為1秒，吹氣的量以可看到病患胸部微微起伏為原則（約500~600c.c.或6~7c.c./kg）。

1-2. 吹氣時不可吹太快或太用力，否則易把空氣吹進病患的胃中，造成胃脹，甚至嘔吐，引起吸入性肺炎的危險。

1-3. 吹氣量不可太大（過度通氣），以免增加胸內壓，進而減少靜脈回流及心輸出量，所以目前之急救準則是「吹少吹短可不吹（擔心感染時）」，所以給予人工呼吸前，施救者只要普通呼吸即可，不用再深呼吸一口氣了。

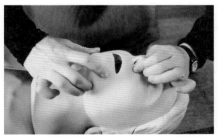

(a) 用食指及拇指將病患的鼻子捏緊

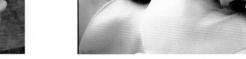

(b) 深吸氣後，用嘴巴蓋住病患的嘴巴，並向內吹氣

圖1-11 施行口對口人工呼吸法

(4) 吹氣後需放開提住病患鼻部的手並觀察病患的胸部是否有起伏，吹氣後，需將捏緊病患鼻子的手放鬆，並移開口，以使病患肺部的氣體能夠排出，而在病患吐氣的同時亦應聽及感覺其口鼻處是否有空氣流動。

1-4. 若吹完第一口氣後病患胸部未起伏時，則可能為吹入的量不夠或呼吸道阻塞，應重新打開呼吸道後再吹氣，若還是吹不進去時，則直接進行心外按摩，打開病患嘴巴看是否有可見的異物，並將口中可見的異物挖出（無可見的異物時不可盲目做掏挖動作，以免將異物堆至深處），打開呼吸道及吹氣之動作，簡稱「壓→挖→吹」，直到異物清除或放棄急救為止。

步　驟	說　明

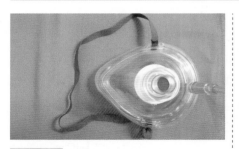

圖1-12 防護面罩及面膜

2. **口對鼻人工呼吸法**（圖1-13(a)
   (b)）

   (1) 維持病患於打開呼吸道之姿
      勢。

   (2) 用原來放於病患下巴處的手
      將其嘴巴閉合。

   (3) 先吸氣後，用嘴巴將病患的
      鼻孔完全封住，並向內慢慢
      的吹兩口氣，每口氣吹氣時
      間約為1秒。

   (4) 吹氣後需放開閉合病患的手
      並觀察病患的胸部是否有起
      伏，吹氣後，需將閉合病患
      嘴巴的手移除，以使病患肺
      部的氣體能夠排出，而在病
      患吐氣的同時亦應聽及感覺
      其口鼻處是否有空氣流動。

1-5. 為避免被傳染愛滋病、肝炎或肺結核等疾病，
    在施行人工呼吸時可使用防護面膜、單向活門
    面罩(One-way valve mask)（圖1-12）或袋瓣
    面罩(Bag-valve-mask)。當無上述設備時則可
    以手帕等用物替代。

2-1. 當病患的嘴巴不能打開，或口腔、下巴嚴重創
    傷，或施救者的口不能將病患的口完全封住
    時，則可選用此種人工呼吸法。

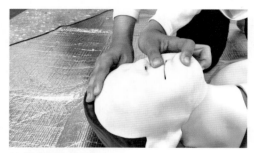

(a) 將病患的嘴巴閉合

圖1-13 施行口對鼻人工呼吸法

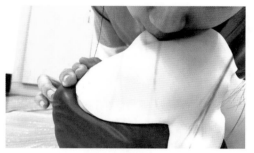

(b) 深吸氣後，用嘴巴將病患的鼻孔完全封住，並向
   內吹氣

步　驟	說　明

3. **口對造瘻口人工呼吸法**（圖 1-14(a)(b)）

  (1) 先除去造瘻口上的遮蓋物及異物。

  (2) 用壓額之大姆指及食指捏緊病患的鼻孔，另一手則將其下巴拖起，使嘴巴閉合。

  (3) 先吸氣後，用嘴巴將病患的造瘻口完全封住，並向內吹兩口氣，每口氣吹氣時間約為1秒。

  (4) 吹氣後需放開捏住病患鼻部及嘴巴的手並觀察病患的胸部是否有起伏，吹氣後需移開口，以使病患肺部的氣體能夠排出，而在病患吐氣的同時亦應聽及感覺其口鼻或造瘻口處是否有空氣流動。

3-1. 用於曾動過全部或部分氣管切除術，其頸部喉結的正下方有一造瘻口與氣管相連接之病患。

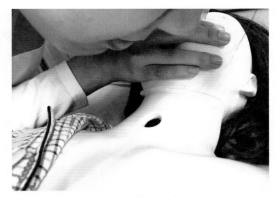

(a) 去除病患造瘻口的遮蓋物及異物

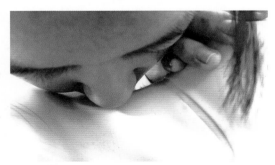

(b) 以大拇指及食指捏緊病患的鼻孔，另一手則將病患下巴托起，並使嘴巴閉合

圖1-14 施行口對造瘻口人工呼吸法

步　驟	說　明
4. **面罩式擠壓袋人工呼吸法** (Mask ambu bag)（圖1-15） (1) 維持病患於打開呼吸道之姿勢。 (2) 將人工甦醒器接上面罩 (Mask)、氧氣接管及儲氧袋。 (3) 將氧氣流量表接上氧氣系統，並將聖誕樹接於流量表下。 (4) 將氧氣接管接於聖誕樹下。 (5) 打開氧氣流量表，讓氧氣流速至15L/min以上。 (6) 用一手將面罩緊密的罩在病患的口鼻上，另一手則以每分鐘10~12次（約5~6秒擠壓一次）的速度擠壓人工甦醒器，以將氣體送入病患的肺部。	4-1. 此人工呼吸法較衛生，且供給氧濃度較上述人工呼吸法高，故在醫院內，若病患尚未留置氣管內（套）管時，較常使用此法來施行人工呼吸。 4-2. 以面罩三角形之尖端蓋在病患鼻樑上，面罩底部蓋在下唇與下巴之間，且施救者需用拇指及食指擺成C字型扣住面罩，其餘三指則放在病患下巴的骨頭處，並將其下巴稍往上提以打開病患之呼吸道。 4-3. 使用此法時需注意面罩是否緊貼臉頰，以及面罩與人工甦醒器連接處是否緊密而無漏氣之情形。 4-4. 若有幫手則可1人以雙手固定面罩，1人擠壓人工甦醒器。 4-5. 若施救者之手掌太小，則可將人工甦醒器靠在自己的大腿處擠壓。 4-6. 擠壓的氣體量仍以微微看到病患胸部起伏即可。 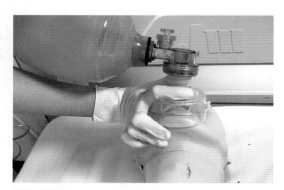 **圖1-15** 施行面罩式擠壓袋人工呼吸法

步　驟	說　明
5. **經氣管內（套）管人工呼吸法** (Transendotracheal tube ventilation)（圖1-16(a)(b)） (1) 協助醫師插入氣管內（套）管。 (2) 將氧氣流量表接上氧氣系統，並將聖誕樹接於流量表下。 (3) 將人工甦醒器接上氧氣接管及儲氧袋。 (4) 將氧氣接管接於聖誕樹下。 (5) 打開氧氣流量表，讓氧氣流速至15L/min以上。 (6) 將人工甦醒器與氣管內（套）管連接。 (7) 一手固定人工甦醒器與氣管內（套）管交接處，另一手則以每分鐘10次（6秒1次）的速度擠壓人工甦醒器，以將氣體經氣管內管送入病患的肺部。	5-1. 此人工呼吸法較衛生、且供給氧濃度較上述人工呼吸法高，故在醫院內，若病患已留置有氣管內（套）管時，較常使用此法來施行人工呼吸。 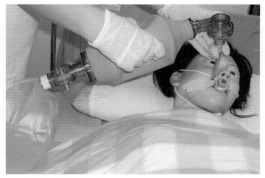 (a) 施行經氣管內管人工呼吸法 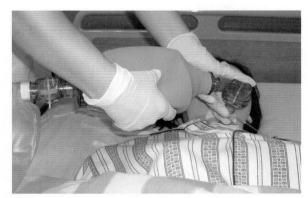 (b) 施行經氣管套管人工呼吸法 **圖1-16** 經氣管內（套）管人工呼吸法（續）

步　驟	說　明
（八）再評估病患情況 在做完5個週期的心外按摩及吹完兩口人工呼吸後（約2分鐘後），需再評估病患是否已有自發性之心跳（或者看心電圖監測器），若仍無自發性心跳時，需繼續執行CPR；恢復自發性心跳時，則需進一步檢查是否有自發性呼吸，若仍無自發性呼吸時需繼續執行人工呼吸；已有自發性呼吸時則將病患採復甦之姿勢，等待進一步之救援及處置。 **上述之步驟簡稱「叫叫CAB」或是「叫叫壓開吹」。**	* 為了增加心外按摩的效果，按壓2分鐘（5次30:2）應更替心外按摩操作者，且更替時間應<10秒。 * 若病患已留置氣管內管時，可為病患進行持續性的二氧化碳濃度監測，以確認氣管內管位置，以及根據潮氣末二氧化碳($PETCO_2$)值監測CPR品質和偵測是否有自發性循環恢復(Return of spontaneous circulation, ROSC)，一旦循環恢復，須監測動脈血氧飽和度(SpO_2)，有適當設備可用時，以調節氧氣療法方式，維持動脈血氧飽和度(SpO_2)≥94％。

注意事項

1. 成功急救之徵象包含病患頸動脈恢復搏動、有自發性的呼吸、發紺程度減輕、瞳孔縮小、眼瞼對刺激有眨眼反射及身體出現自發性的移動等，故施救者應在急救過程中密切觀察病患，以在適當時間停止急救。
2. 急救應持續至病患被宣告死亡、或病患已被成功急救時，才得以停止或中斷。若因搬動病患、施行電擊術及急救者換手等情況而造成急救暫停時，暫停時間亦應愈短愈好。
3. 需注意病患是否出現不當心外按摩造成的胸（肋）骨骨折、肝脾破裂、氣（血）胸、心包填塞等常見合併症。
4. 受過專業訓練的急救者應記得治療的對象是病患而非監測器，因此在急救的過程或急救後除應密切觀察病患的反應外，亦應依病患的情況，思考造成病患的原因，並給予最適當的處置。
5. 建立通暢的呼吸道、盡早施予人工呼吸、心外按摩及去顫術，遠比建立靜脈管路或注射藥物更為優先與重要。

6. 急救時應盡早建立靜脈輸液路徑，以利急救藥物之給予。

7. 盡早連接心電圖監測器以利心臟節律之判讀。

8. 急救後需記錄病患急救前的情況、急救的過程及病患的反應、急救後病患的情況及目前的治療措施等。

9. 急救應盡快通知家屬，給予心理支持及請醫師給予解釋病情及急救情形。

10. 應盡可能找出心肺停止之病因以利治療。

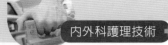
成人基本救命術流程圖

流程說明	圖　示
1. 確立現場安全無虞時，立即評估病患之反應及呼吸狀態（醫護人員可在10秒內同時評估心跳），確定無反應或適當呼吸、心跳時，進行求援並將病患仰臥於安全的地方。	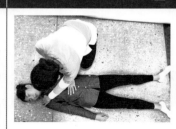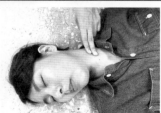
2. 若已取得電擊器（含AED）時，則以電擊器查看病患心律，若為需要電擊之心律時，則立即予一次電擊，再施予CPR；無電擊器或不需電擊之心律時，則立即給予CPR。	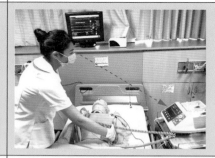
3. 依病患之病況打開呼吸道，無頸椎受傷時以壓額抬下巴法（左圖）；有頸椎受傷時則先以抬下頜法（右圖），無法打開呼吸道時改以壓額抬下巴法。	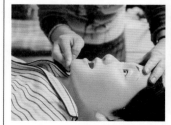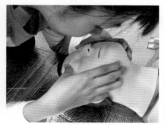
4. 確認病患無呼吸後，在院外時，以口對口人工呼吸法行人工呼吸（上圖(a)）；在院內時，則以面罩式擠壓袋進行每分鐘10~12次之人工呼吸（上圖(b)），或經氣管內管行每分鐘10次之人工呼吸法（下圖(c)）。	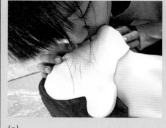(a)　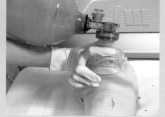(b) 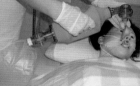(c)

流程說明	圖　示
5. 無穩定氣道之單人及雙人急救時，心外按摩與人工呼吸比例皆為30:2（上圖(a)(b)）；但當有穩定氣道時，心外按摩與人工呼吸則不用相互配合，其節律分別為每分鐘100~120及10次（下圖(c)）。	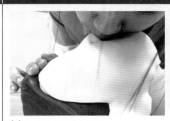 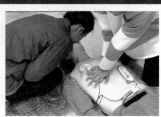 (a)　　　　　　　　　　(b) 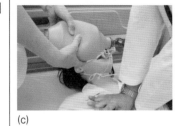 (c)
6. 在做完5個週期的心外按摩及吹完兩口人工呼吸後（約2分鐘後），需再評估病患（或查看心電圖監測器）是否已有自發性之心跳，若仍無自發性心跳時需繼續執行CPR；恢復自發性心跳時，則需進一步檢查是否恢復自發性呼吸，若仍無自發性呼吸時需繼續執行人工呼吸；已有自發性呼吸時則將病患採復甦之姿勢，待進一步之救援及處置。	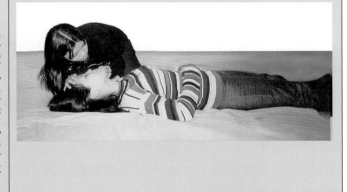

AIRWAY MANAGEMENT OF ADULT PATIENT
❤️ 第三節　維持成人病患呼吸道通暢的處置

學習目標

1. 能說出各種人工呼吸道的使用適應症與目的。
2. 能熟練執行或協助各種人工呼吸道的插置。
3. 能正確給予插置人工呼吸道病患護理照護。

目 的

藉由適當的人工氣道來促進病患呼吸道通暢，以獲得足夠的氧氣。

學理與原理

處理任何急診病例的首要任務便是維持病患呼吸道通暢、提供充足的氧氣，以讓病患全身的器官及組織都能有充分之氧氣，避免缺氧性壞死。

當意識不清的病患經壓額抬下巴法或推下頦法處置後，其呼吸聲音還是有雜音（如有痰音等）時，可以用抽痰管給予抽吸後，再依病患情況插置各種人工氣道以維持呼吸道通暢，而在插置各種氣道前，需先以面罩式擠壓袋(Mask ambu bag)人工呼吸法或其他氧氣治療法供給100%的氧氣數分鐘，以防在插管的過程，造成病患長時間腦部缺氧。

維持呼吸道通暢的最好方法為插置氣管內（套）管，但其較侵入性，且有引發呼吸道穿孔、流血、感染等危險；有些有自發性呼吸的病患是可以藉由較不侵入性的口（鼻）咽呼吸道管之留置來使上呼吸道不受舌頭阻塞，進而維持呼吸道通暢，因此護理人員在照護病患時，應依病患的實際情況選擇最適當的人工氣道來維持其呼吸道之通暢。

適應症

無法維持呼吸道通暢之病患。

用物與設備

一、插置口咽呼吸道管(Oral airway)之設備（圖1-17）

1. 各種尺寸的口咽呼吸道管一套
2. 視需要準備膠布或紗布繃帶或各種固定帶
3. 各種尺寸的清潔手套
4. 抽痰機、抽痰管、抽痰手套
5. 衛生紙或面紙少許

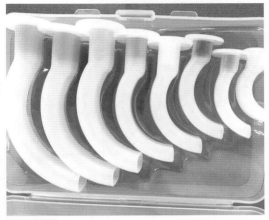

圖1-17 不同材質、尺寸之口咽呼吸道管

二、插置鼻咽呼吸道管 (Nasopharyngeal airway)之設備（圖1-18）

1. 各種尺寸的鼻咽呼吸道管一套
2. 可吸收的水溶性潤滑劑或麻醉劑
3. 各種尺寸的清潔手套
4. 抽痰機、抽痰管、抽痰手套
5. 衛生紙或棉棒少許
6. 膠布

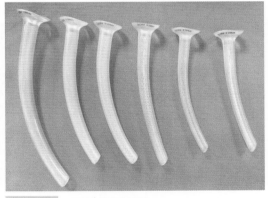

圖1-18 鼻咽呼吸道管

三、插置氣管內管(Endotracheal intubation)之設備（圖1-19）

1. 阻咬器(Bite block)或口咽呼吸道管(Oral airway)
2. 各種尺寸的氣管內管(Endotracheal tubes)（圖1-20）
3. 喉頭鏡(Laryngoscope)一組（圖1-21）
4. 通條(Stylet)
5. 10c.c.針筒
6. 2% Xylocaine jelly及Xylocaine 噴霧劑
7. 膠布或各種固定帶
8. 各種尺寸的無菌手套
9. 人工甦醒器(Ambu bag)
10. McGill forceps（圖1-22）
11. 抽痰機、抽痰管、抽痰手套

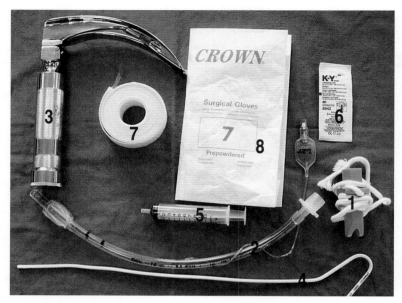

圖1-19 插置氣管內管之前8項設備

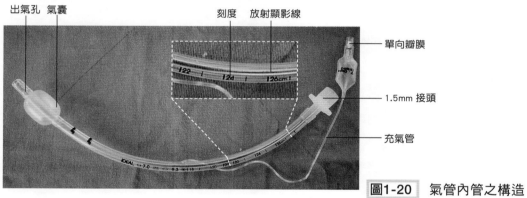

出氣孔 氣囊　　　　刻度　放射顯影線

單向瓣膜

1.5mm 接頭

充氣管

圖1-20 氣管內管之構造

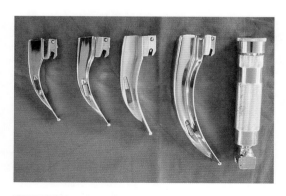

圖1-21 喉頭鏡組（彎的喉頭鏡葉）

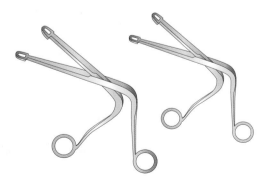

圖1-22 McGill forceps

▌步驟與說明 ‧‧

步　　驟	說　　明
各人工氣道留置之步驟及照護需知如下	
一、口咽呼吸道管 **(Oral aiway)**	＊ 意識清楚之病患若插置此管時易引起喉頭痙攣、嘔吐，因此最好不要或小心使用；若病患無頸椎外傷之慮時，應將其頭部側放以防吸入嘔吐物，造成吸入性肺炎或窒息。
（一）步　驟	
1. 洗手，並帶上清潔手套。	
2. 將病患口中的分泌物、血塊及嘔吐物藉由抽吸或用戴上手套的手清除乾淨。	
3. 選擇適當長度的口咽呼吸道管。	3-1. 長度的預估為測量病患嘴角到同側耳垂之間的距離。若太短易將病患舌根推向後面，造成呼吸道的阻塞；若太長則可能引發病患嘔吐。
4. 請病患自行將嘴巴打開，或用壓舌板或張口器協助其打開嘴巴。	
5. 將口咽管之凹面朝上，並將其末端放入病患口內，將其舌頭壓在下方（圖1-23(a)）。	5-1. 放置管子時，若遇到舌頭阻擋則可用推下頦法，以使舌頭往前；或者使用壓舌板把舌頭推開，以順利放置管子。 5-2. 亦可用壓舌板將舌頭下壓，再將口咽呼吸道管正向放入。
6. 將管子往前伸入，直到咽部後壁後，再將管子做180°的旋轉，並一面繼續往下放，一直到管子的輪緣已放到嘴唇上為止（圖1-23(b)）。	6-1. 旋轉管子時應輕柔，以避免對病患牙齒造成創傷或壓到舌頭，反而將舌頭往後推。

步　驟	說　明

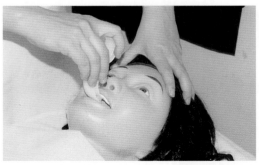

(a) 將口咽呼吸道管的凹面處朝上，並將末端置入病患口中

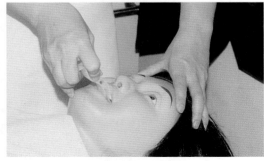

(b) 同(a)將口咽呼吸道管做180° 旋轉

圖1-23 插置口咽呼吸道管

7. 用面紙或衛生紙清潔病患臉部。

8. 視需要用膠布或紗布繃帶或各種固定帶給予適當的固定。

8-1. 若病患不會有頻繁轉動頸部之情形則可以不用固定，以防發生嘔吐時來不及移除，造成嗆到，導致吸入性肺炎

8-2. 固定時不應緊靠舌頭、牙齒，或壓在唇舌上，以免引起壓傷。

9. 必要時給予抽吸。

10.再評估病患的呼吸型態。

（二）照護需知

1. 每次留置前，需先抽吸口內分泌物，以防留置時刺激病患嘔吐，造成吸入性肺炎發生。

2. 抽吸口內分泌物時，盡可能將抽吸壓力調低(20~80mmHg)，以減少口腔黏膜受損之機會。

3. 抽吸時，抽吸管需輕柔的沿嘴角放入，而非由嘴巴中央或大動作旋轉抽吸管，以防刺激懸壅垂，造成嘔吐情形。

步　驟	說　明
4. 病患口內若出現大量嘔吐物時，除了可能造成吸入性肺炎外，亦有可能造成呼吸道阻塞，因此此時應儘快讓病患頭側一邊，將口咽呼吸道管移除，並用手指將大量嘔吐物挖出後，再用較粗的抽吸管進行抽吸。 5. 需密切注意病患之呼吸音、胸部擴張情形，及是否有氣體由呼吸道呼出。 6. 勿隨意轉動病患頭部，以防管子脫出或移位。 7. 每天早晚（及視需要時）需協助執行口腔護理一次。 8. 每班需注意病患之口唇及嘴角皮膚是否有潰瘍、牙齒是否有鬆脫動搖之情形。	

二、插置鼻咽呼吸道管 (Nasopharyngeal airway, NPA)（圖1-24）

* 插置此管較不會引起嘔吐，故常用於意識清楚或口咽呼吸道管放不進去的病患，但不可用於鼻出血或腦脊髓液自鼻腔流出之病患。

（一）步　驟

1. 洗手，並帶上清潔手套。
2. 用衛生紙或棉棒清除病患鼻孔內的分泌物，必要時給予抽吸。

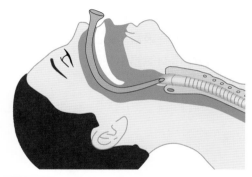

圖1-24 放置鼻咽呼吸道管

步　驟	說　明
3. 選擇適當長度的鼻咽呼吸道管。	3-1. 長度的預估為測量病患鼻尖至耳垂的距離。
4. 將管子塗上可吸收的水溶性潤滑劑或麻醉劑。	
5. 將管子自病患的鼻孔放入，並慢慢的滑進去，直到管子的輪緣碰到鼻孔為止。	5-1. 在放置鼻咽呼吸道管的過程，若遇到阻力時，千萬不要勉強插入，應將管子拔出，試著由另一個鼻孔插入。 5-2. 放入之方向為從鼻孔往頭後突的方向（非鼻孔往頭頂的方向）。 5-3. 可將鼻尖往上推，以助放置。
6. 旋轉管子15°~30°，直到可聽到最大的氣體進出聲。	
7. 清除病患臉上及鼻部的潤滑劑。	
8. 用膠布適當的固定管子。	

（二）照護需知

1. 進入呼吸道之氣體較無法經由鼻黏膜給予加溫及保濕之功能，因此需注意病患房間或供給氣體之濕度要足夠。

2. 每8小時給予鼻腔照護（以棉棒沾生理食鹽水清理及濕潤鼻腔），以防造成鼻黏膜壓瘡或糜爛。

3. 每8~12小時給予重新更換管子及留置固定之部位，以防分泌物阻塞管道及造成鼻黏膜受損。

4. 需密切注意病患之呼吸音、胸部擴張情形，及是否有氣體由呼吸道呼出。

步　驟	說　明

三、插置氣管內管法
(Endotracheal intubation)

（一）步　驟

A. 準備用物

1. 備好抽吸器及抽痰管。
2. 備好給氧氣設備。
3. 選擇合適的彎（直）喉頭鏡葉裝到喉頭柄上，並確定鏡葉的燈源良好。

3-1. 喉頭鏡葉的長度約為嘴角到耳垂之距離，一般成人較常使用3~4號「彎」的喉頭鏡葉，因其所造成的反射性嘔吐較少。

4. 依病患體型選擇合適大小的氣管內管。

4-1. 通常女性選用6.5~7.5號(mm)，一般較常用7號；而男性則選擇7.0~8.0號(mm)，一般較常使用7.5號；亦可以病患小指直徑大小作為選管的依據。

4-2. 若預計經鼻執行插管時，通常氣管內管的管徑應比經口插管小1mm較為適當。

5. 用10c.c.針筒測試氣管內管的氣囊是否會漏氣。
6. 將通條放入氣管內管內，以塑造氣管內管之形狀而利於插管。

6-1. 若預備由病患鼻腔來執行插管時，則不能使用通條作為引導，但可用McGill forceps將已插至會厭處的管子挾至聲門（圖1-25）。

6-2. 通條前端需離氣管內管前端至少1公分。

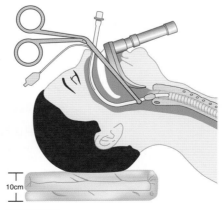

圖1-25 經鼻放置氣管內管及用McGill forceps將插至會厭處的內管夾至聲門

步　驟	說　明

7. 將氣管內管彎成易於放入氣管的曲度。

8. 將氣管內管前端塗抹潤滑性麻醉劑(2% Xylocaine jelly)。

8-1. 增加潤滑止痛性，以減少因插管摩擦造成的出血、水腫及疼痛，若採經鼻插管時，則潤滑性麻醉劑的量應再增加。

B. 準備病患

1. 請醫師向病患及家屬解釋插管的必要性及步驟。

2. 如病患意識清醒則先在喉部噴灑局部麻醉劑，必要時亦可先給予鎮靜劑及肌肉鬆弛劑以利插管，並減緩病患之不適。

2-1. 可減少病患的作嘔反射或嘔吐。

2-2. 若預計經鼻執行插管時，可先在病患的鼻腔滴入血管收縮劑及局部麻醉劑，例如4％ Xylocaine＋Norepinephine，以預防插管時引起鼻黏膜損傷出血。

3. 除去病患口咽分泌物、活動假牙或鬆動的牙齒。

4. 讓病患仰臥，並將頭稍往後使頸部伸展，必要時可在其後枕部置放一約10公分高之小枕頭或毛巾捲軸，以讓嘴、咽、氣管成一直線，而利於插管（圖1-26）。

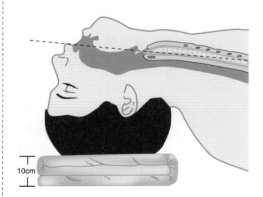

10cm

圖1-26 放置氣管內管時病患頭部之擺置

5. 給予氧氣吸入。

5-1. 若病患可自行呼吸，則先提供高濃度氧氣如非再吸入型面罩(NRM)吸3~5分鐘後再插管；如無自發性呼吸，則先用面罩式擠壓袋人工呼吸法(Mask ambu bag)給先予數分鐘的通氣後再進行插管。

步　驟	說　明
C. 經口（鼻）給予插管	* 氣管內管可經口腔或鼻腔插入，但因經由口腔插入較不易造成黏膜損傷，且較易操作，進而較常被選擇；經鼻插管較常用於病患口腔不能張開，顱底骨折或經口插管插不上時。
	* 若經鼻插管時需先檢查病患鼻孔通氣情形，且執行時動作應輕柔，管口應對著病患的鼻中隔以防傷及鼻甲。
1. 用拇指及食指將病患下巴打開，另一隻手握住喉頭鏡將彎的喉頭鏡葉沿嘴巴伸入至舌根與會厭軟骨之間（圖1-27(a)(b)）。	1-1. 若選用直的喉頭鏡葉沿嘴巴伸入至會厭軟骨之下（圖1-27(c)）。

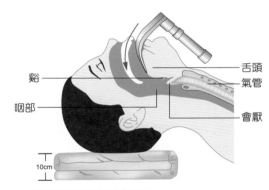

(a) 將喉頭鏡葉沿病患嘴巴伸入

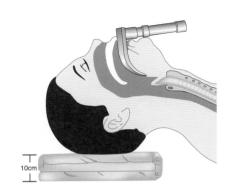

(b) 將彎的喉頭鏡葉放至病患舌根與會厭軟骨之間

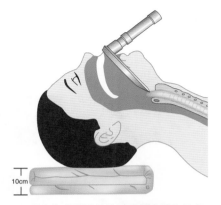

(c) 將直的喉頭鏡葉放至病患會厭軟骨之下

圖1-27 喉頭鏡放置方法及位置

步　驟	說　明
2. 將喉頭鏡手把用手臂的力量往上提，使手把與病患的腳呈30°~45°可看清楚聲門(Glottis)、聲帶(Vocal cord)（圖1-28）。	2-1. 將喉頭鏡手把往上提時，不可以牙齒為支點，以免造成牙齒斷落。 2-2. 可請他人協助將環狀軟骨下壓(Sellick maneuver)，以便能清楚看到相關解剖位置。 2-3. 若仍看不到聲帶時，可重新調整喉頭鏡放入之深度及位置。

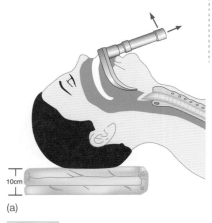

(a)

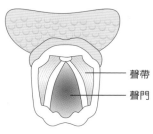

(b) 聲門、聲帶

聲帶

聲門

圖1-28 將喉頭鏡上提30°~45°露出聲門

3. 將已放好通條的氣管內管沿著喉頭鏡葉放入氣管（圖1-29(a)）。	3-1. 若氣管內管未能成功的在20秒內插入，則需先以100％的氧氣提供通氣30~60秒後，再嘗試重新插管。
4. 當氣管內管插至聲門後，即將通條拔去，再將管子推至氣囊沒入聲帶下約2公分後即停止推進（圖1-29(b)）。 5. 將喉頭鏡取出。	4-1. 一般氣管內管於齒邊的刻度應為20~23公分（依身高而定，女生之體型約為21公分處；男生則為23公分）。

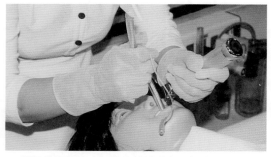

(a) 將已放置通條之氣管內管沿著喉頭鏡葉置入病患氣管內

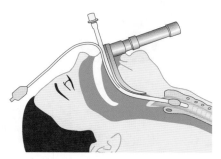

(b) 將氣管內管之氣囊推入聲帶下2公分，並拔去通條

圖1-29

步　驟	說　明
6. 用針筒打8~10c.c.空氣至氣囊內固定，以免氣管內管滑脫，或氣體由病患的口鼻處漏出（圖1-30）。	6-1. 應使壓力保持在20~30 cmH$_2$O，若壓力高於40 cmH$_2$O時，則會影響氣管黏膜微血管血流，造成組織壞死；因此病患若無吸入異物危險時，則可維持氣囊的壓力於20~30 cmH$_2$O，使接上正壓呼吸器時不會漏氣或病患的口鼻無氣體外漏即可。

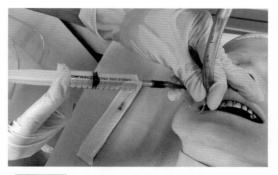

圖1-30　將氣囊充氣固定

步　驟	說　明
7. 用手固定氣管內管，並接上人工甦醒器擠壓，觀察病患胸部起伏及用聽診器聽診兩側肺葉呼吸音是否對稱，及胃部是否隨呼吸的進行聽到喀喀聲之氣音、脹氣或擴張等情形。	7-1. 若胸部起伏及呼吸音皆對稱，或呼吸進行時胃部未聽到喀喀聲之氣音或脹氣擴張時，則表示氣管內管的置放位置無誤。 7-2. 聽診位置包含胃部、兩側肺尖及基底部等5處。
8. 用固定帶固定氣管內管。	8-1. 固定時除需注意病患之舒適、美觀外，亦需注意是否牢固的固定住氣管內管，否則易造成單肺（俗稱One lung）插管或管子滑脫。 8-2. 經口留置氣管內管之固定方法：一為黏貼性膠帶固定法，目前臨床常用之設備為伊拉或緞帶膠之固定，固定方法如圖1-31(a)~(d)；另一種為非黏貼性固定帶固定法，如Dale固定帶之固定，固定方法如圖1-32(a)~(f)。

步　　驟	說　　明

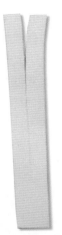

(a) 將大於1吋之氣管內管固定膠帶剪呈Y字型

8-3. 經鼻留置氣管內管之固定目前臨床大都用黏貼性膠帶固定法，其固定方法如經口留置氣管內管之固定法，只需注意管子之固定位置最好低於鼻尖，固定在臉頰上，以減少鼻黏膜壓瘡或糜爛之機會。

8-4. 固定時需先確立病患臉部皮膚乾燥無口水或分泌物，以免影響固定效果。

8-5. 固定帶不可造成皮膚過緊拉扯，以減少皮膚受損之機會。

8-6. 每班皆需檢視固定帶是否牢固固定住氣管內管，及固定處之皮膚完整性。

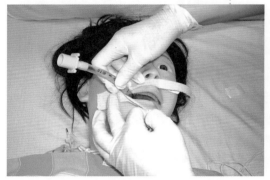

(b) 將未剪開之氣管內管固定膠帶黏貼於氣管內管同側之臉頰上

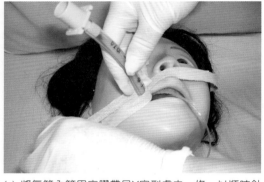

(c) 將氣管內管固定膠帶呈Y字型處之一條，以順時針方向纏繞氣管內管2~3圈貼於病患一側臉頰

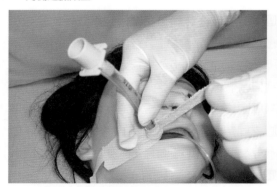

(d) 將氣管內管固定膠帶呈Y字型處之另一條，以逆時針方向纏繞氣管內管2~3圈

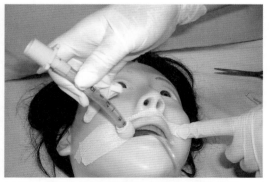

(e) 將膠帶貼於病患對側臉頰，以呈左右對稱固定

圖1-31 氣管內管之黏貼性膠帶固定法

步　驟	說　明

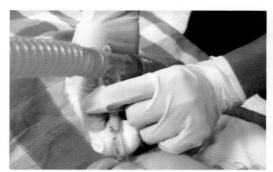

(a) 使用酒精棉片清潔氣管內管管面尤其是黏貼性膠帶預定黏貼處，以增加黏貼效果

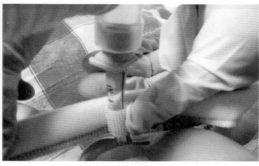

(b) 將黏在固定帶之黏貼性膠帶取下，撕去其背面之保護紙片後，將它繞貼於近病患嘴唇之氣管內管上；若黏貼性膠帶長於氣管內管管徑時，則重複黏貼，不必將多餘的部分剪除

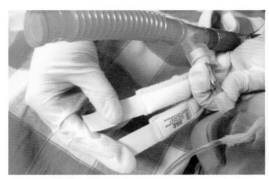

(c) 將固定帶兩尾端的魔鬼粘平整拉開

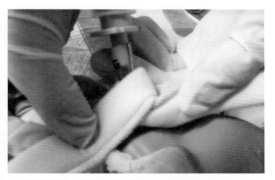

(d) 將固定帶之藍色條紋處朝下中央處黏在氣管內管上之黏貼性膠帶處後，將（操作者）右側固定帶微旋轉以使藍色條紋朝上（左側固定帶藍色條紋則朝下），以使左右兩側之固定帶皆可以很牢固的繞黏在小塊黏貼性膠帶上

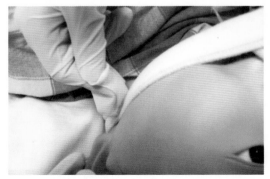

(e) 將左右兩側之固定帶分別繞經病患雙耳下於頸後交叉，並將固定帶兩尾端的魔鬼粘黏在固定帶上

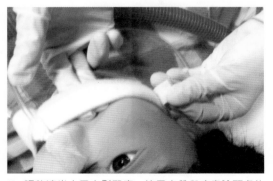

(f) 調整適當之固定鬆緊度，使固定帶與病患臉頸處約有1~2指之空隙

圖1-32 氣管內管之非黏貼性固定帶固定法

步　驟	說　明
9. 放入口咽管（意識不清者可用之）或阻咬器(Bite block)固定。	9-1. 以預防病患咬住氣管內管，造成呼吸道阻塞。 9-2. 無牙齒或咬住氣管內管之慮者則可以不用放置。 9-3. 以阻咬器固定時，需將阻咬器之凹面處對準氣管內管處再置入病患口內，以避免在病患口內旋轉造成牙齒斷落（圖1-33(a)）。 9-4. 固定時，不可與氣管內管綁在一起，直接將固定帶分別繞於病患耳朵之上，並於頸側綁上活蝴蝶結（圖1-33(b)）。 9-5. 為了避免牙關緊閉病患在取出喉頭鏡時咬住氣管內管，亦可將此步驟提早至第5點取出喉頭鏡之前執行。
10. 記錄氣管內管在牙齒處之標記、插管日期、管徑大小。	
11. 安排照胸部X光。	11-1. 以再次確認有無因插管所引發之皮下氣腫或縱隔腔氣腫等合併症，及氣管內管的前端是否在氣管分叉上方3~5cm或第二胸椎之正確位置處。

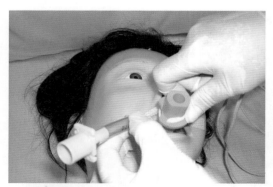

(a) 將阻咬器(Bite block) 的凹面處對著氣管內管後置入病患嘴內

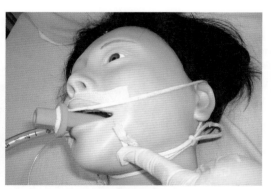

(b) 將阻咬器上的棉繩繞於病患雙耳上之耳溝處，並於頸側綁上（蝴蝶）活結

圖1-33 阻咬器之放置及固定

（二）照護需知

1. 插管過程中

(1) 因插管易造成病患缺氧、迷走神經受刺激、顱內壓上升等情形，進而造成病患心律不整，因此需密切監測病患心電圖之變化。

(2) 若病患一再作嘔，導致無法順利插管時，可依醫囑給予鎮靜劑、麻醉劑或肌肉鬆弛劑，但需備好呼吸器以輔助病患呼吸；若病患有嘔吐情形時，不必將喉頭鏡及內管拔出，只要將他的頭側一邊，並進行抽吸即可。

(3) 若不小心將病患的牙齒弄斷時，應立即用消毒的紗布直接加壓齒齦，並抽吸口中的血水，以免造成吸入性肺炎。

(4) 插管的過程需不斷地供給病患氧氣，以免造成缺氧。

(5) 插管的過程需隨時抽吸病患口鼻處之分泌物及血塊。

2. 插管後之照護需知及準備用物

(1) 剪刀 1支

(2) 固定帶：黏貼性固定帶，例如伊拉膠帶1段（約20~25公分）；或非黏貼性固定帶，例如Dale氣管內管固定帶 1條

(3) 彎盆 1個

(4) 衛生紙（亦可用病患之乾毛巾替代之）..數張

(5) 醫檢手套 1副

(6) 口罩 1只

(7) 聽診器 1副

(8) 口腔護理所需之設備：口腔棉棒數支、包妥紗布之壓舌板或張口器1支、漱口水1瓶、冷開水一杯、滋潤嘴唇用之凡士林或50%甘油少許（亦可用病患居家用之護唇膏替代之）..1套

(9) 視需要準備去除黏貼性膠布貼痕之設備：如丙酮（或去漬油）......1套

(10) 口腔棉棒 ....數支

(11) 男病患尚需視需要準備備刮鬍鬚之設備：剃刀（亦可用病患居家用之電動刮鬍刀替代之）1支、沾有肥皂水之紗布1塊或沖洗棉棒1~2支 1套

▌步驟與說明 ···

步　　驟	說　　明
1. 洗手。	
2. 備妥所需用物攜至病患單位。	2-1. 一般醫院常規為每天至少需協助病患重新更換氣管內管之固定位置及固定帶一次，但亦可視病患口腔分泌物多寡及固定帶固定之牢固性而增加更換次數，以促進病患舒適及預防氣管內管滑脫。
3. 向病患解釋照護之目的及過程。	3-1. 病患有時會因害怕引起疼痛不適、呼吸不順暢…等理由而拒絕此項照護，因此應給予適當的解釋及支持。
4. 將彎盆、新的固定帶及衛生紙放於床邊隨手可得之處。	4-1. 預使用黏貼性膠帶固定時，若膠帶之寬度＞2公分時，則可先將膠帶剪開呈Y字型備用。
	4-2. 視需要微旋轉開去漬油或丙酮之瓶蓋，及打開預備用來沾取之棉棒包裝開口。
5. 戴上口罩及手套。	5-1. 預防因接觸病患分泌物造成感染。
6. 男病患需視需要給予執行鬍鬚剃薙：將乾毛巾（或治療巾）鋪圍於病患之頸部後，用沾有肥皂水之紗布（或沖洗棉棒）塗抹於預執行鬍鬚剃薙之部位，再用（電動）剃刀順著毛髮刮除鬍鬚，及以衛生紙清除刮除之毛髮。	6-1. 將鬍鬚剃除乾淨以利固定及減輕更換固定帶之不適感。
	6-2. 刮鬍鬚時可先執行未被固定帶固定之部分，待重新更換固定帶後，再補執行被固定帶固定未剃除處。
	6-3. 用剃刀剃薙時，剃刀與皮膚需呈30°~45°，且應以一手繃緊病患皮膚以減少刮傷之危險。
	6-4. 隨時以衛生紙由上而下（不可上下來回，以免割傷自己）清除剃刀上之毛髮，以維持刀片之銳利度。
7. 視需要用病患之毛巾沾水擦淨病患臉部，再用乾毛巾或衛生紙擦乾。	7-1. 以促進舒適，並避免病患臉上之油光及水分影響固定帶之固定效果。
8. 視需要給予抽吸痰液及口中分泌物。	8-1. 因移動氣管內管時可能會刺激病患，並引發咳嗽及作嘔之情形，所以必要時可先進行分泌物之抽吸。

步　驟	說　明
9. 若病患口內留置有阻咬器或口咽呼吸道管時，則請病患張開嘴巴後給予去除，並用水清洗乾淨及擦乾後放置一旁備用。	9-1. 病患無法配合張口時可用包妥紗布之壓舌板或張口器協助打開嘴巴。
10.給予口腔護理：用口腔棉棒沾漱口水分別清潔病患牙齒內外、咬合面、牙齦、上下顎、口腔內頰及舌頭，再用白開水分別清潔上述部位後，用棉棒沾少許凡士林（或50％甘油；或護唇膏）滋潤嘴唇。	10-1. 一般醫院常規為每天早晚及視需要執行口腔護理一次。
	10-2. 若合併有要移動氣管內管固定位置時，執行口腔護理時可先執行非氣管內管固定側，待重新更換氣管內管之固定部位後，再補執行先前未執行護理之一側。
	10-3. 執行口腔護理時，若病患無法配合張口時可以用包妥紗布之壓舌板或張口器將其上下牙齒撐開。
	10-4. 漱口水種類繁多可依病患之需求準備，例如 Dobell's Solution可用來去除口腔之異味；1~3％H_2O_2可協助清除舌苔及口腔內之痰液；Xylocaine solution可減緩口腔黏膜受損之疼痛感；Betadine solution具有殺菌功能；Normal saline則具有溫和不刺激之特性。
	10-5. 每班需注意病患之口唇及嘴角皮膚是否有潰瘍、牙齒是否有鬆脫動搖之情形。
	10-6. 鼻腔留置氣管內管者，需每班（及視需要）用棉棒沾生理食鹽水清潔及濕潤其鼻腔，以促進舒適。
	10-7. 滋潤嘴唇用之油膏不可太多，或塗抹超出嘴唇處，以免影響膠帶之黏貼性。
11. 協助病患平躺。	11-1. 平躺較不易造成氣管內管脫落，但若病患因平躺而有呼吸困難及不適時，則可依其需求採舒適之臥位。
12.核對氣管內管插入深度是否在病患齒邊20~23公分之正確位置。	12-1. 當氣管內管發生移位時，需設法了解及去除原因，再將它固定在正確之位置。

步　　驟	說　　明
13.用手檢測氣管內管之氣囊是否飽滿，以檢測是否有漏氣情形發生。	13-1. 若發現氣管內管氣囊不飽滿時則需進行測壓，看壓力是否正常(20~30cmH$_2$O)，若壓力太低則可再（用空針）補打一些空氣，並再密切注意是否有再消氣之情形，若仍有消氣情形則需報告醫生處理之。
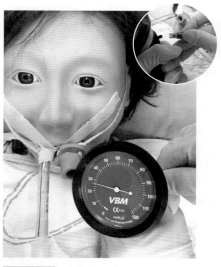　　圖1-34　檢測表及檢測方式	13-2. 一般醫院常規為（呼吸治療師）每班用氣囊壓力錶檢測氣囊之壓力，以免造成氣管內管滑脫，或病患之氣道黏膜組織缺血性之傷害。檢測表及檢測方式如圖1-34。
14.以一手固定氣管內管，另一手將舊固定帶去除，並丟入彎盆內。	14-1. 自開始去除舊固定帶到新的固定帶完成固定之前，因病患之氣管內管皆有鬆脫移位之危險，故一定要有一手固定好氣管內管，以免鬆脫移位之危險發生。
	14-2. 固定時可用握住固定氣管內管手部之無名指或中指輕靠於病患之臉頰上，以增加手部之穩定性，避免造成病患之不適。
	14-3. 若病患臉部有膠帶之黏貼痕跡時，可用口腔棉棒沾丙酮或去漬油擦拭貼痕，再沾水清潔及擦乾之。
15.請病患張開嘴巴，將氣管內管移至口腔另一側，並輕靠於嘴角。	15-1. 病患無法配合張口時可用包妥紗布之壓舌板或張口器協助打開嘴巴。
	15-2. 移動氣管內管時動作應輕柔，以免刺激病患劇咳造成滑脫。

步　驟	說　明
	15-3. 氣管內管勿緊緊壓迫病患嘴角及唇舌皮膚，以免造成皮膚破損。
	15-4. 有連接給氧設備時，移動氣管內管時需注意不可扯落原連接在氣管內管上面之給氧設備。
16. 再次確認氣管內管於齒邊之刻度是否正確，以避免更換固定位置時造成氣管內管插入深度有移位情形發生。	16-1. 每班皆需評估氣管內管之固定位置是否正確。
17. 用固定帶固定氣管內管。	17-1. 固定方法詳見圖1-31、1-32。
	17-2. 黏貼固定膠帶前需先確立病患黏貼處之皮膚乾燥無口水或分泌物，以免影響固定效果。
	17-3. 固定膠帶不可過度拉扯病患皮膚，且固定之部位最好每天更換不同位置，以減少皮膚受損之機會。
	17-4. 固定時除需注意病患之舒適、美觀外，亦需注意是否牢固固定住氣管內管，否則易造成單肺插管或管子滑脫。
18. 請病患張開嘴巴，將病患原先固定之阻咬器或口咽呼吸道管重新放回並固定於口腔內。	18-1. 病患若無法配合張口時可用包妥紗布之壓舌板或張口器協助之。
	18-2. 阻咬器之放置方法詳見圖1-33；口咽呼吸道管之放置方法詳見圖1-23。
19. 觀察病患有無不適之反應、呼吸狀態、氣管內管之固定是否牢固，及用聽診器聽診病患兩側肺葉之呼吸音是否對稱。	19-1. 意識清楚之病患可詢問其是否覺得舒適，或以紙筆溝通之。
20. 協助病患採回舒適之臥位。	
21. 整理用物並洗手。	
22. 記錄：氣管內管size及插入刻度、病患呼吸狀態及兩側肺葉之呼吸音、嘴角及唇舌皮膚是否破損、牙齒是否鬆脫動搖情形。	22-1. 例如：民國110年1月27日9AM病患口內有一7.5號尺寸之氣管內管留置，於病患齒邊之刻度為22，病患呼吸次數每分鐘24次，雙肺部呼吸音仍舊有微乾囉音(Rhonchi)情形，嘴唇舌頭皮膚成粉紅色，牙齒及皮膚黏膜完整。

經口插置氣管內管之流程圖

流程說明	圖示	流程說明	圖示
1. 讓病患仰臥並在後枕部放置一約10公分高或小枕頭或毛巾捲軸。	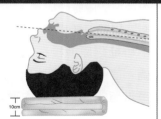	**6.** 將已放入通條之氣管內管沿著喉頭鏡葉放入病患聲門下2公分,並將喉頭鏡及通條取出。	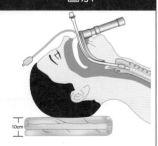
2. 提供3~5分鐘氧氣	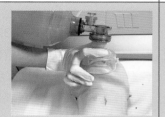	**7.** 用空針打8~10c.c.空氣至氣囊內。	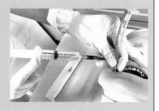
3. 將彎的喉頭鏡葉沿著病患嘴巴放入病患之舌根與會厭軟骨之間。	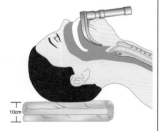	**8.** 一手固定住氣管內管,一手將人工甦醒器接於氣管內管上,並擠壓之。	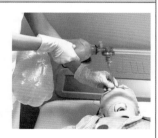
4. 將喉頭鏡往上提30°~45°。	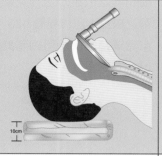	**9.** 用聽診器聽診兩側肺葉之呼吸音是否對稱及胃部是否有喀喀聲。	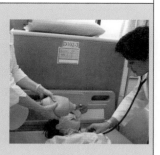
5. 清楚看到病患之聲門及聲帶。	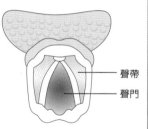聲帶 聲門	**10.** 用固定帶及阻咬器固定之,並視需要供氧氣及安排照胸部X光。	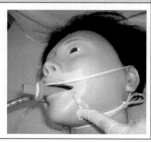

第四節　DEFIBRILLATION
心臟電擊術

學習目標

1. 能說出施行心臟電擊術的適應症與目的。
2. 能熟練執行心臟電擊術。
3. 能給予施行心臟電擊術後的病患適當照護。

目　的

　　經由電擊板將電流傳送至病患心臟，以破壞造成心律不整的衝動，讓心肌完全去極化及重新恢復正常的電氣活動。

學理與原理

　　電擊術是一種藉由電擊器發出預設好的電流，並讓電流藉由放在病患胸壁上的電擊板傳到心臟，以使其心肌完全去極化，進而恢復正常的竇性節律；**通過病患電流的強弱受到治療者所選擇的電擊焦耳數及通過胸腔的阻力來共同決定**，而通過胸腔的阻力又受到所選擇電擊焦耳數、電擊板大小、電擊板與病患胸壁之間的介質、電擊次數與時間之間隔、電擊時間是在病患的呼氣或吸氣期、病患胸部大小、施於電擊板的壓力等因素的影響。若經過胸腔的阻力很高，則低能量的電擊便無法放出足夠的電流來達到電擊的效果；減低阻力的方法有電擊時使用專用的導電凝膠、在病患的吐氣末期才施行電擊、將電擊板以11~12公斤的壓力穩固加壓於放置處等方法。

　　一般將電擊術分成去顫術(Defibrillation)及整流術(Cardioversion)。去顫術（不同步電擊）常用於發生心室纖維顫動(Vf)或沒有脈搏、意識喪失的心室搏動過速(VT)之病患，治療時若使用雙向波電擊器時，第一次電擊去顫術可給予120~200焦耳，或依照各電擊器廠商之建議電量，但若緊急使用或使用不熟悉的電擊器時，可直接選用最大可用之能量，往後若需要再電擊時則皆用相同的電量；使用單向波電擊器者，則建議每次都選用360焦耳；整流術（同步電擊）一般用於治療有脈搏之心室搏動過速(VT)、心房撲動(AF)、心房纖維顫動(Af)或心室上心搏過速(PSVT)等病患，當治療PSVT及AF時，一般由50~100焦耳開始；Af由120~200焦耳開始；有脈搏之心室搏動過速(VT)則使用100焦耳，如治療失敗再逐步增加電量。去顫或整流術在急救過程中扮演很重要的角色，因為有近80~90%的成人心臟停止是因為心室纖維顫動(Vf)所

導致，而心臟去顫術是最好的治療方式(Tilden, 1999)；病患若突然發生心室纖維顫動(Vf)或摸不到脈搏的心室搏動過速(VT)時，如能立即給予適當電擊及急救，其存活率約為70~80%，但若是在10分鐘內未給予電擊時，其生存的機率等於零，故發生心室纖維顫動(Vf)或心室心搏過速(VT)病患的處置，應依照急救流程儘速給予電擊治療，因為不論是在院外或院內，對心跳停止病患急救的成功與否，皆取決於實施去顫術的速度。

常用電擊器的種類有自動體外電擊器(automated external defibrillator, AED)及手動式電擊器，自動體外電擊器可以語音來提示操作者如何正確操作，且機器亦會自動判讀病患心律，並對於需要電擊的心律，機器會自動為病患電擊，此種機種常用於到院前病患的緊急救護；而醫療院所則是較常使用手動式電擊器。目前使用的新式雙向式動電擊器大都也有內建自動體外電擊器之功能。

適 應 症

發生心室纖維顫動、摸不到脈搏之心室心搏過速或其他心律不整之病患。

用 物 與 設 備

1. 電擊器一台（圖1-35）
2. 心電圖測監記錄器及記錄紙
3. 導電性凝膠或鹽水紗布
4. 給氧設備
5. 急救車
6. 抽吸設備

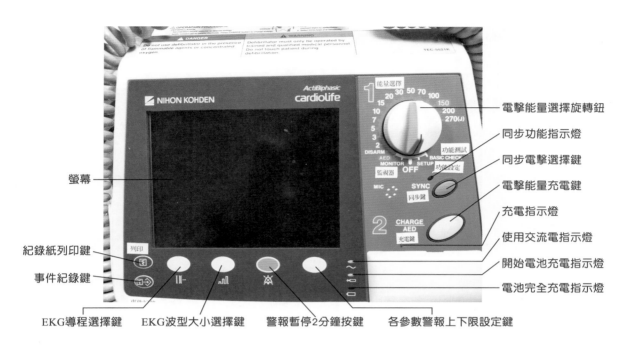

螢幕

電擊能量選擇旋轉鈕

同步功能指示燈

同步電擊選擇鍵

電擊能量充電鍵

充電指示燈

使用交流電指示燈

開始電池充電指示燈

電池完全充電指示燈

紀錄紙列印鍵

事件紀錄鍵

EKG導程選擇鍵　EKG波型大小選擇鍵　警報暫停2分鐘按鍵　各參數警報上下限設定鍵

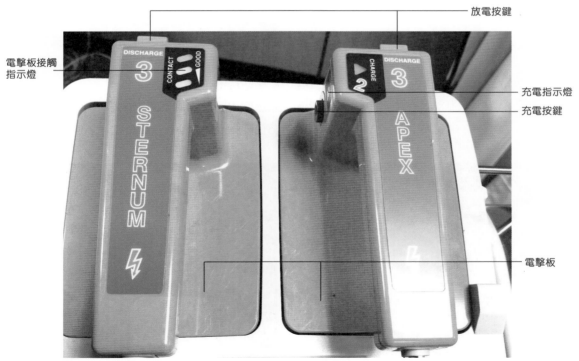

放電按鍵

電擊板接觸指示燈

充電指示燈

充電按鍵

電擊板

圖1-35　手動式電擊器

步驟與說明

步　驟	說　明

（一）自動體外電擊器

1. 開：打開電源（圖1-36）。

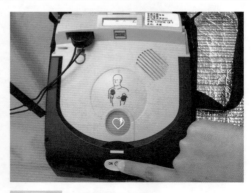

圖1-36　電擊器的開關

2. 貼：將電擊貼片依圖示貼在病患之右鎖骨下、及左心尖處（圖1-37）。

2-1. 電擊貼片需緊貼在皮膚上。

2-2. 電擊貼片應避免貼在永久性心律調整器或體內自動去顫器之電池上。

2-3. 若黏貼處有傷口時要避開；皮膚有潮濕要先擦乾；病患貼有藥物貼片要先移除；胸毛過多亦需先清除。

2-4. 電擊貼片不可重複使用。

2-5. 兒童使用時，考慮到身材大小，電擊貼片可貼在前胸及後背（圖1-37(b)）。

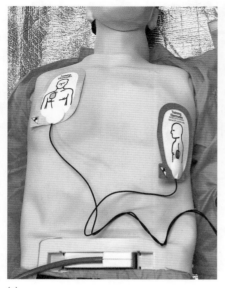

(a)

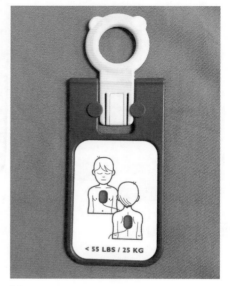

(b)

圖1-37　成人及兒童電擊片貼的位置

步　驟	說　明
3. 讀：聽到機器語音提醒不要碰觸病患時，請勿碰觸病患，以讓機器自動分析心律。	3-1　分析時間約需5~15秒。 3-2　機器判讀時不可碰觸或移動病患，以免造成機器誤判。行進中的救護車應先停靠路旁，以免影響判讀。
4. 電：聽從機器指示。如機器判讀為VT或Vf時，則會指示按下閃電之電擊鈕，以進行電擊（圖1-38）；如果病患心跳已停止跳動，則語音會說明不建議電擊。	4-1　目前的機種多為雙向波電擊器。 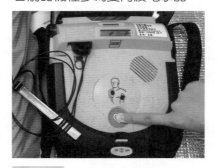 **圖1-38**　電擊器的電擊鈕
5. 壓：電擊後需立即進行2分鐘CPR（圖1-39），再重新判讀心律。	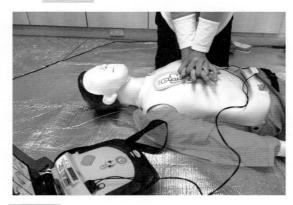 **圖1-39**　電擊後立即CPR
(二) 手動式電擊器 1. 將電擊器推至病患床邊，並插上電源。並轉動「電擊能量選擇旋轉鈕」到monitor位置，即可將電擊器的電源打開。 2. 讓病患平躺後，解開其衣服，並去除身上的金屬物品。	1-1. 需先備妥急救車、抽吸及給氧設備。 1-2. 實施電擊前，需先矯正病患之缺氧或酸鹼、電解質不平衡之情形。 2-1. 病患若有使用NTG貼片時，亦應先將其去除，以免心肌受損。

步　　驟	說　　明
3. 將電擊器上之心電圖導線與病患連接。	3-1. 若時間不允許，則可直接將兩個電擊板放於病患之胸骨右緣鎖骨下、心尖或左乳頭下處來查看心律；或連接好心電圖導線後，選擇第2導程來進行查看。 3-2. 需電擊之意識清楚病患應依醫囑先給予靜脈注射Valium 1Amp。
4. 按「EKG導程選擇鍵」，選擇所需之導程。	4-1. 一般選擇第II導程來進行查看。
5. 將導電凝膠均勻塗抹於整個電擊板，或將兩塊浸過食鹽水的紗布放於預電擊位置。	5-1. 導電凝膠需塗滿整個電擊板以免造成病患皮膚被灼傷。 5-2. 若使用食鹽水的紗布時，紗布不可過濕或太乾，應以不滴水為原則，以免造成漏電或灼傷。
6. 轉動「電擊能量選擇旋轉鈕」，調整預電擊的能量焦耳數。若需要同步電擊時，則壓下"sync"同步電擊選擇鍵。	6-1. 若行整流術時，一般會選擇同步電擊。 6-2. 若選擇同步電擊時，同步功能指示燈會亮，且螢幕上的每個R波會出現虛線。 6-3. 若選擇同步電擊，但電擊器又無法監測到病患心律之QRS波時，則會造成按了放電按鈕，卻無法放電之情形。
7. 壓下充電按鈕進行充電。	7-1. 可按主機面板的charge或apex電擊板之充電按鍵。 7-2. 充電進行中主機與電擊板上的指示燈會閃爍，主機發出持續有高頻率的「嗶」聲，螢幕上顯示charging。 7-3. 能量完全充飽時，指示燈會持續性亮燈同時，主機發出低頻率的「嗶」聲，螢幕上顯示charged。
8. 將電擊板置放於可讓最大電流通過心肌的位置，最常選擇的位置是將標示有"Sternum"之前電擊板放置在病患胸骨右緣鎖骨下、並將標示有"Apex"的後電擊板在病患心尖或左乳頭下（圖1-40）。	8-1. 電擊板愈大，經過胸腔的阻力愈小，但太大又會與病患的胸部不易密合及大部分電流不經過心臟的缺點。一般而言除非電擊板無法被平穩放置，否則體重10公斤以上的病患均可使用直徑8.5~12公分的成人電擊板。 8-2. 亦可將前電擊板置於病患心尖處，後電擊板置於病患之左肩胛骨下；或可將前電擊板置於病患心臟左側前方處，後電擊板置於病患左肩胛骨下。

步　驟	說　明

8-3. 裝有永久性心律調節器者如需給予電擊時，應盡量避免將電擊板放置於調節器正上方。

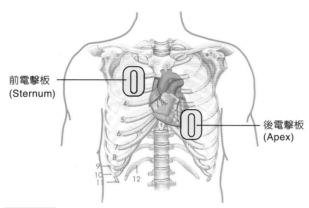

前電擊板
(Sternum)

後電擊板
(Apex)

圖1-40　一般病患電擊板放置位置

9. 將兩個電擊板以11~12公斤的壓力穩固加壓於所放置處。

9-1. 以增加與皮膚之接觸，增強流入心臟之電流。

9-2. 若正確施力固定，則可發現sternum之電擊板「接處指示燈」會亮綠燈。

9-3. 接觸指示燈未亮時，請檢查導電凝膠是否足夠？電擊板是否緊壓病患皮膚上？

10. 呼喊「clear」、「請離開」，並確定所有的人及自己均未碰觸病患的身體、床、氣管內管等通氣給氧設備。

11. 用拇指同時按下電擊板上的兩個放電按鈕，直到電流完全送出為止。

11-1. 若有供氧設備時，需先將其關閉以防發生電爆。

11-2. 裝有體外型心律調節器者，在電擊前應先關掉機器之電源。

11-3. 電擊前、後皆需觀察監測器上病患之心臟節律及速率之變化，如心電圖螢幕出現其他心律時，應使電擊板離開病患胸部，然後將電放掉，再馬上檢測病患之頸動脈。

11-4. 裝有永久性心律調節器，於電擊後應檢查其功能是否仍然正常。

步　　驟	說　　明
12. 立即再次按後電擊板上的充電按鈕，以便當電擊無效時，可馬上再度電擊。	12-1. 當心律不整經電擊終止後，又再復發時，如欲再次電擊時應從前一次終止時所用的能量開始電擊。
	12-2. 心跳停止患者之急救最重要的是給予正確及高品質之心肺復甦術，因此在一次電擊去顫後，應給予2分鐘CPR後再進行脈搏檢測，除非患者裝有心電圖監視器，且已出現規律性心律時，則立即進行脈搏檢測。
13. 電擊後，打開供氧機器，以持續供給病患氧氣。	
14. 用濕布將病患身上及電擊板上的導電凝膠擦拭乾淨，並將機器推回定位充電。	14-1. 需檢查病患皮膚是否有灼傷。
15. 記錄病患電擊前的情況、電擊情形及電擊後的情況。	15-1. 記錄的內容應包含生命徵象、意識狀態、心肺功能及心電圖變化。

注意事項

1. 隨時將電擊器充好電，並補充好用品，以隨時備用。

2. 電擊後，若病患皮膚有灼傷情形，則可於患處塗抹Xylocaine jelly以止痛。

3. 經電擊治療後，若病患已恢復脈搏後，應盡早維持呼吸道通暢、供給氧氣，並持續監測生命徵象。

電擊治療之流程圖

流程說明	圖示	流程說明	圖示
1. 將電擊器之電源打開。	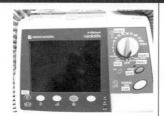	**6.** 將前電擊板放於病患胸骨右緣鎖骨下，後電擊板放於心尖或左乳頭下，並以11~12公斤之壓力穩固加壓之。	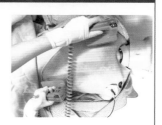
2. 將導電凝膠擠在電擊板上。	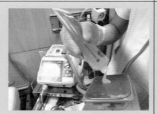	**7.** 呼喊「clear」、「請離開」，並確認無任何人接觸病患之身體或床緣或通氣設備。	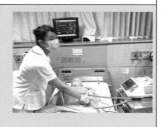
3. 將導電凝膠均勻塗抹在兩個電擊板上。	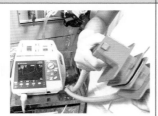	**8.** 用拇指同時按下兩個電擊板之放電按鈕。	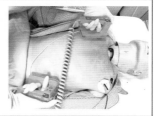
4. 調整預電擊之能量，並選擇預電擊的方式為同步或不同步電擊。	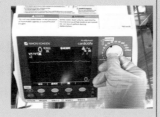	**9.** 每電擊去顫一次後應立即給予心外按壓2分鐘，再進行心律判讀及脈搏檢查，以免中斷心外按壓，但若病患已裝有心電圖監視器時，急救者可根據實際狀況做調整。	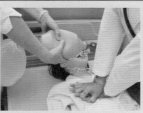 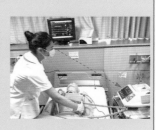
5. 壓下充電按鈕進行充電。	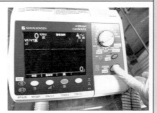		

第五節 哈姆立克急救法
HEIMLICH MANEUVER

學習目標

1. 能正確說出成人病患施行哈姆立克急救法之目的與原理。
2. 能正確評估成人病患異物梗塞的情況。
3. 能正確執行成人病患哈姆立克急救法。
4. 能正確評估成人病患施行哈姆立克急救法後的反應，並給予適當的照護。
5. 能說出不當執行哈姆立克急救法可能造成之合併症。

目 的

　　使異物梗塞者能透過腹部壓擠，讓氣管之異物排出，避免因異物梗塞過久引發缺氧的危險。

學理與原理

　　哈姆立克急救法是一種清除上呼吸道異物阻塞的急救方法。因是美國胸腔外科醫生亨利哈姆立克(Henry Heimlich)發明的，因此又稱哈姆立克急救法(Heimlich Maneuver)。主要原理是透過壓擠腹部讓橫膈膜往上快速擠壓，使肺內空氣往上衝而將異物排出（圖1-41），因此目前常用於異物梗塞病患之急救。

　　異物梗塞者通常會出現拇指與其他四指成V字型，置於喉部的哈姆立克信號（如圖1-42）。異物梗塞分成部分及完全梗塞，部分（輕度）梗塞病患通常會有劇烈咳嗽、可出聲回答、且臉色尚紅潤等徵象；而完全（重度）梗塞病患則會有不能說話、不能咳嗽或無聲性咳嗽、不能呼吸或呼吸困難、頸部和臉部肌肉緊繃、臉色發紫，甚至意識消失、昏迷等症狀。部分（輕度）梗塞之處置為鼓勵病患用力咳嗽；完全梗塞者之處置則視病患意識是否清楚而有不同之處置，無意識者須立即撥打119求救，及進行CPR之「壓→挖→吹」流程（如31頁）；尚有意識者則可進行哈姆立克急救法（又稱腹部壓擠法），但懷孕或肥胖者無法環抱腹部時則改作胸部擠壓。

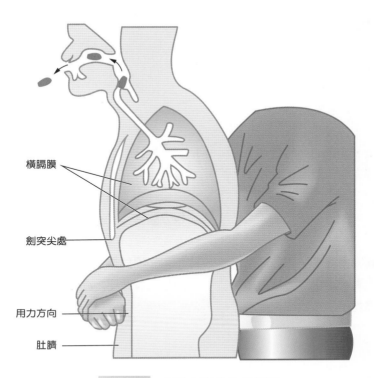

橫膈膜

劍突尖處

用力方向

肚臍

圖1-41 哈姆立克急救法原理

適應症

當病患突然發生異物誤入氣道,造成呼吸道異物梗塞,若不及時施予急救,可能造成缺氧、呼吸停止而致命。

用物與設備

無

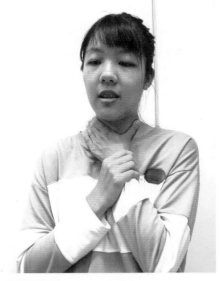

圖1-42 哈姆立克信號

■ 步驟與說明 ⋯⋯⋯⋯⋯⋯⋯⋯⋯⋯⋯⋯⋯⋯⋯⋯⋯⋯⋯⋯⋯⋯

步　驟	說　明
1. 發現病患有哈姆立克信號時，先詢問：你是不是異物梗塞了？	
2. 確認梗塞後，先評估病患是部分（輕度）或完全（重度）異物梗塞。	2-1. 部分梗塞：可發出聲音或咳嗽、臉色紅潤如關公般。 完全梗塞：無法發出聲音或咳嗽、臉色發紺如包公般。
3. 若為部分異物梗塞者，則鼓勵用力咳嗽以利異物之排除，且持續觀察病患異物是否咳出或引發意識改變。	3-1. 不可干擾病患之自發性呼吸與咳嗽，因此應避免拍打其背部，亦不能給予喝水。
4. 若病患為完全梗塞，但仍有意識且可站立時，則進行以下處置步驟： (1) 施救者站在病患後面，兩腳一前一後站成弓箭步（圖1-43）；若受害者坐著時，則施救者則可或站或跪在他的背後，用雙臂環抱病患的腰部。 (2) 將前腳膝蓋置於病人胯下、雙手過病人之腋下後，上半身靠近或貼緊病人背部以穩住病人（圖1-44）。	

步 驟	說 明

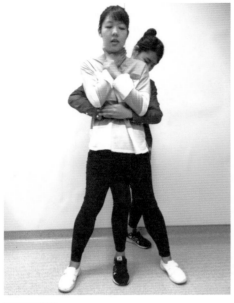

圖1-43 弓箭步站姿

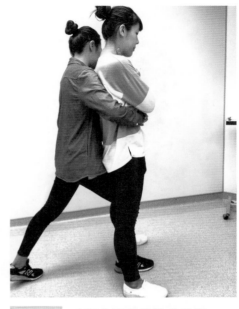

圖1-44 哈姆立克急救法之站姿

(3) 一手（左手）摸到肚臍；一手（右手）將大拇指包在虎口內握拳，以大拇指與食指形成之拳眼面向肚子，放於上腹部正中線位置稍高於肚臍處（圖1-45）；孕婦及非常肥胖者則放置在胸骨與兩側乳頭連接交會處（圖1-46）。

(3)-1. 因孕婦不適合在肚臍上緣施力；肥胖者肚臍上緣不容易著力。

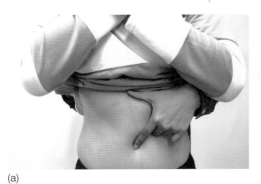

(a)

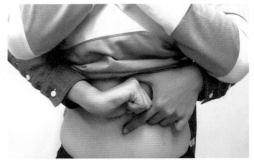

(b)

圖1-45 一般哈姆立克急救法施壓位置

步　驟	說　明

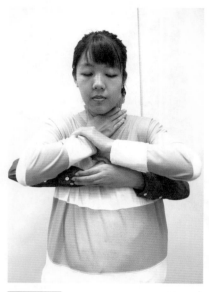

圖1-46 孕婦哈姆立克急救法施壓位置

(4) 另一手抱住放好之拳頭後，雙手用力「向內、向後、向上」（圖1-47），快速瞬間重複推擠，並隨時留意是否有異物吐出？

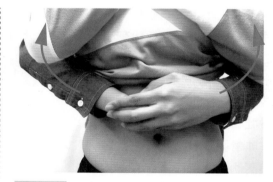

圖1-47 哈姆立克急救法之施力方向

(5) 異物無法排除且病患因意識喪失而癱在施救者身上時，施救者應以雙手撐扶病患腋下，讓其平躺在地面上，並開始進行心肺復甦術(CPR)。CPR過程中若在病人口腔看到異物，則可以使用手指移除異物。

(5)-1. 堵塞物會像開香檳酒瓶般「澎」聲噴出來；若找不到噴出的異物時，應仔細檢查喉部，若還在喉部時，應小心把它取出。

(5)-2. 當病患呼吸及臉色恢復正常時，表示氣管已通暢。

注意事項

1. 施救時，須將病患的頭部仰擺在正中央，以使氣管成一直線，利於異物的排除。

2. 施救過程因易壓迫到胃部，造成病患嘔吐而嗆入異物；若病患一旦有嘔吐時，則要將頭側一邊，以防嗆入嘔吐物。

3. 救援者施救時，站或跪不可歪斜一邊，以免引發施力偏斜，造成病患肝臟、脾臟之傷害。

4. 異物梗塞無施救者之哈姆立克法：在腹部上以自己的拳頭向內向上；或以椅背、水槽邊緣、扶手欄杆等快速擠壓腹部。

參考資料

台北榮總急診部(2006)·*ACLS訓練課程講義*·台北榮民總醫院。

李和惠、黃鈺雯、林麗秋、林貴滿、林素戎、方妙君、杜玲、林韋君、陳麗華、陳敏麗、蘇清菁、林笑、吳翠娥、邱飄逸、羅筱芬、蔡麗絲…陳學凌、陳雪、胡月娟、蘇淑芳(2023)·*內外科護理學*（七版）·華杏。

林貴滿(2009)·急症病人之護理·於洪麗珍等合著，*內外科護理技術*（第1-64頁）·匯華。

林貴滿(2012)·*實用急症護理學*（二版）·華杏。

胡勝川、高偉峰、顏鴻章、張新、楊久滕、黃彥達(2010)·*ACLS精華第四版*·金名。

胡勝川、黃彥達(2015)·*急診醫學醫療手冊*（六版）·金名。

陳志中、張朝煜(2011)·*高級心臟救命術－重點指引&精要解說*·華杏。

張雅慧等(2005)·降低內科加護病房患者氣管內管滑脫率·*馬偕護理*，*93*，26-35。

鄧素文等(2001)·急救設備及醫療處理·*台大護理技術*（第505-509頁）·華杏。

蔡秀鸞、陳敏麗、燕翔、陳麗華、陳亭儒、簡淑慧、簡芷茵、曾明月、黃人珍、何昭中、蔡麗紅、翁麗雀、蔡青青、張薰榕、王瑜欣、李玉秀、姜如珊、張玉珠…林碧珠、黃月芳(2021)·*最新實用內外科護理學*·永大。

蔡維謀總校閱(2010)·*2010年美國心臟協會CPR與ECC準則提要*·台灣急診醫學會。

謝凱生(2001)·2000年新版心肺復甦術精義·*榮總護理*，*18*(2)，159-170。

韓晶彥、何昭中、李惠玲、蕭冰如、張文、黃人珍、陳逎䓤、黃靜微、王麗香、陸振芳(2016)·*急症護理*·新文京。

American Heart Association (2020). *2020 International Consensus on CPR and ECC Science with treatment Recommendations.* American Heart Association.

Cummins, R. O., & Hazinski, M. F. (2000). The most important changes in the intrenational ECG and CPR guidelines 2000. *Circulation, 102*(8), I-371-I-376.

Editorial Board. (2010). American heart association guidelines for cardiopulmonary resuscitation and emergency cardiovascular care science. *Circulation 2010, 122*, S639.

Eisenberg, M. S., Bergner, L., & Hallstroom, A. (1979). Cardiac resuscitation in the community: Importancy of rapid provision and implications for program planning. *JAMA, 241*, 1905-1907.

Evron, S., Weisenberg, M., Harow, E., Khazin, V., Szmuk, P., Gavish, D., & Ezri, T. (2007). Proper insertion depth of endotracheal tubes in adults by topographic landmarks measurements. *Journal of Clinical Anesthesia, 19*(1), 15-19. doi:10.1016/j.jclinane.2006.06.005

McCarthy-Mogan, M. (1999). Advanced life support. In Sheehy, S. B., & Lenehan, G. P. *Manual of emergency care* (5th ed.). (pp.31-108). Mosby.

Sitzwohl, C., Langheinrich, A., Schober, A., Krafft, P., Sessler, D. I., Herkner, H., . . . Kettner, S. C. (2010). Endobronchial intubation detected by insertion depth of endotracheal tube, bilateral auscultation, or observation of chest movements: randomised trial. *BMJ*, 341, c5943. doi:10.1136/bmj.c5943

Sole, M. L., Su, X., Talbert, S., Penoyer, D. A., Kalita, S., Jimenez, E., . . . Bennett, M. (2011). Evaluation of an intervention to maintain endotracheal tube cuff pressure within therapeutic range. *American Journal of Critical Care, 20*(2), 109-117, quiz 118. doi:10.4037/ajcc2011661

Tilden, B. A. (1999). Basic life support. In Sheehy, S. B., & Lenehan, G. P. *Manual of emergency care* (5th ed.)(pp.31-108). Mosby.

Wedell, D. M. (2007). The nursing process: Assessment and priority setting. In Jordan, K. S. *Emergency nursing core curriculum* (6thed.)(pp.1-13). W.B.: Saunders.

Weill, M. H. (1998). Anticipating changes of resuscitation in american heart association guidelines. *Acta Cardiol Sin, 14*, 7-8.

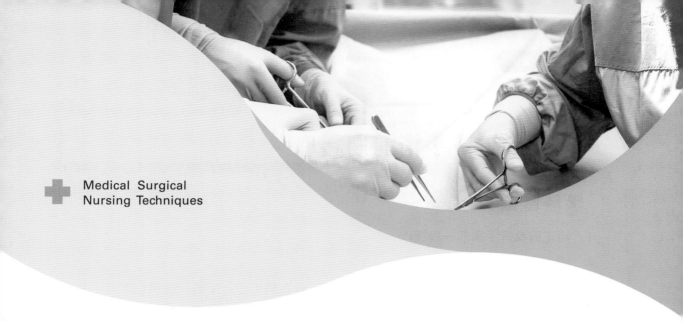

Medical Surgical
Nursing Techniques

02
CHAPTER

手術病患之護理
The Operative Nursing

· · · · · · · · · · · · · · · · · 黃嫦芳　程紋貞　林麗味｜合著

第一節　手術前期護理
EPREOPERATIVE NURSING CARE

學習目標

1. 能正確執行手術前一般護理。
2. 能正確做好手術前皮膚準備。

　　手術前期(Preoperative phase)是指護理人員在病患進行手術前提供之護理，其包括生理、心理的護理評估，衛教及接受手術的生理、心理、社會之準備。護理評估必須包括各系統的身體評估及情緒行為的狀態；執行各項實驗室診斷檢查，以提供醫師在手術過程所需要之實驗室資料，以預防誘發危險因子；教導手術後運動等衛教，同時依病患狀況給予皮膚準備、導管置入；最後必須提供所有病患需求的相關訊息，以達到完整及全人的護理。隨著醫療科技的發展及醫療成本的提高，許多手術都在門診進行，無論手術大小都必須給予完整及全人之護理，以保障病患權益及手術進行之安全性。

1-1 手術前一般之護理

GENERAL OF PREOPERATIVE CARE

目 的

1. 降低因對手術相關知識缺乏導致焦慮感。
2. 增進病患自尊及自我效能。
3. 降低術後疼痛,促進痊癒。
4. 降低住院日數,減低醫療成本。

學理與原理

　　疾病及傷害都會造成病患害怕及焦慮,尤其是手術更易造成生理、心理上的壓力,雖然有些病痛可藉由手術解除,但對手術結果之未知,術後造成之疼痛不適或死亡?住院中家人之照料及經濟來源等,這些都是手術病患之壓力源(Perry & Potter, 1998),手術前完善的生理、心理及社會各層次之準備可顯著減低病患之焦慮感,同時減低手術後合併症的發生。

適應症

1. 接受手術治療的住院病患。
2. 接受手術治療的門診病患。
3. 接受侵入性檢查的病患。

用物與設備

1. 衛教單張...數張
2. 誘發式肺量器(Triflo-II)..1個
3. 手術同意書..1份
4. 麻醉同意書..1份
5. NPO禁示牌...1個
6. 手術前評估表..1份
7. 手術衣..1套
8. 相關檢體收集試管..數套

▌步驟與說明 ···

步　驟	說　明

一、生理層面相關檢查

1. 實驗室診斷檢查包括
   胸部X光片(CXR)、完全血球計數
   (Completed Blood Count; CBC)
   及尿液分析(Urinalysis; U/A)等相
   關系統檢查。

2. 營養準備
   (1) 禁食。

   (2) 依醫囑予靜脈注射點滴。

3. 排泄系統
   (1) 腸道準備：灌腸。
   (2) 送開刀房前請病患排空膀
       胱，如病患有排尿問題，先
       插上導尿管。

4. 呼吸系統：手術前8~12小時禁
   止吸菸。

5. 皮膚準備：見本節1-2皮膚準
   備。

6. 術前給藥
   (1) 依醫囑給予鎮靜劑、麻醉性
       止痛劑、安定劑、抗膽鹼激
       素、止吐劑。
   (2) 告知給予藥物後病患會感到
       放鬆及嗜睡。
   (3) 給藥後必須臥床，且必須把
       床欄杆拉起。

1-1. 如病患有心臟方面之疾病則必須做心電圖檢
     查，如醫師預測病患手術會導致出血則必須給
     予備血，其他則依各系統而進行更詳細之實驗
     室檢查。

(1)-1. 採全身麻醉患者，手術前6~8小時禁食固體
       食物，而採局部麻醉者，術前3小時禁食即
       可，至於液體食物則於術前4~6小時禁食即
       可，此為了預防麻醉後導致嘔吐物造成吸入
       性肺炎。

(2)-1. 靜脈注射可以補充病患營養所需及提供藥物
       注射途徑。

(1)-1. 如腹部或腸道手術則於術前一晚給予灌腸或
       瀉劑使用。

6-1. 鎮靜劑可減輕焦慮，促進睡眠，Morphine可
     誘導麻醉，減輕疼痛，抗膽鹼激素(Atropine)
     可減少唾液分泌，至於靜脈注射之術前麻醉劑
     則必須由麻醉人員投予，因為這些藥物會導致
     神經系統之抑制，故注意病患之安全。

步　驟	說　明

二、心理層面之支持

1. 填寫手術及麻醉同意書。

2. 提供相關訊息
    (1) 術前必須由醫師說明手術過
        程、送手術室的時間、手術
        進行需要的時間以及手術之
        危險性。
    (2) 了解病患需要及在意的有哪
        些。
    (3) 澄清病患及家屬對手術相關
        疑慮。

3. 教導放鬆技巧
    深呼吸放鬆法：採自覺最舒適姿
    勢，由鼻子深吸氣、吐氣，配合
    深呼吸，開始由頭部臉部放輕
    鬆，接著頸部→肩膀→雙手→胸
    部→腹部→臀部→雙腳，隨著深
    呼吸全身都放輕鬆，整個過程約
    15~20分鐘。

1-1. 填寫手術及麻醉同意書前必須由醫師說明手術
     的危險性、成功率及整個手術過程，同時必須
     有一位家屬在旁，了解沒問題後才填寫。

2-1. 提供手術相關訊息可減輕病患焦慮，且可減少
     手術後合併症。

3-1. 放鬆技巧可降低病患焦慮，促進睡眠、降低心
     跳、血壓及氧氣消耗，對手術病患非常有幫
     助。

三、護理衛教

(一) 深呼吸運動

1. 準備病患
    在病床上採半坐臥勢或坐姿，雙
    腳曲起；坐床緣或坐在床旁椅
    上。

1-1. 病患所採取的姿勢必須是符合肺部擴張的最佳
     姿勢，曲膝可讓腹部肌肉放鬆。

步驟	說明

2. 訓練腹式呼吸
   一手置於胸部另一手置於腹部上，當吸氣時，把置於腹部之手撐起，但置於胸部之手則必須保持不動，呼氣時則回復正常部位，如此循環性練習，如圖2-1。

2-1. 腹式呼吸是最佳有效的呼吸型式，且對於胸部手術病患較不會引起拉扯而導致疼痛。男性平時都採腹式呼吸，但女性較常使用胸式呼吸，因此較不易學會，可讓病患躺下練習較易學會。平時靜坐病患大都採腹式呼吸。

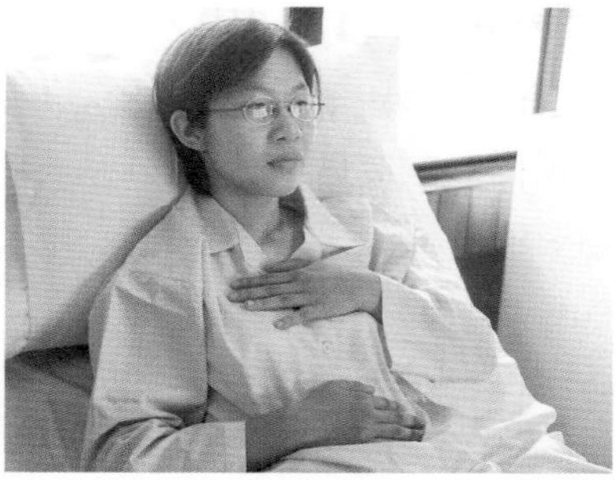

圖2-1 腹式呼吸

3. 由鼻子深吸氣至氣飽，摒住呼吸並數到3，再噘嘴慢慢吐氣。

3-1. 摒氣可增加功能性肺餘容積，促進氧合作用。

4. 每次做5次深呼吸，休息後再練習至熟悉。

5. 胸腔手術或開心手術或肺功能不佳病患，教導使用誘發式肺量器（Incentive spirometers；如Triflo-II），以協助深呼吸，促進肺擴張，見圖2-2。
   (1) 採舒適姿勢，半坐臥及曲膝最佳。
   (2) 先深吸一口氣後再將肺內氣體完全吐盡。
   (3) 用嘴含著誘發性肺量器之口咬器，並輕輕咬在門牙上，且用嘴唇完全包著。

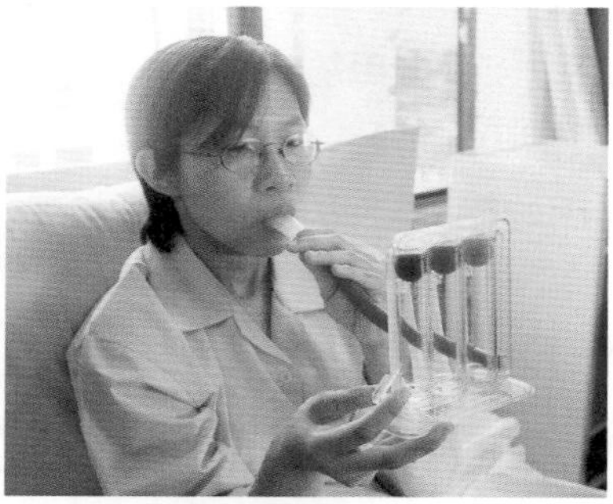

(a) 流量式肺計量器

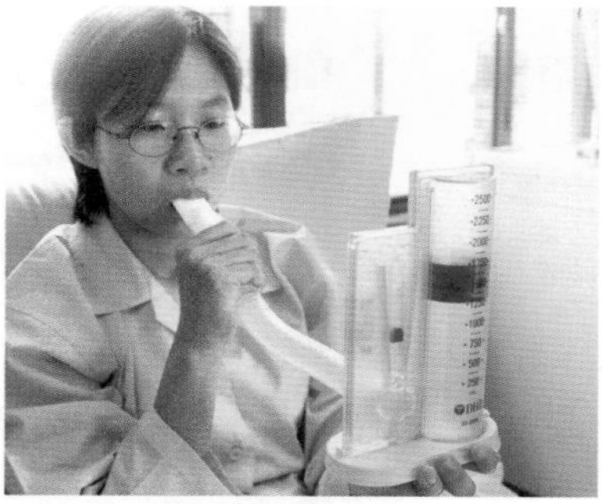

(b) 容積式肺計量器

圖2-2 誘發式肺量器

步　驟	說　明
(4) 用力由嘴吸氣,將誘發式肺量器中的球吸起。	(4)-1. 如病人無法以口吸氣,可用捏住鼻子方式協助病患。
(5) 吸完氣後摒息3~5秒,然後再吐氣。	
(6) 術後2~3天,每天練習5~6次,每次10~15次。	

(二) 咳嗽運動

步　驟	說　明
1. 採合適姿勢且用支撐物支持傷口部位,如坐起則身體微向前傾,平躺則直接支撐傷口。	1-1. 顱內壓升高、脊椎手術及眼部手術者禁用。 1-2. 平常可用適當大小枕頭支撐傷口,亦可使用束腹帶支撐腹部及胸部,以避免傷口牽扯導致疼痛或傷口裂開。
2. 胸腔手術病患先使用誘發式肺量器。	2-1. 誘發式肺量器可促進肺部擴張,痰液排出。
3. 咳嗽運動前可先要求投予止痛劑。	3-1. 止痛劑可減緩傷口牽扯導致疼痛,間接促進呼吸運動效果。
4. 採半坐臥及平躺之姿勢,遵守上述深呼吸動作3次,3次深呼吸後摒息3秒,用腹部力量用力咳出3次(圖2-3、2-4)。	4-1. 深呼吸可使呼吸道內之痰液剝落,腹部用力則使剝落之痰液排出。
5. 練習至熟悉,告知手術後每1~2小時執行一次。	5-1. 避免痰液堆積導致肺炎,尤其吸菸者或痰液多病患,更要勤奮執行,促進痰液排出。

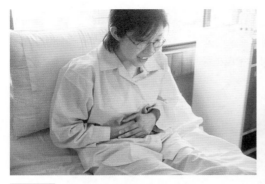

圖2-3 半坐臥之咳嗽姿勢

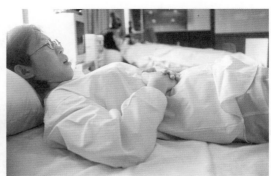

圖2-4 平躺時之咳嗽姿勢

步　驟	說　明
(三) 翻　身 1. 依病患必須翻身側向，握住翻向的床欄杆，扶著病患背部協助翻身。 2. 側翻時，上方之腳彎曲成90度，背部成一直線，雙腳中間夾一枕頭。 3. 背部用一個或一個以上之大枕頭支持，且同時觀察背部皮膚狀況，可給予按摩或叩擊。 4. 側躺時可同時練習深呼吸及咳嗽。 5. 手術後至少2小時翻身一次。 **(四) 術後肢體運動** 1. 大腿與小腿運動：膝部用力壓向床鋪再放鬆。 2. 足部運動：足背向上向下環狀旋轉10次。 3. 髖關節運動：膝彎曲成90度，小腿在空中伸直，且停留5秒，再放下（圖2-5）。 4. 上肢可做雙手屈曲、伸展運動，而肩膀關節則可做上舉旋轉運動。 5. 以上運動每小時執行10次。	1-1. 除非病人沒有自我移動的能力，否則應讓病患主動參與，以達到最佳恢復效果。 2-1. 夾枕頭可減輕受壓力量，且可增進舒適。 3-1. 避免因病患移動導致姿勢改變，降低引流之功效。 5-1. 促進肺部引流，減少肺部合併症。 1-1. 可促進下肢血液回流，避免靜脈血栓形成，同時增加腳部肌肉張力，做好下床之準備。 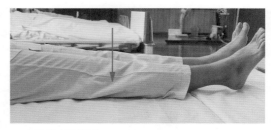 (a) 大腿與小腿運動

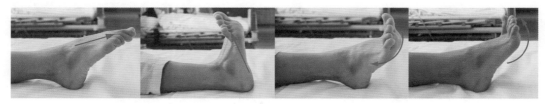

(b) 足部運動

圖2-5 術後肢體運動

步　驟	說　明

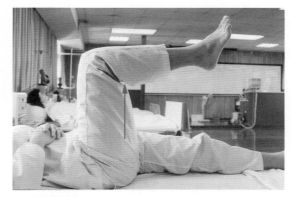

(c) 髖關節運動

圖2-5 術後肢體運動（續）

(五) 下床

1. 依病患舒適感受採下列下床準備姿勢：
   (1) 將床頭搖高呈坐起或半坐臥。
   (2) 平躺側臥，用手把身體撐起。

2. 坐起後注意有無姿位性低血壓等不良反應如頭暈、冒冷汗、臉色蒼白等症狀。

3. 無出現不良症狀後再把雙腳移至床緣放下並整個人坐在床緣，先坐3~5分鐘且下肢可隨意搖晃。

4. 下床站穩後如無不良反應，可開始活動，且活動應依病患能力採漸進性活動，如出現活動無耐力之症狀如呼吸喘、冒冷汗、心跳增加等症狀，立即躺回床上休息。

1-1 早期下床可促進痊癒，減少臥床合併症。

2-1. 臥床太久或麻醉會導致如左敘述的症狀，而引起代償性交感神經之反應。

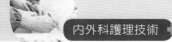

注意事項

衛教時必須把握下列原則：

1. 評估病患需求給予需要的衛教內容。

2. 當病患決定接受手術治療時，就必須開始給予衛教。

3. 依病患屬性不同給予不同的衛教方式，如錄影帶、衛教單張、模型等。

4. 衛教內容必須分次給予，同時不能提供過多訊息，避免造成病患焦慮。

5. 使用簡單、病患易懂的衛教語言，如語言不通可請人協助翻譯。

6. 衛教完後給予足夠時間發問及澄清疑慮。

7. 衛教後請病患回覆示教以評價衛教成果。

8. 手術前焦慮不安會影響學習效果，需要時可重複衛教或示教。

9. 請病患家屬加入衛教課程，尤其是照顧者。

1-2 皮膚準備

SKIN PREPARATION

目 的

減少皮膚表面微生物生長，降低手術傷口之感染。

學理與原理

1. 皮膚毛髮生長主要在於減少摩擦引起皮膚受損，而導致微生物及灰塵聚集。皮膚上二種常見微生物為皮膚一般菌(Resident flora)及表皮葡萄球菌(*Staphylococcus Epidermidis*)。這些細菌在完整皮膚上沒有害處，一旦掉落到組織中將成為致病菌，因此手術前必須做好皮膚準備，以避免造成術後感染。

2. 多年來皮膚剃薙都採用乾性剃薙，研究顯示此反而易造成皮膚刮傷，造成傷口感染，因此有些醫師並不贊同皮膚剃薙，必須有醫囑方可給予剃薙(Fuller, 1994)。

3. 如果需要皮膚剃薙，最好能用電動刮鬍刀或化學脫毛劑以減低皮膚受傷之機率，但此二者成本較高。一般剃刀剃薙是最便利方式，應使用丟棄式剃刀，避免造成交互感染。

4. 皮膚剃薙範圍必須比手術範圍大，依手術部位給予皮膚剃薙。

適應症

1. 接受手術治療的病患。
2. 接受侵入性檢查的病患。

用物與設備

1. 毛毯 1條
2. 毛巾或防水治療巾 1條
3. 丟棄式手套 1只
4. 去漬油 1瓶
5. 使用脫毛劑法則準備脫毛劑及消毒性肥皂 1套
6. 如使用電動刮鬍刀法則準備剪刀剪長的毛髮，電動除毛器、棉球及消毒溶液 ...1套
7. 如使用濕去毛法則準備刮鬍刀、消毒性肥皂水、溫水、紗布或棉球 1套
8. 眼部手術需剪眼睫毛者則準備睫毛剪、凡士林、紗布、無菌生理食鹽水棉球 ...1套
9. 屏風 1個

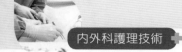

步驟與說明 ···

步　驟	說　明
1. 洗手。	1-1. 減少微生物之傳播。
2. 圍屏風。	2-1. 提供病患之隱私。
3. 採舒適姿勢，露出剃薙部位。	3-1. 剃薙需要幾十分鐘時間，減少不必要暴露，且促進病患舒適。
4. 評估皮膚狀況。	4-1. 皮膚如果有傷口或感染，容易造成手術後感染。
5. 評估病患是否對碘或海鮮有過敏現象。	5-1. 如果病患對碘過敏則不能使用含碘消毒液。
6. 評估是否有出血傾向。	6-1. 如有出現出血傾向則禁用剃刀。
7. 核對醫囑，確定手術部位，依圖2-6之部分進行剃薙。	7-1. 剃薙部位依醫囑之手術部位而準備，剃薙部位一般要比手術切入之面積寬10~20cm，以減少細菌感染。
8. 給予解釋剃薙的目的及評估病患之接受程度。	8-1. 身體毛髮之移除可能造成焦慮與不安，尤其隱私部位更甚。
9. 戴上丟棄式手套。	9-1. 減少護理人員暴露於血液傳染之危險中。
10.進行皮膚準備	
(1) 使用脫毛劑	(1)-1. 使用脫毛劑可保持皮膚完整性，避免傷口產生，如病患對脫毛劑沒有過敏反應，脫毛劑是最安全之方法。
a. 取適量脫毛劑塗抹在皮膚上，等數分鐘後剝除。	a-1. 毛髮會黏附在脫毛劑上自然剝落。
b. 最後用消毒性肥皂潤濕去毛之皮膚。	b-1. 移除皮膚上細菌。
(2) 濕去毛法	
a. 置毛巾或治療巾於剃薙之皮膚下方，用毛毯遮蔽身體，露出剃薙部位。	a-1. 保持床鋪清潔。
b. 調整燈光，用大棉棒沾肥皂水塗濕剃薙皮膚。	b-1. 觀察皮膚，軟化毛髮且減少剃刀產生的磨擦力。
c. 一手拿剃刀，一手繃緊皮膚，剃刀以45度角度順著毛髮生長的方向剃薙，且以小面積分批剃薙。	c-1. 小面積可減少傷口產生；順毛髮生長方向剃薙可預防毛髮拉扯。

步　驟	說　明
d. 用水清除剃刀中之毛髮。	d-1. 保持乾淨及剃刀的銳利。
e. 剃完後用毛巾移除毛髮，且用溫水清潔皮膚。	e-1. 減少皮膚刺激，且易於觀察皮膚狀況。

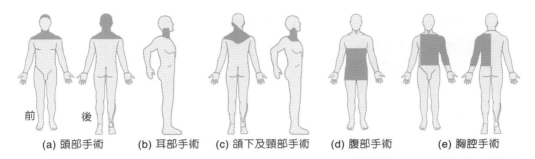

前　　後

(a) 頭部手術　　(b) 耳部手術　　(c) 頜下及頸部手術　　(d) 腹部手術　　(e) 胸腔手術

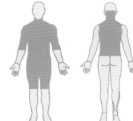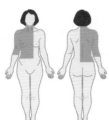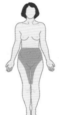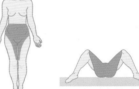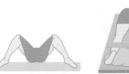

(f) 開心手術　(g) 頸椎手術　(h) 乳房手術　(i)會陰部手術(前) (j) 會陰部手術(平躺) (k)肛門部位手術

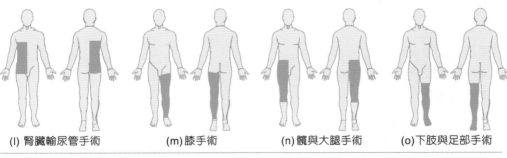

(l) 腎臟輸尿管手術　　(m)膝手術　　(n)髖與大腿手術　　(o)下肢與足部手術

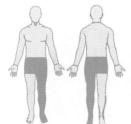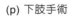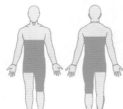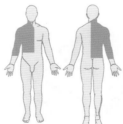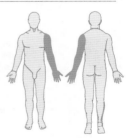

(p) 下肢手術　(q) 腹部與下肢手術　(r) 肩及上臂手術　(s) 前臂、肘及手部手術

圖2-6 不同手術之皮膚剃薙部位

步　驟	說　明
(3) 剪眼睫毛	
a. 協助病患採平躺姿勢。	
b. 用紗布沾凡士林塗抹在睫毛剪之刀刃上。	b-1. 可讓剪下的睫毛粘在凡士林上，避免掉落入眼睛中。
c. 剪上眼睫毛：請病患輕閉雙眼或向下看，一手將病患之上眼瞼向上撥，使眼睫毛向上翹起，另一手持睫毛剪且讓刀背貼靠睫毛根部，由外往內修剪。	c-1. 剪眼睫毛時，如要剪右眼則護理人員必須站在病患右側床頭，同時固定好部位，避免傷害到眼瞼。
d. 剪下眼睫毛：請病患往上看，相同的，一手固定下眼瞼，刀背貼靠睫毛根部，由外往內修剪（圖2-7）。	
e. 用無菌生理食鹽水棉球清潔眼瞼。	e-1. 避免眼睛感染。
f. 可用手電筒檢查眼睫毛是否剪乾淨。	f-1. 足夠光線可協助觀察
g. 教導病患勿用力眨眼或揉眼睛。	g-1. 修剪後眼睫毛容易造成病患不適。
h. 整理用物並將睫毛剪用紗布或棉花清乾淨後再以75％酒精浸泡消毒。	

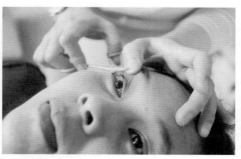
(a) 上眼瞼

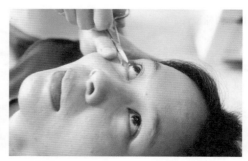
(b) 下眼瞼

圖2-7 剪眼睫毛

步　驟	說　明
11. 觀察病患皮膚狀況及有無不適之主訴。	11-1. 剃薙容易造成傷口而引起疼痛不適。
12. 如病患有擦指甲油，以去漬油清除乾淨。	12-1. 指甲油影響手術後皮膚黏膜的評估。
13. 整理用物且恢復病患姿勢。	
14. 囑咐病患以消毒性肥皂洗澡，將身體清洗乾淨，尤其手術部位。	14-1. 洗澡可洗淨皮膚表面之微生物，避免術後感染。
15. 洗手與記錄。	

注意事項

1. 只要會干擾到手術進行程序都必須剃薙，且能離手術時間越短剃薙越佳，最好在術前2小時進行。

2. 剃薙時剃刀要銳利，同時採濕剃薙法效果最佳。

3. 剃薙時必須非常小心，因易造成傷口及體表傷害，最好是由專業受訓過之人員執行。

4. 如果使用化學脫毛劑必須先做皮膚過敏反應測試。

5. 剃薙範圍要比手術切口大，某些手術在剃薙後可請病患以優碘或肥皂將手術部位清洗乾淨。

第二節
INTRAOPERATIVE NURSING CARE
手術中期護理

學習目標

1. 能了解及熟悉手術室的基本設備。
2. 認識手術室中護理人員扮演之角色與職責。
3. 認識外科刷手法之步驟及注意事項。
4. 能夠了解外科無菌的原則及操作時能遵守外科無菌技術。
5. 認識無菌手術衣及手套穿戴之方法。
6. 認識無菌器械桌鋪設之原則與方法。
7. 認識常用之外科器械與操作方法。
8. 能了解縫線之種類、材質及特性。
9. 能分辨縫線之大小、粗細。
10. 能了解縫針之種類及如何上針線。
11. 能正確執行縫線的準備及上下刀片。
12. 能認識手術室中常用的基本器械。

2-1 手術室特殊設備之介紹
SETTINGS OF OPERATION ROOM

　　手術室是病人進行手術的地方，為了讓病人能在安全環境中進行手術，手術室必須是一個無感染、便捷及安全的獨立單位，包括護理人員、各科醫師、麻醉人員及其他技術人員，特殊的設備使醫療作業能達到最佳的效果，至於了解手術室基本及特殊設備有助於工作人員的作業流程流暢進行。

目　的

1. 手術室特殊設計與感染控制之相關性。
2. 環境設計可以降低傷口感染，促進手術安全性。

學理與原理

一、手術室空間設計

　　手術室之設計主要在於減少細菌及灰塵的汙染，因此所有進入手術室之工作人員先由更衣室更換手術衣、鞋子、口罩後才能進入，而病人著手術衣由大門進入，於護理站由手術室人員交班後推入手術室，人員進入手術室必須經過二道自動門，每道門都鋪有貼踏板以貼著鞋子底之灰塵或異物，只有著手術衣者才能進入手術室內走道，至於手術室之設計可依手術室之大小、目的而分為中央核心式、單道式、雙道式、分道式及組合式，以分道式為例，設計如下（圖2-8）。

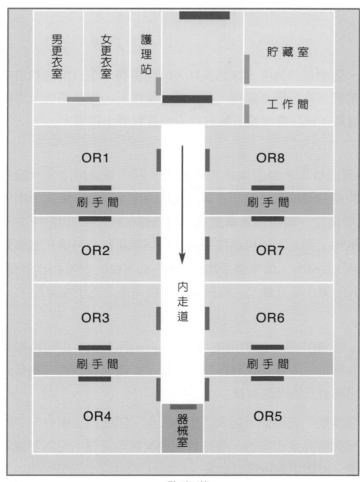

圖2-8 手術室空間設計

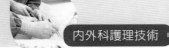

二、基本環境設計

1. 地 面

平滑堅固以避免菌落滯留及酸性溶液之浸蝕；地面與牆壁之連接處應砌成弧形以防菌落堆積及易於清洗；地面設備必須具有導電性及避免採用產生靜電之材質，以避免發生火花或導致電擊。

2. 門

全部採半自動門，大門外有「非工作人員請勿進入」之標誌，且要經過二道門才進入到手術室，在每道都鋪上貼踏板；其內每間手術室各有三個門，病患與非刷手人員由正門進入，另一門與刷手間相通，刷手人員刷完手後直接進入，而後門則用於汙物輸出。

3. 牆與天花板

堅實平滑、防水、防火、防塵易於清洗，採光良好，同時牆與天花板常被利用來裝置設備如：氧氣抽吸中央系統、電器插座開關、手術燈、溫度計、電話系統及隱藏式的櫥櫃等，以減少地板的混亂，使灰塵堆積與輻射性微塵減到最小程度。

4. 空調系統

特殊手術室採用氣流分層設計即新鮮空氣由底處進入，再由高處排出，一般手術室是屬於高潔淨區，醫院的空調通風系統設計空氣流向是由潔淨區往汙染區方向流動，因此新鮮空氣最先進入手術室，經過高效率濾網，可過濾0.3微米的顆粒，並維持每小時至少25次以上的換氣率，如此不但可維持手術室的空氣新鮮且可淡化麻醉氣體；手術室內要維持相對濕度50~60%，而室溫要維持在60~80°F(20~24℃)，空調應為正壓系統，以防止灰塵滲入、減少交互感染、細菌滋長、靜電產生而引起氣爆。

5. 管路電路系統

手術過程所需要的氧氣、壓縮空氣、麻醉用笑氣(Nitrogen)都是由中央管路輸送至手術室，其出口可能裝置在牆上、天花板或懸浮空中，為了監測氣體是否有漏氣或壓力不足，壓力警示器會發出聲音直到問題解決。

手術過程電力需要是非常重要，此關係到病人之生命安全，因此必須要有安全的電力供應，故電氣裝置需有足夠的長度和容器，避免負荷過度導致火花；另需裝置緊急用電開關及自動發電機設備，以防中途停電之危險。

6. 燈 光

天花板為日光燈照明，手術部位的照明主要目的在於辨認病理狀況，手術燈基本可分為一大一小，大手術燈於手術台之上，燈光為強烈均勻且不會反光，能清楚看

到組織的解剖構造;而小手術燈對於大小傷口可提供不同燈光性質及焦距,所有手術燈光必須產生最小熱量,以減少組織在暴露時受到傷害,另燈光具有防爆性及易於清洗。

7. 手術室

手術室的大小依手術類型所需之空間不同而異,一般開刀房約有2~4個手術室,有些大醫院可達數十個手術室,基本上二間手術室共用一間刷手間。

8. 工作間(無菌供應室)

有些醫院將汙染器械由密閉的運輸系統直接運送到手術室以外的中心清洗消毒,但大部分醫院將汙染器械在工作間先清洗後再送消,工作間內包括:洗滌、汙水槽、消毒、櫥櫃及幫助清潔的工具。

9. 儲藏室

供應無菌包布、紗布、手套、器械及其他無菌物品供應開刀單位使用,儲藏室內架子依物品類別、有效消毒日期分門別類表示清楚,以便利手術之進行。

10.器械室

大多醫院設計一間放置未滅菌的器械,當器械不被使用時就可儲存,通常器械會依外科功能分門別類置於架上。

三、手術室內基本設備

1. **手術台(Operating table)一台**:設置於手術室中間,為電動床,依不同手術方式可隨意調成不同的手術臥式,手術台上可活動式放置床墊及床單以方便消毒換清。

2. **手術燈2台**:懸掛於天花板上,一大一小,大的由流動護士調整,小的可套上無菌燈把,由醫師自己調整。

3. **器械桌(Instrument table)一個**:依手術室大小而定,用於放置手術時所需器械及應用品,通常為長方形。

4. **梅約氏架(Mayo stand)一個**:為一架子,上方置一長形不銹鋼盤子,置於手術台上方,上方放置一些手術中常用器械,以方便刷手護士的操作,其高度可依需要任意調整。

5. **應用台(手術衣桌)一個**:放置手術衣或皮膚準備用長形桌,其高度要保持高於腰部以上。

6. **活動圓椅數個**:可調整其高度,用於手術人員在手術中坐用。

7. **活動式汙桶(踢桶)二個**:裝置手術中用過的紗布或廢棄物,可由腳踏移動。

8. **腳蹬不同高度數個**:用於調整手術人員高度。

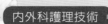

9. **抽吸設備二套**：由中央系統供應及活動式二種，一套用於抽痰，另一套用於抽吸血水（圖2-9）。

10. **氧氣空氣中央系統**：提供麻醉機器使用。

11. **麻醉設備一套**：包括麻醉呼吸器、生命徵象監測器及急救設備，由麻醉人員控制。

12. **電燒箱一台**：用於切割組織及止血。

13. **櫥櫃數個**：放置無菌物品、非無菌物及點滴，隱藏於牆壁中，以防止灰塵堆積。

14. **盆架**：用於放置無菌溶液，可分為單盆及雙盆。

15. **電話通訊設備二套**：一套於手術室內，供醫師與外通訊用，另一設置於手術室外，提供護理人員與相關單位聯繫用，通常設計為免持聽筒以方便無菌人員使用（圖2-10）。

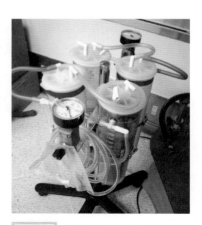

圖2-9 抽吸血水系統

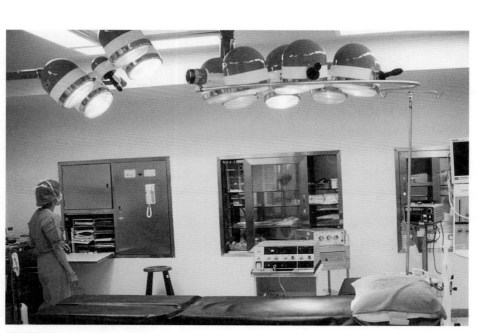

圖2-10 手術室整體觀

2-2 手術室護理人員的職責
RESPONSIBILITIES OF THE OPERATIVE NURSES

目 的

在手術室內，護理人員主要擔任二種角色：刷手護士(Scrubbing nurse)與流動護士(Circulating nurse)。

進入手術室前，工作人員必須先於更衣室更換手術室的工作服，方能進入手術室，穿著工作服時其注意事項包括：

1. 刷手衣，可著裙裝或褲裝。著裙裝時應將腰帶拉緊繫牢；著褲裝時應將上衣紮入褲內，以免於工作中不慎汙染無菌區。
2. 帽子，有布製或可丟棄式二種，如為布製應經常換洗。戴手術帽時應能蓋住所有的頭髮，並將耳朵蓋住不露出。
3. 口罩必須完全蓋住口鼻，口罩濕時必須更換以免影響過濾之效果。
4. 需更換手術室專用之鞋子或鞋套。
5. 擔任刷手人員時，應移除手上之飾物（包括手錶）。指甲應剪短，不可塗擦指甲油，指甲、雙手及前臂避免有皮膚受損之情形。

一、刷手護士之主要職責

刷手護士應具有解剖及生理學、無菌技術之知識，對於手術室內之設備、用物及手術流程有所了解，以提供手術小組成員中刷手人員之需求。其職責可分為手術前、手術中及手術後。

(一) 手術前

1. 詳閱病患之基本資料：包括姓名、年齡、性別、診斷、手術時間、手術及麻醉方式。
2. 與流動護士共同準備手術所需之用物。
3. 正確執行刷手，並完成無菌手術衣及手套之穿戴。
4. 建立及維持無菌區域，並將無菌器械及用物放置於無菌器械桌或區域內。
5. 與流動護士一起計數紗布、縫針、刀片及用物。
6. 準備無菌鋪單協助醫師覆蓋病患。
7. 視情況協助其他刷手成員完成無菌手術衣、手套之穿戴。

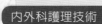

(二)手術中

1. 配合手術過程,提供手術醫師所需之用物及設備。

2. 保持無菌區之整齊、乾燥及維護其無菌狀態。

3. 用過之器械隨時以無菌蒸餾水(Aq. dest)紗布將血漬拭淨。

4. 將自病患身上取下之標本,交給流動護士處理。

5. 手術時被汙染的器械及用物(指觸及發炎組織、腸內容物或癌細胞者),應另置於彎盆或其他容器中擱置一邊,不可再使用亦不得觸及其他無菌物品。

6. 關閉切口前後,需與流動護士正確地計數紗布、縫針、刀片及用物。

7. 皮膚縫合後,以無菌蒸餾水(Aq. dest)紗布拭淨皮膚上之血漬,並協助醫師覆蓋傷口、固定敷料。

(三)手術後

1. 清點器械。

2. 取下病患身上之覆單,投入汙衣袋中。

3. 將器械送至洗滌室與其他工作人員清點、清洗與滅菌。

4. 清理手術室,準備下一台手術。

二、流動護士之主要職責

透用護理過程,流動護士可協助病患滿足其個人之需求。其需評估病患之健康狀態,規劃、執行適合病患之護理計畫,並持續地評值以達特定之成效。其職責可分為手術前、手術中及手術後。

(一)手術前

1. 檢查手術室內之用物及設備是否完善。

2. 與刷手護士共同準備手術所需之用物,一起計數紗布、縫針、刀片及用物。

3. 詳細核對病患之基本資料(包括姓名、年齡、性別、診斷、手術時間、手術及麻醉方式)及手術前之準備是否完整。

4. 完成病患評估並確認其需求,以規劃護理計畫。

5. 協助病患手術台上之擺位,提供適當且安全之約束。

6. 協助手術中刷手人員無菌衣、無菌手套之穿戴。

7. 監測無菌技術。

(二) 手術中

1. 執行護理計畫，以提供安全、有效、有品質之照顧。
2. 負責與外界聯絡。
3. 隨時提供手術小組成員之需求。
4. 維持手術室內環境之整齊清潔。
5. 進行手術室護理記錄。
6. 監測血液流失量。
7. 縫合切口前，與刷手護士完成紗布、縫針、刀片及用物之計數。
8. 視情況提供病患情緒方面之支持。
9. 監測無菌技術。

(三) 手術後

1. 評值護理計畫執行之成效。
2. 處理手術取下之標本。
3. 完成手術記錄單。
4. 視病患狀況，依醫囑將病患送至相關單位，例如麻醉後恢復室(Post-anesthesia care unit；PACU)、病房或門診等，並與其護理人員交班。
5. 清理手術室，準備下一台手術。

2-3 手術病患之臥位
ARRANGE THE OPERATIVE POSITION

目 的

1. 減少病人於手術過程中因不當臥位導致肢體傷害。
2. 保護病患安全及促進舒適。

學理與原理

1. 手術前準備、麻醉及手術臥位決定了手術成功與否的三大要素。依手術室設備及身體結構給予適當擺位，以避免不當之臥位導致合併症發生。
2. 身體各部位的活動度因解剖結構而有所限制，如果違反身體自然解剖結構擺位，將造成肌肉骨骼系統的傷害，間接造成血管及神經的壓迫，尤其在病患麻醉後感覺及自我保護機轉喪失後，將無法自我調整身體之擺勢，故手術中病患之臥位必須依靠流動護士及助理共同維持，除了依身體自然結構擺位外，在關節處或受壓點必須使用輔助物如減壓墊（脂肪墊）、頭圈、頸圈、枕頭、捲軸等，以減少壓迫造成組織之傷害。

適應症

接受手術病患。

用物與設備

1. 約束帶 .... 數條
2. 不同大小枕頭 .... 數個
3. 臂架 1組
4. 腳架 1組
5. 頭架 1組
6. 減壓墊 .... 數個
7. 捲軸 .... 數個
8. 膠帶 1卷
9. 彈繃 .... 數卷
10. 砂袋 2個

步驟與說明 ·

步　驟	說　明

1. **仰臥式 (Supine position)**
   平躺，雙手置於臂架上，雙腳自然張開，用約束帶固定雙膝及雙手（圖2-11(a)）。

1-1. 必須依解剖位置擺平，病人一定要睡在有軟墊的手術台上。

1-2. 受壓點：枕骨、腰薦椎、足跟、肩胛骨，以減壓墊支托這些部位。

1-3. 最常用的手術臥位，適用於腹部、胸部、血管及骨科手術，以及頸頭部、顱內顏面、眼、口腔、耳鼻等手術。

1-4. 副作用：姿位性低血壓、血液滯留下肢導致靜脈回流減少、橫膈移動度降低、胸腔後側部擴張減少導致肺潮氣容積降低、麻醉引導期病人平均動脈壓、心跳及周邊血管阻力降低。

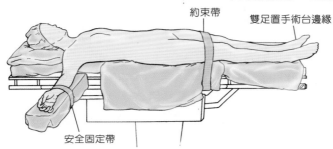

約束帶　雙足置手術台邊緣

安全固定帶

圖2-11(a)

2. **垂頭仰臥式 (Trendelenbury's position)**
   改良自仰臥式，將手術台微傾斜，使病人頭部低於腳部1~5度，膝部以下自然垂下（圖2-11(b)）。

2-1. 此臥位使骨盆腔內器官上移，改善手術視野。

2-2. 適用於下腹部及骨盆腔手術。

2-3. 受壓點同仰臥式。

2-4. 副作用：反射性血管擴張導致低血壓、空氣栓塞、靜脈回流增加導致視網膜剝離或腦水腫、腹腔器官壓迫導致肺擴張不全、膝部固定導致表層靜脈受壓，引起下肢血栓靜脈炎。

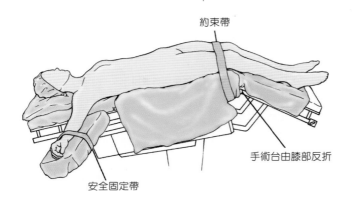

約束帶

安全固定帶　手術台由膝部反折

圖2-11(b)

步　驟	說　明

3. **抬頭仰臥式**
(Reverse trendelenbury's position)
改良自仰臥式，將手術台微抬高，足部以足板支托（圖2-11(c)）。

3-1. 受壓點同仰臥式。

3-2. 適用於頭頸部手術病人。

3-3. 副作用：靜脈血流滯留下肢、如雙手置身體兩旁易造成正中神經及尺橈神經受壓迫、身體過度傾斜而致足部受壓。

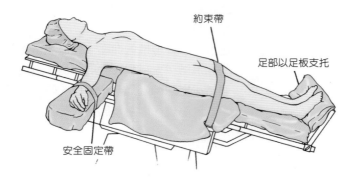

約束帶

足部以足板支托

安全固定帶

圖2-11(c)

4. **高位膀胱截石式** (High lithotomy position)
平躺，雙腳抬高外展，臀部靠近手術台邊緣（圖2-11(d)）。

4-1. 裝上腳架後，由一人抬一隻腳固定在腳架上，讓病人雙膝自然舒適彎曲。

4-2. 適用於陰道、會陰、泌尿道、膀胱、直肛手術。

4-3. 受壓點：同仰臥式。

4-4. 副作用：靜脈血流滯留腰椎部、鼠蹊部及腳之靜脈受壓迫、腹壓增加影響橫膈移動、當放下時會造成嚴重低血壓、閉孔及股神經受損、擺位時雙腳過度外展造成骨盆受損。

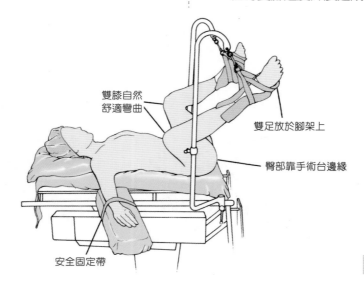

雙膝自然
舒適彎曲

雙足放於腳架上

臀部靠手術台邊緣

安全固定帶

圖2-11(d)

步　驟	說　明
5. **低位膀胱截石式 (Low lithotomy position)（臨床常用）** 與高位相同，只是大腿與軀幹的角度較緩和（圖2-11(e)）。	5-1. 同高位膀胱截石式。 5-2. 受壓點：枕骨、腰薦椎、膝膕、足跟、肩胛骨，以減壓墊支托這些部位。 5-3. 副作用：膝部固定導致表層靜脈受壓引起下肢血栓靜脈炎

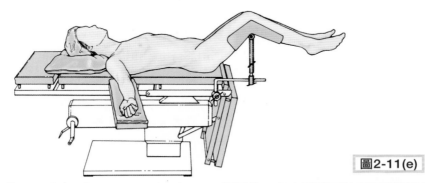

圖2-11(e)

6. **側臥式(Lateral decubitus position)** 病患麻醉後予左或右側臥（臥向健側）（圖2-11(f)）。	6-1. 側臥後，上方手臂置於高過頭部的臂架上，並以約束帶固定，而下方手臂置於手術台的臂架上，置一捲軸於下方的腋窩中。 6-2. 下方腿彎曲，上方腿微彎，中間墊大枕；以約束帶或寬膠固定臀部區。 6-3. 確定病患的頭頸、椎脊、腳、膝都有適當的支撐，會陰及乳房沒有受壓。 6-4. 適用於胸腔、腎臟或髖部手術。 6-5. 受壓點：肩（臂神經）、髖、膝、耳朵、足踝、顴骨、肘關節（鷹嘴窩→尺神經）。 6-6. 副作用：受壓的臂神經叢受損、左側臥導致心臟受壓迫、血壓下降。

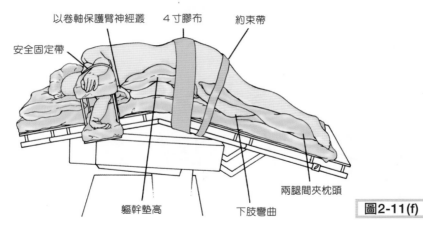

以卷軸保護臂神經叢　　4寸膠布　　約束帶

安全固定帶

軀幹墊高　　下肢彎曲　　兩腿間夾枕頭

圖2-11(f)

步　驟	說　明
7. **俯臥式 (Prone position)** 病患臉朝下，胸腹緊貼床上（圖2-11(g)）。	7-1. 麻醉後將病患轉為俯臥，讓頸背在一水平面上，頭側向一邊。 7-2. 使用頭圈、chest role、圓捲軸、減壓墊於頭、胸、腹、髖、膝部，避免受壓點產生壓迫。 7-3. 雙手置臂架上，平放身側或向上外展都可以，掌心向下以約束帶固定。 7-4. 適用於脊椎（頸椎、胸椎、腰椎、薦椎）、背部、直腸、下肢。 7-5. 受壓點：顴骨、鎖骨、腸骨前上棘、肘、膝蓋骨、脛骨、足骨、男性生殖器。 7-6. 副作用：低血壓、擺位不當導致受壓處神經受損。

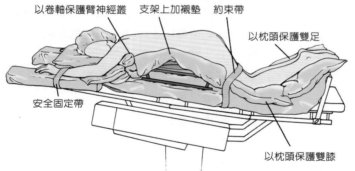

以卷軸保護臂神經叢　支架上加襯墊　約束帶
以枕頭保護雙足
安全固定帶
以枕頭保護雙膝

圖2-11(g)

8. **截刀臥式 (Jack-knife position)** 採與俯臥相同姿勢，頭低、足低姿勢（圖2-11(h)）。	8-1. 調整手術床將病患呈頭低、足低 "V" 字的姿勢。 8-2. 適用於直腸手術或下腸胃道檢查。 8-3. 受壓點：同俯臥式。 8-4. 副作用：同俯臥式。

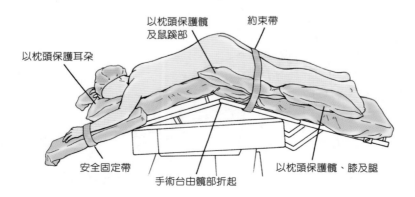

以枕頭保護髖及鼠蹊部　約束帶
以枕頭保護耳朵
安全固定帶
手術台由髖部折起
以枕頭保護髖、膝及腿

圖2-11(h)

步　驟	說　明
9. **坐式 (Sitting position)** 採半坐臥姿勢，頭以頭架固定（圖2-11(i)）。	9-1. 調整坐姿後，頸部與軀幹成一直線，雙手擺在胸前。 9-2. 適用於頭後、後部開顱手術、臉及口腔手術。 9-3. 受壓點：脊椎、肩胛骨、尾薦椎、足跟。 9-4. 副作用：腦部血液灌流減少、靜脈血滯留下肢、受壓點產生壓瘡、曲膝導致坐骨神經受損、垂足。

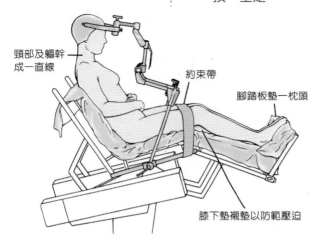

頸部及軀幹成一直線

約束帶

腳踏板墊一枕頭

膝下墊襯墊以防範壓迫

圖2-11(i)

注意事項

　　所有手術臥位必須遵守下列原則：

1. **溝通**：醫療團隊必須溝通手術所需之病患臥位，在病患術前衛教中也必須表明手術所需的臥位。
2. **準備手術台**：在擺上病患前，確定手術台的功能完整、清潔、沒有雜物且鋪好墊子。
3. 擺置病患於手術台中央，平躺，雙腳不可交叉重疊。
4. 裝上臂架及腳架，確定臂架與手術床同高，雙臂架往外展開的角度不可超過90度，手掌向上，且以約束帶固定。雙足不能懸空，必須墊足墊保護。
5. 每受壓點都必須擺放墊子，避免造成壓瘡產生。
6. 移動麻醉後病患必須有適當的支托，避免壓力造成皮膚損傷。
7. 記錄病患手術時臥位，以方便術後追蹤評估。
8. **對於老年人、肥胖者及營養不良者，要特別加以評估臥位導致之合併症發生。** 老年人因皮膚較乾燥、老化導致彈性降低，易造成皮膚完整性受損；肥胖易造成高血壓、糖尿病及心血管疾病，且肥胖造成皮膚受壓點增廣，故擺位時特別小心；營養不良之瘦弱身體易造成組織受壓迫。

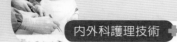

2-4 外科刷手法（一）

SURGICAL SCRUBBING

觀看技術影片

目 的

以物理性的刷洗及化學性消毒的方法，盡可能去除存於雙手皮膚上之汙垢、皮脂及微生物，以減少病患在手術過程中的感染機會。

學理與原理

1. 化學性藥劑和水可去除皮膚表層之汙物與暫留性微生物。
2. 化學性藥劑可抑制存在於毛囊、汗腺和皮脂腺的居留性微生物。
3. 人的皮膚不可能以滅菌的方式達到無菌狀態，但可藉由刷手之方式盡可能減少微生物之數量。

適應症

應用於手術前。

用物及設備（圖2-12）

1. 以膝蓋或腳控制之水龍頭；或電子眼感應式水龍頭..1座
2. 刷手液：0.75% Povidine-iodine、Hibiscrub(4%Chlorhexidine gluconate)或Hibisol 適量
3. 無菌之尼龍刷 2個

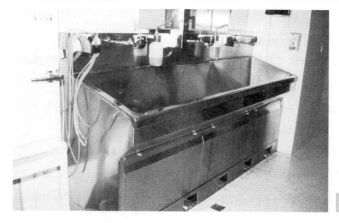

圖2-12

步驟與說明 ·····································

步　驟	說　明

刷手前準備

1. 已穿戴齊全手術室之穿著
   (1) 著短袖之清潔刷手衣（著裙裝者應將腰帶拉緊繫牢；著褲裝者應將上衣紮入長褲內）。
   (2) 戴手術帽，必須遮蓋全部頭髮及耳朵。
   (3) 戴口罩，必須遮住口鼻。
   (4) 不可上妝（包含睫毛膏及假睫毛），不可擦粉，可擦隔離霜。
   (5) 不可戴耳環、鼻環。

1-1. 阻斷病患與工作人員之間汙染的機會。

(1)-1. 著褲裝者需將上衣紮入褲內（圖2-13(a)）。

(1)-2. 著裙裝者應將腰帶繫緊（圖2-13(b)）。

(3)-1. 配戴眼鏡鏡架易鬆脫者需先固定。

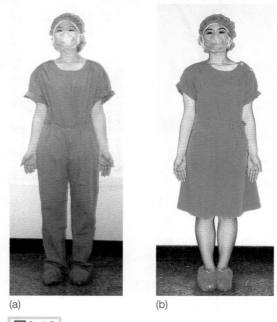

(a)　　　　　　　　　(b)

圖2-13

2. 指甲應短於1mm，內無汙垢。除去手錶及手上其他飾物，包括蔻丹、戒指、手環等。

3. 檢查指甲、雙手及手臂是否有皮膚受損或破裂之情形。

4. 衣袖捲起至肘關節上7~8公分。

2-1. 過長的指甲及蔻丹會增加細菌的孳生。指甲太長容易穿破手套引起汙染之機會。

步　驟	說　明

洗　手

1. 洗手：以清水或刷手液清洗雙手、前臂至肘關節上5公分皮膚表面之汙垢。

1-1. 自此一步驟起至擦乾手前皆應保持指尖朝上，前臂高於肘部，才不致使肘部之汙物回流至前臂（圖2-14a）。

1-2. 水勿太大，以免濺濕衣服。

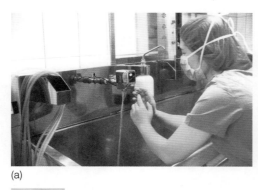

(a)

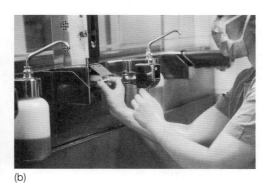

(b)

圖2-14

第一次刷手

1. 取無菌刷子一個。
2. 取適量刷手液。

3. 單手手指併攏，指尖朝上，指尖來回橫刷，刷20次（圖2-15(a)）。

4. 手心、手背、各隻手指四個面各來回直刷，刷20次（圖2-15(b)）。

5. 自腕關節至腕上5公分，四個面環刷各10次（圖2-15(c)）。

6. 以同一刷子，相同之方法（步驟1~3）刷另一手。

7. 同一刷子，從腕上5公分至肘關節（即前臂），每個面各來回刷10次（圖2-15(d)）。

1-1. 手不得碰觸刷子容器（圖2-14b）。

1-2. 手及刷子不得碰觸刷手液容器。刷手時應有足夠之刷手劑。

3-1. 5隻指尖皆需刷到。

3-2. 每一來回即為刷2次。

步　驟	說　明

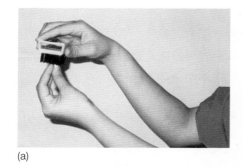
(a)

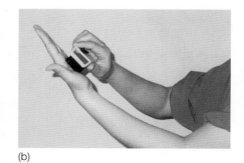
(b)

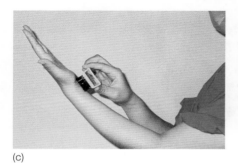
(c)

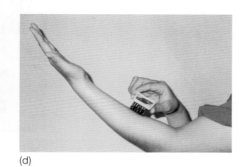
(d)

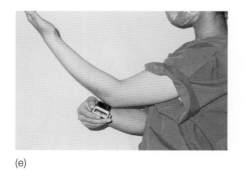
(e)

圖2-15

8. 以同一刷子，以相同之方式（步驟5）刷另外一隻之前臂。

9. 肘關節至肘上2吋，四個面各來回刷10次。

10. 肘關節背側環刷10次（圖2-15(e)）。

11. 同一刷子，以相同之方法（步驟7~8）刷另一隻手。

12. 刷畢，丟刷子於刷手池中。

12-1. 注意前臂勿低於肘關節。

12-2. 手不可碰觸水龍頭及周圍之非無菌物。

步　驟	說　明
沖　水 1. 沖水：仍保持前臂高於肘關節，自指尖→手掌→前臂→肘上5公分沖水（圖2-16）。 2. 沖水後仍保持指尖朝上，勿甩水。	1-1. 注意沖水部位之順序，不可來回沖水，必要再沖一次時，再自指尖開始。 1-2. 沖水過程中勿濺濕衣服，以免毛細現象增加汙染之機會。 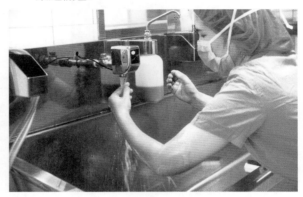 **圖2-16**

第二次刷手

1. 取另一無菌刷子重複上述步驟4~6（包括雙手）。
2. 刷畢，丟刷子於刷手池中。
3. 雙手抬高於胸前，保持在肩下腰上之視線範圍內，但不可碰觸身體。
4. 進入手術間而不汙染雙手。

注意事項

1. 刷手之步驟會依每醫療院所之政策而有所差異，但原則上為自遠端往近端刷。
2. 當發現刷完之區域有部分未刷到，而已進入下一區段時，勿將刷子往回刷，以免將菌落帶至該區域。
3. 倘若刷好之部位接觸到水龍頭、刷手衣或刷手部位以外之非無菌面時，刷手過程應重新開始。
4. 刷手時間約5~10分鐘（臨床上以次數、原則完成即可，不要強調時間）。

2-5 外科刷手法（二）

DONNING A STERILE GROWN AND STERILE GLOVES

目 的

以化學性消毒的方法，盡可能去除存於雙手皮膚上之汙垢、皮脂及微生物，以減少病患在手術過程中的感染。

學理與原理

同外科刷手法(一)。

適應症

應用於手術前。

用物與設備

1. 洗手台 1座
2. 洗手液 ....適量
3. 擦手紙 ....數張
4. 乾式刷手液（本教材之編列以3M™Avagard™快速乾式刷手液為操作方式）
   ....適量

▌步驟與說明 ‧‧‧‧‧‧‧‧‧‧‧‧‧‧‧‧‧‧‧‧‧‧‧‧‧‧‧‧‧‧‧‧‧‧‧‧‧

步　驟	說　明

刷手前步驟同外科刷手法 (一)

1. 洗手：以指甲清器在流動的水下清潔指甲縫垢後，以洗手劑清洗雙手至上臂三分之一處，再以擦手紙將雙手完全擦乾（圖2-17）。

1-1. 刷手前清潔雙手及指甲，並保持乾燥。

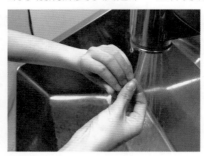

圖2-17

2. 第一隻手（右手）：取適量乾式刷手劑（腳踩乾式刷手劑幫浦球到底，踩壓一次刷手液量約2 ml）到左手的手掌心（圖2-18）。

2-2. 掌心呈杯狀，左右手優先順序依個人習慣。

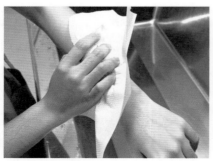

(a) 雙手擦乾

圖2-18

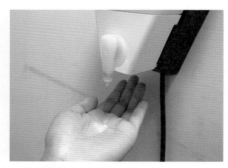

(b) 取適量乾式刷手劑

3. 將右手的指尖浸入左手刷手液中至少3秒（圖2-19）。

3-1. 指甲縫完全接觸到液體。

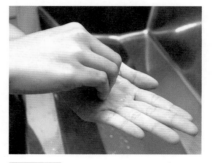

圖2-19

步　驟	說　明

4. 以左手將手掌中剩餘刷手液均勻塗抹於右手，自手腕至肘上臂1/3處（圖2-20）。

4-1. 可來回塗抹，以刷手液覆蓋以上所有區域至乾，約10~15秒可完成。

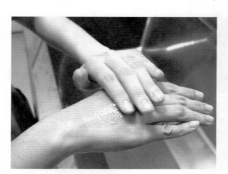

(a) 剩餘刷手液均勻塗抹於右手

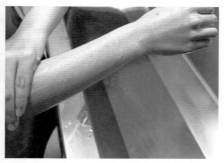

(b) 至肘上臂1/3處

圖2-20

5. 第二隻手（左手）：再取一次刷手液（約2 ml）到右手的手掌心，重複上述步驟2~4。

6. 雙手掌加強：按壓第三次（約2 ml）到任一手掌心，手心相對、雙手沿指縫交叉搓擦（圖2-21）。

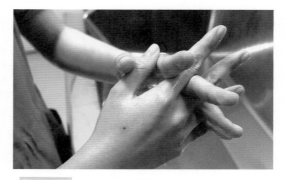

圖2-21 手心相對搓擦

7. 手心對手背，沿指縫相互交叉搓擦，再左右手上下交換手進行（圖2-22）。

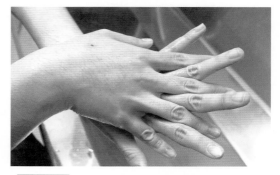

圖2-22 手心對手背交叉搓擦

步　驟	說　明
8. 彎曲各手指關節，雙手相扣進行搓擦，再交換手進行（圖2-23）。	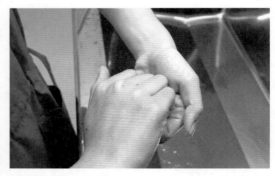　圖2-23　雙手相扣進行搓擦
9. 一手握另一手大拇指旋轉搓擦，再左右手交換進行（圖2-24）。	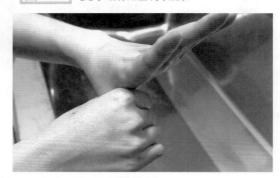　圖2-24　大拇指旋轉搓擦
10.搓揉雙手手腕。若刷手液未乾燥，搓擦雙手直至刷手液乾燥為止（圖2-25）。	10-1. 待乾燥後再穿戴手套。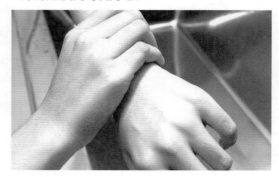　圖2-25　搓揉手腕

2-6 穿戴無菌手術衣及手套

DONNING A STERILE GROWN AND STERILE GLOVES

觀看技術影片

目 的

1. 避免病患在手術過程中遭受感染。
2. 保護進行手術之工作人員避免受到感染。

學理與原理

一、無菌概念

　　外科無菌（滅菌技術）是指經由技術操作以使設備及供給品達到無微生物存在之狀態。

二、無菌原則

1. **無菌物品只能被無菌物品所碰觸，只有無菌人員才能碰觸無菌物及無菌區，非無菌人員避免進入無菌區和碰觸物品及無菌區。**
   (1) 如無菌物品被清潔物品所接觸則無菌物品就已被汙染。
   (2) 如無菌包被打開、撕破、刺破、弄濕或已潮濕則在內物品就已汙染。
   (3) 如無菌包已超過有效滅菌日期（7天）則在內物品就已汙染，且確定滅菌物品的外包之滅菌試紙變色完整才能打開滅菌包。
   (4) 無菌物品只能放置在無菌區。
   (5) 可使用無菌手套或無菌鑷子抓取無菌物品。
   (6) 如不確定物品是否已被汙染則應視為已被汙染處理。
   (7) 汙染物品不能被使用，應重新滅菌或丟棄。

2. **無菌物品及區域必須在腰上及視力範圍內。**
   (1) 維持戴無菌手套之雙手於腰上至肩下、肘前、視線範圍內。
   (2) 沒有看到及腰部以下之區域及物品都應視為汙染。
   (3) 非無菌人員勿探身或伸手越過無菌區，非無菌人員勿靠在或接觸無菌區。
   (4) 無菌人員勿轉身背對無菌區。
   (5) 無菌人員要以正面走近無菌區，且二位無菌人員要以背對背或面對面方式移位。
   (6) 非無菌人員必須與無菌區保持30cm以上之安全距離。

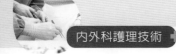

3. **空氣中微生物會汙染無菌區及物品。**

   (1) 手術門盡量關閉，且手術室中之人員盡量減少不必要之移動。

   (2) 避免在無菌區上咳嗽、打噴嚏或大笑。

   (3) 如在過程需講話則必須戴口罩。

   (4) 如有上呼吸道感染則不要執行無菌技術。

   (5) 如無菌人員需要擦汗或托眼鏡時，必須由非無菌人員執行。

4. **液體必須順地心引力之方向倒灌。**

   (1) 濕的物品必須向下，避免液體回流汙染無菌區。

   (2) 刷手時及刷手後手尖必須維持高於手肘。

5. **無菌區必須保持乾燥，除非無菌區底部也是無菌的。** 傾倒液體時勿濺出或潑到容器外。

6. **無菌面與包布大小有關。** 原則上，內包布可全桌面覆蓋且下垂時，整個桌面（含邊緣）視為無菌區，垂於桌面下者視為非無菌區。如內包布未能覆蓋整個桌面時，內包布邊緣1吋以內之範圍方視為無菌區。

7. **誠實是無菌技術之基本原則。**

   (1) 如自己已知物品或區域被汙染，無論有沒有其他人員在場，必須誠實承認。

   (2) 更換所有被汙染之物品及重新鋪設無菌區。

8. **布置無菌區的時間離手術時間愈近愈佳。**

適 應 症

接受手術病患。

用 物 與 設 備

1. 有效期限內的無菌手術衣包 1個
2. 無菌手套 1副
3. 手術帽、口罩 各1個
4. 眼罩 1個

▌步驟與說明 ·····························

步　驟	說　明

一、穿戴無菌手術衣及手套

(一) 擦 手

1. 流動護士在應用台上，以無菌方式打開無菌手術衣包布，注意無菌包之有效期限（圖2-26）。

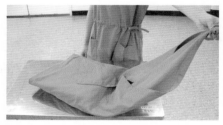

(a)

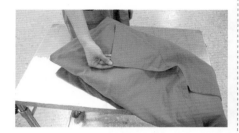

(b)

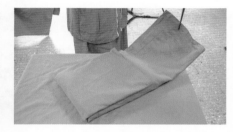

(c) 流動護士用無菌鑷子夾開內包布　圖2-26

2. 於無菌手術衣包布中，快速取一條小毛巾擦乾雙手之手指、指間、手心及手背，如圖2-27(a)。

3. 將小毛巾對摺，三角尖端朝向指尖方向，如圖2-27(b)。

4. 自手腕環形向近心端擦至肘關節上2吋，切勿往回擦。

5. 自外側拉下小毛巾丟置於踢桶內，毛巾不可碰及衣服，如圖2-27(c)。

6. 取另一毛巾，依前法擦乾另一隻手。

2-1. 水會透過衣服導致無菌手術衣汙染。

2-2. 手上之水滴不能滴至無菌區內。

4-1. 擦手過程中，保持雙手在肩下腰上之範圍內，前臂勿低於肘關節且手不可碰及衣服或非無菌物。

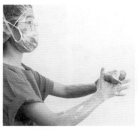

(a) 取小毛巾擦手

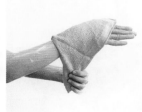

(b) 小毛巾對摺，三角尖端朝向指尖

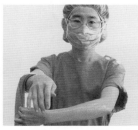

(c) 自外側拉下小毛巾丟置於踢桶內

圖2-27

步　驟	說　明

(二) 穿無菌手術衣

1. 面向無菌區，雙手抓起整件衣服之內面，取手術衣，往後稍退一步打開手術衣，手及非無菌物不觸及手術衣之外面，如圖2-28(a)(b)。

1-1. 手術衣在消毒前即已摺好，衣服內面向外，如此雙手方可避免汙染手術衣正面，故手術衣只有外面才是無菌的。

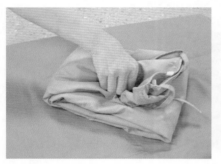
(a) 雙手抓起整件衣服

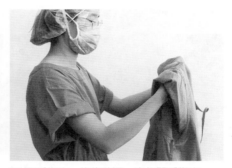
(b) 取手術衣，往後稍退一步打開手術衣

圖2-28

2. 穿上無菌手術衣，如圖2-29(a)~(c)
   (1) 採密閉式戴手套時之穿衣法：雙手伸入袖內但勿伸出袖口。

(1)-1. 如不小心雙手伸出袖口，則立即改用開放式戴手套法。

   (2) 採開放式戴手套時之穿衣法：雙手伸出袖口。

3. 雙手向前平舉不可超過視線範圍（即肩下腰上），亦不可向兩側張開。

3-1. 刷手護士不可過度抖動衣服，流動護士自其背後拉無菌手術衣之內面，不可汙染無菌區即只能碰觸背後區域，並將背後之帶子繫好。

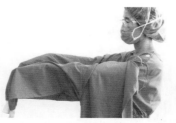
(a) 密閉式戴手套時之穿衣法

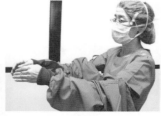
(b) 開放式戴手套時之穿衣法

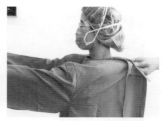
(c) 流動護士自其背後拉無菌手術衣之內面

圖2-29

步　　驟	說　　明
4. 選擇適合雙手大小之手套，由流動護士檢查無菌有效日期，打開手套外層，以無菌方式將手套遞給刷手護士或丟置於無菌區域內。 5. 在刷手護士戴手套的同時，流動護士可將刷手護士背後未綁好之帶子完成，如圖2-30。	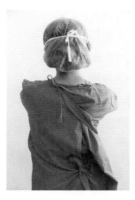 **圖2-30** 流動護士將刷手護士背後未綁好之帶子完成

(三) 戴手套

1. 密閉式戴手套法，如圖2-31 (a)~(c) 　(1) 雙手在衣袖內打開手套內層紙套，並取出一手之無菌手套（例如取左手手套）。 　(2) 將手套自左手腕關節位置反方向放置，即手套之指尖朝肘關節，手套大拇指同於刷手護士之大拇指側。 　(3) 左手大拇指扣壓住手套內側，再將手套完全包住袖口。 　(4) 右手透過無菌手術衣，同時將左手之手套及衣袖整理好。 　(5) 以同法戴入右手手套，雙手順序可更換，但以不汙染為原則。	1-1. 為自行戴手套常用之方式，因皮膚沒有裸露在外，較不易汙染。 1-2. 原則上手套必須完全套住袖口之鬆緊帶處，同時在將手套包住袖口之過程中不能碰觸袖口內側及手部。 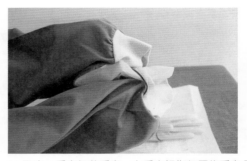 (a) 取出一手之無菌手套，右手大拇指扣壓住手套內側

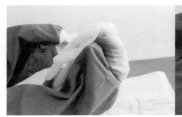
(b) 將手套完全包住袖口

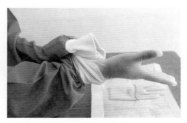
(c) 將右手之手套及衣袖整理好

圖2-31 密閉式戴手套法

步　驟	說　明
2. 開放式戴手套法，如圖 2-32(a)~(f) 　(1) 將手套放置在非無菌區，身體與非無菌區保持安全距離，雙手在衣袖外打開內層紙套，不可觸及手套外層。 　(2) 抓手套反摺處，取出一隻手套戴入，例如左手，抓不完成反摺之部分。 　(3) 以已戴手套（如左手）之手指伸入另一隻手套（右手）之反摺處內，取出手套戴入，並將反摺處整理好套住袖口。 　(4) 再以手指（右手）伸入另一側（左手）手套之反摺處內，將反摺處整理好套住袖口。雙手順序可更換，但以不汙染為原則。	2-1. 常用於有人協助或在手術過程中更換手套或無需穿手術衣時手術之使用方式。 (2)-1. 「皮膚接觸皮膚」之技術執行。

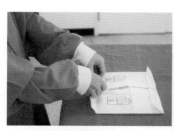

(a) 手套放置在無菌區

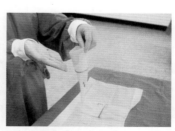

(b) 抓手套反摺處，取出一隻手套

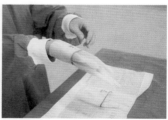

(c) 戴入

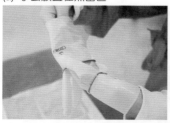

(d) 以已戴手套之手指伸入另一隻手套之反摺處內，取出手套戴入

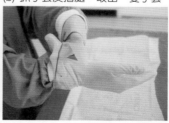

(e) 再以手指伸入另一側手套之反摺處內，將反摺處整理好套住袖口

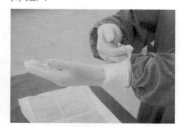

(f) 同方式戴另一只手

圖2-32 開放式戴手套法

步　驟	說　明
(四) 完成手術衣之穿著 1. 解開前襟之腰帶，方式如圖2-33 (a)~(d) 　(1) 右側帶子末端以無菌手套內層紙張包裹，將此交給流動護士，左側帶子握於手中。 　(2) 右側帶子末端遞予流動護士，流動護士以無菌之鑷子夾住，左側帶子握於手中。 　(3) 當遞予流動護士的帶子脫落時，刷手護士將手中的帶子遞給流動護士，流動護士手握15~30cm處，把帶子於背後綁好。 　(4) 如互相都是無菌人員，則直接將帶子交給對方。	 (1)-1. 適用於密閉式戴手套方式。 (2)-1. 適用於密閉式及採開放式戴手套時。

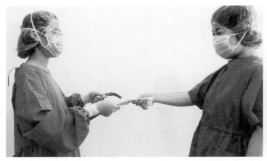

(a) 無菌手套內層紙張包裹

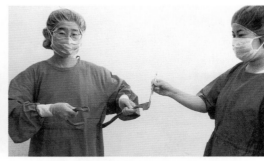

(b) 流動護士以無菌的鑷子夾住

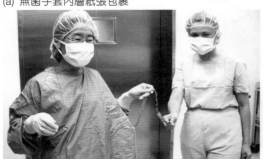

(c) 流動護士將帶子綁於背後

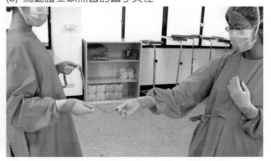

(d) 無菌人員綁手術衣帶子

圖2-33 解開手術衣前襟之腰帶

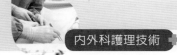
步　驟	說　明

2. 刷手護士自己逆時鐘方向轉圈，動作勿過大，並注意周圍之無菌區，將二條身前之帶子，打結於身體左側。

3. 完成上述準備後，雙手可合攏保持在肩下腰上之視線之無菌範圍內，或雙手合攏放置於上腹部或無菌器械桌上，如圖2-34。

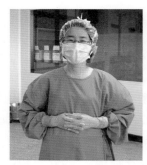

收手合攏放置於上腹部

圖2-34

二、協助他人穿戴無菌手術衣及手套

1. 穿衣者先以無菌方式擦乾雙手。

2. 穿戴好手術衣及手套之刷手護士，將手術衣拿起打開，持手術衣正面之肩部，並將雙手放入手術衣袖窩中，將內面對著穿衣者，如圖2-35。

2-1. 刷手護士的無菌範圍要保護，不可汙染。此時協助穿衣之刷手護士只能持手術衣正面，避免與穿衣者碰觸。

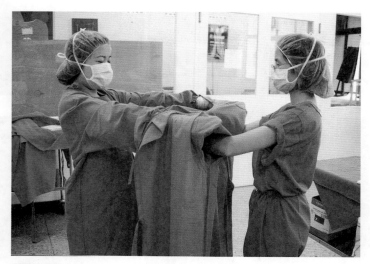

圖2-35　穿戴好手術衣及手套之刷手護士協助穿衣

步　驟	說　明
3. 穿衣者雙手伸入袖口並向外下方伸展，雙手伸出袖口，後面由流動護士以無菌原則將帶子繫好。	3-1. 避免碰觸持衣之刷手護士。
4. 協助戴手套之刷手護士取合適尺寸之無菌手套，撐開手套口，戴手套者將手伸入手套中，並將手套拉過手腕，使手套整個蓋著腕部以上之手術衣袖口，如圖2-36(a)(b)。	4-1. 整個過程戴手套者絕對不能碰觸到戴手套之刷手護士，否則即汙染。
5. 以同樣方式協助穿戴另一手，如圖2-36(c)(d)。	

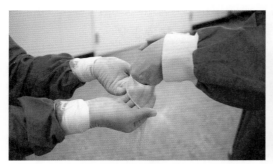

(a) 協助戴手套之刷手護士撐開手套口

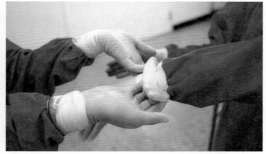

(b) 戴手套者將手伸入手套中，並將手套拉過手腕

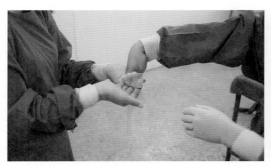

(c) 以同樣方式協助穿戴另一手

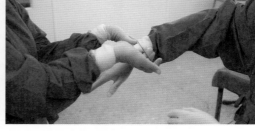

(d) 以同樣方式協助穿戴另一手

圖2-36 協助戴無菌手套

注意事項

1. 在無菌區域內或周圍移動時，必須避免汙染無菌區。
   (1) 無菌人員（手術醫生及刷手護士）：手術進行時，病患成為無菌區域的中心（圖2-37(a)）。無菌人員需面向該無菌區，且雙手保持在腰部以上或置於無菌區域，如圖2-38(a)。無菌人員更換位置時，必須面對面或背對背；無菌人員於手術進行中配合不同的手術方式，配合醫師，必要時需坐著，以維持無菌面之高度。
   (2) 非無菌人員（流動護士）：可以在無菌區四周待命走動，但不可直接與無菌區域接觸（圖2-37(b)），如超過無菌區域或背向無菌區，如圖2-38(b)。
2. 術前先選擇適合自己身材的手術衣及手套號碼，以方便工作進行。
3. 手術過程中如有汙染狀況發生，立即停止動作，誠實告知手術醫療團隊，以保護手術安全。
4. 如手術衣有破洞或弄濕必須立即更換。
5. 手術進行中時，如遇無菌區汙染時，可用無菌單覆蓋，手術衣或手套汙染時，可用無菌袖套覆蓋手術衣，以開放式戴手套方法更換新的無菌手套。

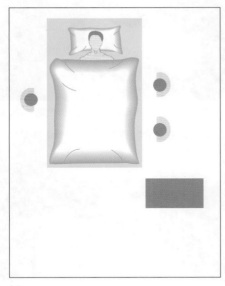

(a)

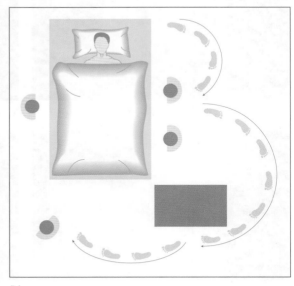

(b)

圖2-37

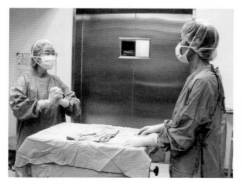

(a) 面向無菌區

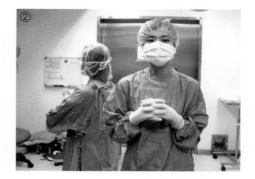

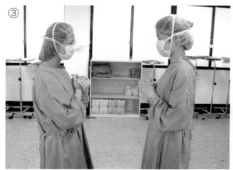

面對面

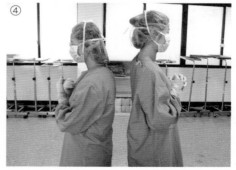

背對背

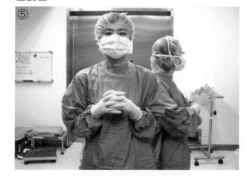

(b) 移位

圖2-38

2-7 無菌器械桌的鋪法
SETTING UP INSTRUMENT TABLE

觀看技術影片

目　的

　　提供一個防止細菌穿透或接觸之無菌面，以擺置常用之器械或用物以供手術使用。

學理與原理

1. 建立無菌區的時間，與開始進行手術的時間愈接近愈好。
2. 無菌桌面一般是由二層滅菌過的布單所鋪成的。

適應症

　　任何外科手術。

用物及設備

一、鋪無菌器械桌

1. 器械桌 1台
2. 滅菌布包...1包

二、鋪梅約氏立架(Mayo stand)

1. 梅約氏立架...1架
2. 滅菌梅約氏桌盤面...1個
3. 滅菌梅約氏桌套...1包

▌步驟與說明 ···

步　驟	說　明

一、鋪梅約氏立架

1. 於手術間內一空曠處擺置梅約氏桌（圖2-39）。
2. 流動護士打開已滅菌之梅約氏桌套外層包布，見圖2-40(a)(b)(c)
3. 刷手護士打開內層包布，取出梅約氏桌套，見圖2-41(a)(b)(c)。

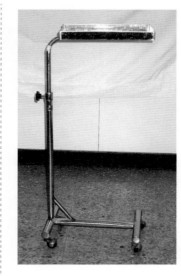

圖2-39

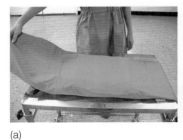 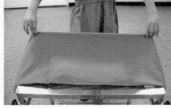 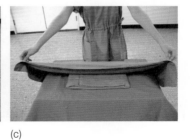

(a)　　　　　　　　　　　　(b)　　　　　　　　　　　　(c)

圖2-40

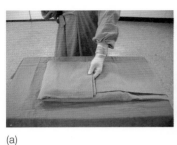 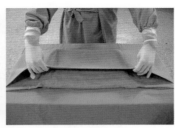 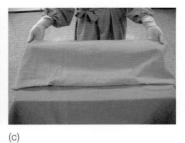

(a)　　　　　　　　　　　　(b)　　　　　　　　　　　　(c)

圖2-41

4. 雙手伸入反摺處內抓住扇型摺疊。

4-1. 雙手伸入摺疊處，保護手套避免汙染。

步　驟	說　明
5. 撐開桌套之套口，再套上梅約氏桌面（圖2-42）。	5-1. 刷手護士所持之桌套勿低於腰部以下。 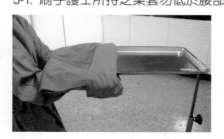 圖2-42
6. 流動護士抓住桌套反摺處（桌套之內層），協助將桌套往梅約氏架支持桿方向拉動，以包住支持桿（圖2-43）。	6-1. 刷手護士與流動護士各需以一腳踩壓梅約氏架底部以固定避免滑動。 6-2. 流動護士在協助套拉桌套時，需謹慎勿觸及無菌範圍。

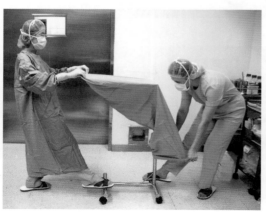

(a)

圖2-43

(b)

步　驟	說　明
7. 刷手護士再取二條無菌治療巾，完全覆蓋於桌面盤上（圖2-44）。	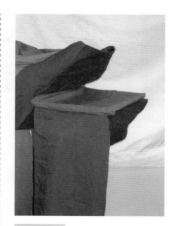 圖2-44

步　驟	說　明

二、鋪無菌器械桌

1. 於手術間內之一空曠處擺置器械桌。

2. 將滅菌布包置於器械桌中央。

3. 流動護士查看其滅菌有效期限及滅菌指示帶顏色之變化。

4. 流動護士打開無菌布包之外層：先開遠身端，再開近身端（圖2-45）（刷手護士已完成刷手並穿戴好無菌手術衣及手套）。

5. 刷手護士雙手伸入內層包布摺疊處，分別向左、右側打開內層包布。

2-1. 滅菌包應置於乾燥、清潔、無灰塵之表面。

4-1. 打開後，其不得越過無菌面，以避免手臂上之皮屑掉落造成汙染。

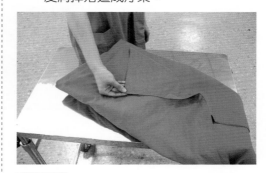

圖2-45

6. 將近身端包布邊緣提起，拉向自己，於腰部以上之範圍放開，使其自行垂下。

7. 拉開遠身端布單，以布單保護雙手，提起布單往遠處端鋪下。

8. 以一小的無菌治療巾實紮成捲軸，置於桌面上，以架立部分器械，見圖2-46(a)(b)。

6-1. 先開近身端再開遠身端，可避免汙染身上所穿之無菌衣。

7-1. 應放輕動作，以免灰塵揚起。

8-1. 除可妥善運用無菌桌面之空間外，亦可清楚地看到器械之位置，便於快速取用。

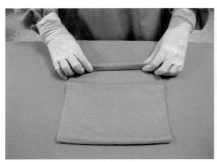

(a)

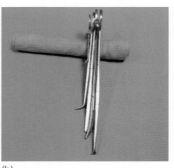

(b)

圖2-46

步　　驟	說　　明
9. 以一小的無菌治療巾對折後置於桌面上，以放置裝有液體（例如生理食鹽水溶液）之容器。	9-1. 多層之布單可避免水分濺出時，因毛細現象，影響無菌區域之完整性。
10.由流動護士打開手術所需之器械、包布類及相關物品之外層包布或包裝，再由刷手護士取出，排置於無菌器械桌上。	10-1. 如圖2-47，不同的手術其用物準備有所差異，且各醫療院所之排置方式略有不同，本文器械排置圖僅供參考。

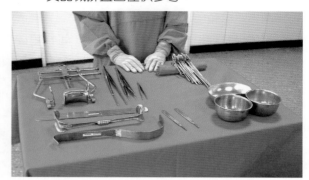

圖2-47

注意事項

1. 以無菌單布置之桌面，桌面上為無菌區。

2. 無菌區一旦弄濕後，應視為汙染。

3. 若無菌布單有破損之情形時，需再多加一層。

4. 若需流動護士協助鋪無菌桌面時，其需以鑷子或戴無菌手套執行。

5. 以無菌單鋪設一無菌區域

　(1) 可用於無菌區域內的病患及設備上。

　(2) 無菌單多採摺疊方式，以方便鋪設。

　(3) 披覆的過程中，應將無菌單摺一反摺蓋住雙手手套，以免手套碰觸非無菌區而受汙染（圖2-48）。

　(4) 手持無菌單時，在無菌區範圍內高舉無菌單直至進入預鋪單之區域內才放下。但需注意不可碰觸非無菌區（圖2-48）。

　(5) 鋪單時，勿搖晃或抖動布單，動作沉穩勿太快。

　(6) 無菌單不可過長垂及地板。

　(7) 一旦鋪上之無菌單，不可再移動其位置，故開洞式無菌單應洞口對準手術位置後才放下。

(8) 臨床上，配合不同之手術而有各式之無菌單。

a. 方巾(Towel)為基本常用之無菌單，以四條方巾圍出方形區域，以布鉗固定，露出手術部位。

b. 中型無菌單(Sheet)常用於手術區上、下加強防護。

c. 開洞式無菌單(Fenestratd)用於覆蓋病患身體以露出手術部位。

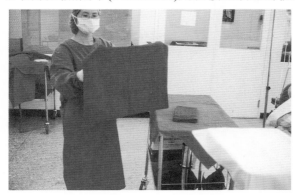

圖2-48

2-8　脫手術衣及手套法

REMOVING GOWN AND GLOVES

目　的

手術結束後，正確脫手術衣及手套以保護工作人員避免受到感染。

學理與原理

在移除手術衣、手套的過程，宜避免直接觸及沾有病患之體液或血液之物品。

適應症

應用於手術結束後。

步驟與說明

步　驟	說　明
流動護士協助解開手術衣背後之衣帶	
1. 刷手護士自行解開身前之衣帶。	
2. 以戴手套之雙手抓住手術衣之外層，向前拉出（圖2-49(a)），使手術衣之內層包住外層，而後將手術衣丟入汙衣桶內（圖2-49(b)）。	
3. 以左手手套抓住右手手套之外層，脫掉右手手套（圖2-49(c)），並置於右手手心內。	3-1. 雙手脫手套之順序無一定之規定。
4. 右手伸入左手手套之內面，脫去左手手套（圖2-49(d)），並同時包住右手手套，然後一起丟入垃圾桶內（圖2-49(e)）。	

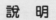

步　驟	說　明

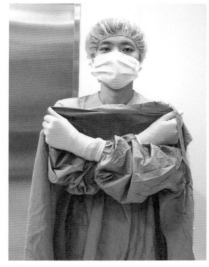

(a)

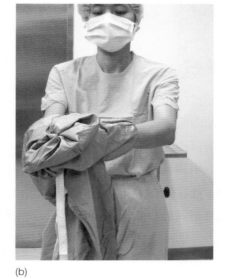

(b)

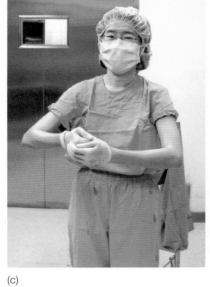

(c)

圖2-49

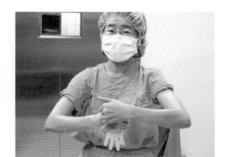

(d)

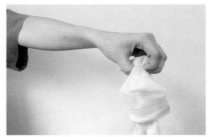

(e)

133

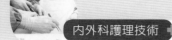

2-9 🩺 外科基本器械

SURGICAL INSTRUMENT

觀看技術影片

外科縫合

1. 外科縫合其目的包括
   (1) 結紮血管。
   (2) 外科修補。
   (3) 拉近組織及縫合傷口。
2. 良好的外科縫合的特性應包括
   (1) 維持組織最小的反應及避免引起組織感染。
   (2) 提供高的縫合張力。
   (3) 縫合過程容易操作。
   (4) 預測縫線被組織吸收的速度。

一、縫 線

1. **縫線之種類**

   縫線可分為可吸收及不可吸收二大類，如圖2-50：

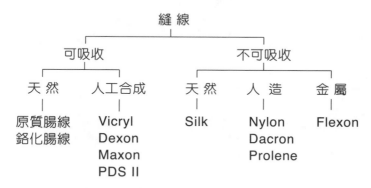

圖2-50 縫線的種類

(1) **可吸收縫線** (Absorble suture)（圖2-51(a)~(d)）

指可由體內酵素分解；可分為天然及人工合成二種，適用於快速癒合的組織縫合。

a. 天然可吸收縫線—腸線，又稱為羊腸線(Catgut)：

主要由羊腸黏膜下層及牛腸的漿膜層所製成，原質腸線(Plain surgical catgut)未經任何處理，張力維持7~10天即被人體酵素所分解，適用於表皮組織之縫合，而經由鉻處理過的鉻化腸線(Chromic catgut)則張力可延長至21~28天才被人體所吸收，適用於大血管結紮、肌肉及筋膜的修補，以及黏膜層的縫合如腸道之吻合手術。

腸線必須浸泡於食鹽水中保存，過度握取或洗滌會減低腸線的張力，因此只有在眼部縫合時才有沖洗步驟。天然可吸收腸線會產生感染、傷口裂開、發燒及蛋白質缺乏會加速腸線之吸收，導致傷口固定功能減弱。

b. 人工合成可吸收縫線—是人造聚合物，比天然腸線維持較久的張力及被吸收的時間，依合成過程至少60~70%可維持2週以上才被吸收，因此適用於感染傷口之縫合。

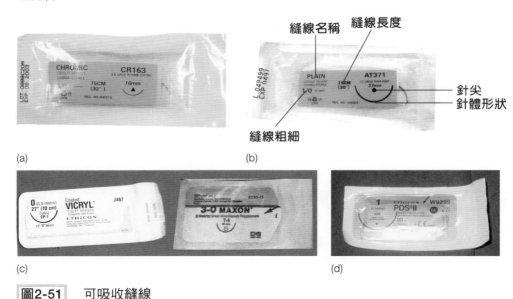

圖2-51 可吸收縫線

(2) **不可吸收縫線** (Nonabsorble suture) （圖2-52(a)~(d)）

指無法由人體酵素所分解之縫線，一樣可分為天然絲線、人造合成及鋼絲縫線。

a. 天然不可吸收線：

主要由蠶絲及棉製成，因棉線的張力弱易斷，現已少用。絲線(Silk)取自蠶絲後經去酯與漂白後才能使用，且可製成單股或多股，或經染色處理成黑色，絲線留存人體內90~120天後張力就明顯降低，2年後可由人體所吸收。一般絲線為米黃色，較乾澀，必須以線夾重新纏繞高壓消毒，且因質地較為乾

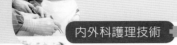

澀，故必須以生理食鹽水浸泡後使用。染成黑色絲線較平滑柔軟，無需浸泡且易與皮膚分辨，採原裝線包裝。

絲線因本身由多股蠶絲纏繞而成，故易導致細菌的殘留，不適用於感染傷口，但其張力強，對組織產生反應小，適用所有組織縫合。

b. 人造不可吸收線：

由不同化學物質合成，可永久留滯體內，包括：

(a) 尼龍絲(Nylon)：材質平滑，適用於皮膚縫合、神經修補、整形外科及微血管手術。

(b) 聚脂縫合線(Dacron, Ticron)：為Polyester聚合物合成，為多股編織而成，含高張力、易打結永不吸收縫線，且對組織反應低，應用於瓣膜置換手術及血管修補縫合。

(c) 聚丙烯縫合線(Prolene, Surgilene)：為Polypropylene聚合物合成，為單股編織而成，含高張力、高彈性及延展性，故不易打結操作，與絲線一樣在穿透過程中對組織傷害性小，適用於血管肌腱及皮膚之縫合。

(d) 鋼絲縫線(Steel/Wire; Flexon)：由鐵合金金屬抽造而成，具縫線中最高張力之縫線，可減少傷口之裂開，且對組織反應少，但鋼絲缺乏彈性、易打結，易戮破手套且引起打結處之壓迫疼痛，同時使用不當會造成如鋸子切割組織之危險性。適用於感染傷口、骨頭固定，如：胸骨固定、人工關節、心臟手術等，且也可加強腹部閉合。

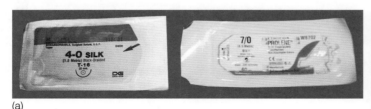

(a)

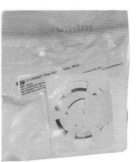

(b)

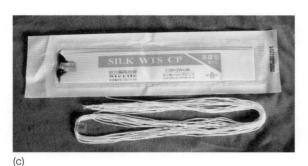

(c)

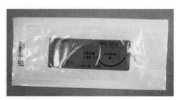

(d)

圖2-52 不可吸收縫線

2. 縫線的選擇

　(1) 理想的縫線必具下列五大條件

　　a. 高度張力。

　　b. 線打結後的牢固程度。

　　c. 使用時操作方便。

　　d. 與組織和諧相容性。

　　e. 可預測線被組織吸收的速度。

　(2) 選擇縫線的原則

　　a. 縫合主要在於加強傷口閉合力量，故當傷口恢復原有力量時，縫線就無需要，故癒合快速之組織如腸胃道、膀胱，應採用可吸收縫線縫合，而癒合慢的組織如：皮膚、筋膜及肌腱，則應採用不可吸收縫線縫合。

　　b. 縫線經過感染傷口時，不平滑縫線會攜帶致病菌導致組織汙染，故在潛在或汙染傷口避免使用多股纖維縫線，應使用單股纖維或吸收縫線，以防止組織汙染而發炎。

　　c. 傷口癒合的緊密程度會受到縫線粗細及組織受刺激的影響，為了讓皮膚表面達到最佳整形效果，盡可能採皮下縫合，使用最細微且無化學反應的單股纖維之縫線，如Nylon線縫合。

　　d. 縫線留在體液中會導致沉澱及結石，故泌尿道及膽道系統應使用快速吸收的縫線縫合。

　　e. 年紀較長、營養不良及感染組織之癒合能力較慢，故應採用吸收速度較慢之縫線縫合。

　　f. 依組織癒合能力、縫合部位、承受壓力而採用不同大小之縫線，如預測縫線會受到突發張力，要用保留線來加強主縫線之保持力，待病人情況穩定後再拆除。

3. 縫線的標準規格

　　縫線的大小是以線材的線徑來表示，如下圖所示，中心點為0，偏向左即數字增大如1、2、3、4，指線徑增大（變組），而偏向右即0數字增加，如2-0、3-0、4-0，則指**線徑減小（變細）**，**整數愈大即線徑愈大**。

　　縫線的張力是指縫合傷口時，線打結拉緊後，縫線所承受之壓力，縫線愈粗則張力愈強，反之則愈弱，如10-0比8-0弱，0比1弱。

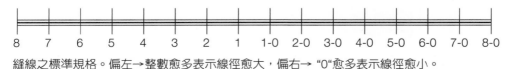

縫線之標準規格。偏左→整數愈多表示線徑愈大，偏右→ "0"愈多表示線徑愈小。

二、縫針

1. 縫針之基本構造

依縫針之結構可分針眼、針體及針尖，如圖2-53：

(1) 針眼

針眼為縫針與縫線接觸處稱之，可分為封閉眼、法國眼及無針眼三種，其型狀、優缺點見表2-1。

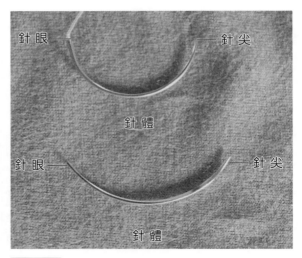

圖2-53　縫針

◆ 表2-1　各針眼之圖解及其優缺點

針　眼	圖　解	優缺點
封閉眼 (Closed eye)		優：可重複消毒使用，成本降低 缺：較粗縫線不易穿過，費時
法國眼 (French eye)		優：可重複消毒使用，成本降低，且為所有針眼中傷害性最小 缺：在上線卡線時，太用力易造成線受損
無針眼 (Swaged eye)		優：縫線銳利，操作方便；選好縫線號數之同時縫針也選好了；因縫針之直徑與縫線相同，故對組織傷害性最低 缺：使用後丟棄，成本高

(2) 針 體

　　針體構成縫針之形狀，又稱鷹針桿，可分為直針、彎針，彎針又依其彎曲
程度分為1/2、1/4、3/8、5/8弧度及半彎，縫合時需要穿透組織之深度決定其
形狀、長度及大小。針體型狀、特點及適用組織見表2-2。

◆ 表2-2　針體型狀、特點及適用組織

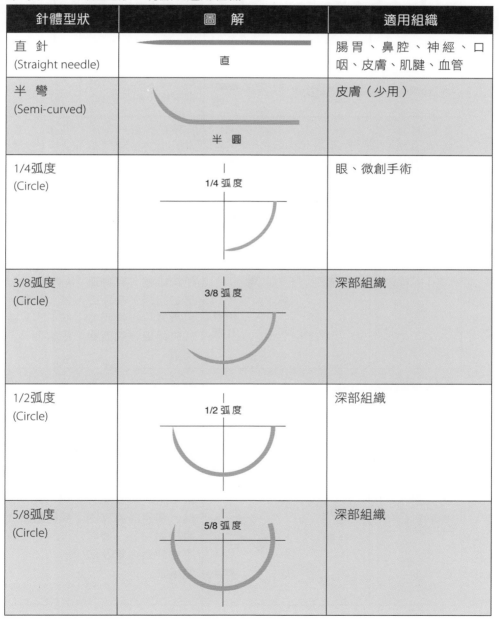

針體型狀	圖　解	適用組織
直　針 (Straight needle)	直	腸胃、鼻腔、神經、口咽、皮膚、肌腱、血管
半　彎 (Semi-curved)	半　圓	皮膚（少用）
1/4弧度 (Circle)	1/4 弧度	眼、微創手術
3/8弧度 (Circle)	3/8 弧度	深部組織
1/2弧度 (Circle)	1/2 弧度	深部組織
5/8弧度 (Circle)	5/8 弧度	深部組織

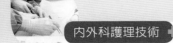

(3) 針尖

　　針尖依穿過組織的型態而分為尖利的(Cutting)、逐漸尖削的(Tapered)及鈍的(Blunt)，各類縫針針尖之針型、針尖切面及適用組織見表2-3。

◆ 表2-3　各類縫針針尖之針型、針尖切面、穿透組織之方式及適用之組織

針　型	針尖切面	特　點	適用組織
傳統角針 (Conventional cutting)	針頭 針體	成三角形的邊緣，切邊在彎針的內側，邊緣被磨成尖銳，穿透組織時只留下極小的外孔道	韌帶、鼻腔、口腔、咽部、皮膚、肌腱
反角針 (Reverse cutting)	針頭 針體	與傳統角針一樣沿著針體延伸成三角形邊緣，切邊在外側，愈靠近針尖邊緣愈是銳利，適用於難穿透之組織	筋膜、韌帶、鼻腔、口腔黏膜、咽部、皮膚、肌腱
圓　針 (Taper)	針頭 針體	沿著針體逐步以圓形尖削至針尖，適用於柔軟、容易穿透之組織，在穿透組織時是以推開方式將組織推開而非切割	膽道、硬腦膜、筋膜、腸胃、肌肉、心肌、神經、腹膜、肋膜、皮下脂肪、泌尿道血管、子宮頸
圓體三角針 (Tapercut)	針頭 針體	與圓針一樣針體為圓形，只有針頭為角針，適用於難穿刺之組織，綜合圓針與角針之優點	支氣管、鈣化組織、筋膜、韌帶、鼻腔、口腔、卵巢、外心包膜、骨膜、咽喉、肌腱、子宮、硬化血管
鈍尖針 (Blunt)	針頭 針體	針尖部位為圓且鈍，使用於易碎的組織如：肝、腎時不會穿透血管及切割組織	腸、腎、肝、脾及脆弱組織

2. **縫線的傳遞**

手術過程中需要切開組織而損及血管，因此需要縫針、縫線做血管結紮及組織縫合，護理人員主要在協助醫師做好準備工作以完成手術過程。執行護理步驟如下：

(1) 了解使用縫線目的

a. 結紮：所謂Tie稱為打結，即用來圍繞血管結紮而關閉血管

(a) Free tie：取一段適當長度縫線的單一縫線遞給醫師或助手，用於結紮血管，如圖2-54。

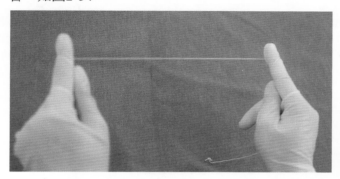

圖2-54 Free tie

(b) Tie on kelly：指用止血鉗(Kelly)之尖端平行夾住單一縫線，夾端的線頭不可露出，用於結紮深部組織，如圖2-55。

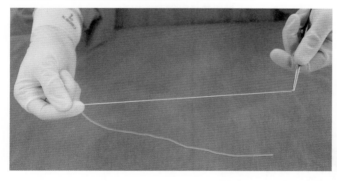

圖2-55 Tie on kelly

b. 組織縫合(Suture tie)：

Suture一詞，動詞為縫合之意，名詞(Sutures)為一種結紮血管、縫合肌肉組織的材料即縫線，Suture tie指縫針與縫線並用，操作步驟如下：

(a) 選擇合適縫針、縫線的大小、種類、長度。

(b) 核對消毒有效日期。

(c) 取持針器(Needle holder)夾住針體、距針眼1/2~1/4處，通常為1/3處，且針尖朝上朝外斜約10點鐘方向，持針器的卡鎖卡在第一或第二卡鎖上，如縫針被夾太緊會導致縫針損傷或形成刻痕，而造成縫針彎曲或折斷，如太鬆則在縫針穿過組織時造成縫針掉落，另不可用止血鉗或其他鉗子取代持針器，因會導致代用品受損。

(d) 如為無針眼者則直接遞給醫師或助手,如為法國眼則取一段適當長度縫線,取其前1/4或後3/4段進行穿針,如圖2-56(a)~(e)。

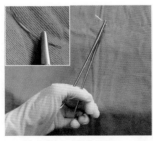
(a) 針尖朝上朝外斜約10點鐘方向,持針器的卡鎖

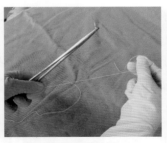
(b) 取一段適長度縫線

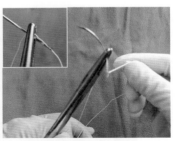
(c) 取前1/4段線由針的下方自靠針尖側持針器的夾口跨過持針器,繞至針眼處回返將線卡入針眼

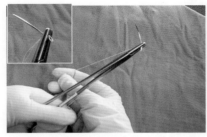
(d) 將卡入針眼的線再由持針器夾口跨回原處

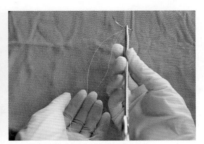
(e) 換手執持針器遞給對方

圖2-56 上線

(e) 若進行縫合為右手慣用者,如圖2-57將針尖朝上朝左,將針線理順遞予醫師或助手,縫線不可受到束縛或纏在持針器上。

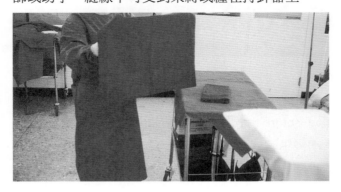

圖2-57 上好之針線遞予醫師或助手

(f) 醫師或助手用畢,針線必須將針及持針器放回彎盆,如缺縫針必須立即找尋,以避免造成縫針留置病患體內之危險。

外科手術刀

手術刀是手術進程中必用之切割器械，其分離式的為刀柄及刀片，而丟棄式則刀柄與刀片是連在一起，用完即丟棄，分離式則刀片用完丟棄，刀柄為基本外科器械，以器械方式處理（圖2-58(a)(b)）。

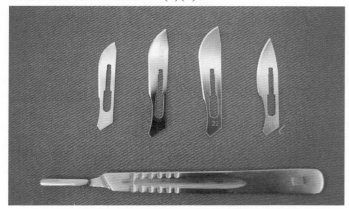

(a) 4號刀柄及相配之刀片

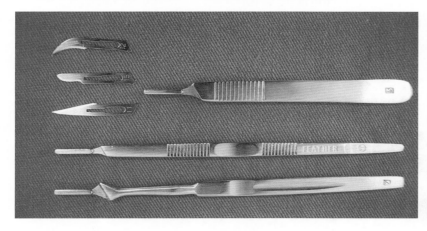

(b) 3號與7號及相配之刀片

圖2-58 手術刀

一、刀 柄

可分為3號、4號及7號刀柄。

二、刀 片

1. 用來切割及剝離組織，不同形狀的銳利刀鋒有不同的用途，如20號刀片為皮刀，用以切開堅硬的組織如皮膚，一般切開皮膚後就被視為汙染，不再使用；15號為肉刀，尖銳的刀鋒使切割時轉彎更精確，常用於整形外科；11號為尖刀則用於切割軟組織、引流膿瘍，亦可用於皮膚切開，如圖2-49(a)(b)。
2. 3號與7號刀柄可配No.10、11、12、15刀片，而4號刀柄則可配20、22號刀片。

三、上卸手術刀

1. 選擇合適刀片及刀柄，在肩下腰上無菌區內執行，圖2-50(a)。

2. 一手持刀柄，另一手持針器夾住刀片遠端，且卡鎖卡於第一或第二卡鎖上，刀鋒向外，刀片刀柄朝下，將刀片滑入刀柄之卡鎖中，圖2-50(b)(c)。

3. 手持刀柄之紋路處，刀刃向下、刀鋒向自己，刀柄底端朝醫師，順勢遞給對方，圖2-50(d)。

4. 醫師用畢的手術刀，用彎盆接回手術刀。

5. 一手持手術刀，刀鋒朝下向外，且刀柄的卡鎖朝下，另一手持持針器，夾住刀片近端，卡鎖卡在第一或第二卡鎖上，將刀片近端向下壓離開卡鎖，然後向前斜下方推，直到刀片離開刀柄卡鎖，圖2-59(e)(f)。

6. 刀片丟棄，刀柄清除血跡後連同器械送消。

四、注意事項

1. 手術中任何刀片用鈍後，要立即更換丟棄。

2. 上下刀片時，要特別注意避免割傷自己或他人。

3. 無論多緊急或多熟練的人員，都不能徒手操作上下刀片，以避免割傷自己或他人。

4. 上下刀片時，絕對不能朝有人的方向執行。

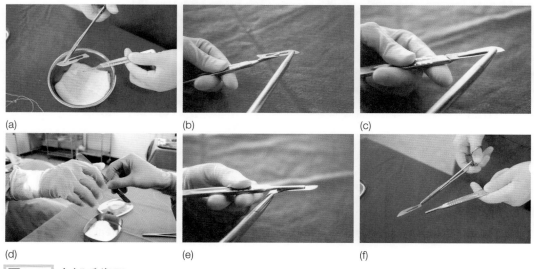

(a)　　　　　　　(b)　　　　　　　(c)

(d)　　　　　　　(e)　　　　　　　(f)

圖2-59 上卸手術刀

外科常用器械

所謂工欲善其事，必先利其器，依器械功能可分為剪刀類(Scissors)，抓取器如鑷子、止血鉗類，擴張器如拉鉤類、穿刺器械類(Trocars)等，其功能及圖形見表2-4~2-10。

◆ **表2-4　剪刀類 (Scissors)**

器械名稱	圖　解	器械特徵	用途
1. 梅約氏剪 (Mayo scissors)		前端較圓較重	用以修較粗硬的組織如韌帶
2. 麥忍巴姆剪 (Metzenbaum scissors)		前端細且長，呈彎曲狀	用來修較精細組織如筋膜
3. 線剪 (Suture scissors)		分為鈍及尖頭二種	鈍頭為醫師用於剪縫線，尖頭為護理人員剪縫線用
4. 臍帶剪 (Umbilical scissors)		兩剪刀葉片呈半月圓形	新生兒立即護理時，剪斷臍帶
5. 繃帶剪 (Bandage scissors)		剪刀葉片一邊為尖，另一為圓球狀	剪斷繃帶

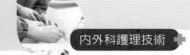

◆ 表2-5 抓取器 (Grasping forceps)

器械名稱	圖 解	器械特徵	用 途
1. 鑷子 (Forceps) (1) 有齒鑷子 　　(Teeth forceps) (2) 無齒鑷子 　　(Smooth forceps)		(1) 末端尖銳突起 (2) 末端鈍圓且有橫紋	(1) 用以夾皮膚堅韌組織時可防滑 (2) 用來夾敷料及中空臟器或血管 ★尖銳突起可固定組織但易造成組織損傷，故有齒鑷子不適於中空臟器或血管，無齒鑷子不會對器官產生傷害，但固定能力降低，易造成組織滑落
2. 毛巾夾 (Towel clip； Towel clamp)		兩端呈彎型尖銳	用來夾鋪巾或固定堅硬或預移除的組織
3. 貝柯氏鉗 (Babcock forceps)		末端咬合平滑且有一橫槓	用以夾脆弱組織，以防損傷
4. 柯克氏鉗 (Kocher forceps)		末端呈尖銳齒狀咬合	咬合力強，用於堅硬肌膜
5. 阿里斯鉗 (Allis forceps)		末端為短齒狀咬合	夾肌膜及皮膚固定

◆ 表2-5　抓取器 (Grasping forceps)（續）

器械名稱	圖　解	器械特徵	用　途
6. 直角鉗 (Right angle)		末端為直角	用於一般腹腔手術，可剝離軟組織，且可找出血管予以結紮
7. 敷料鉗 (Ring forceps)		有二個圓形、有橫紋的末端	夾消毒過的敷料及軟組織
8. 愛迪生氏鉗 (Adson forceps)		與鑷子一樣可分為有齒及無齒二種，只是尖端較為細小	功能與鑷子相同，只是適用於精細手術或整形外科
9. 腸　鉗 (Intestinal forceps)		夾子為長形及有橫紋	支持及固定腸子
10. 腎臟鉗 (Kidney forceps)		夾子如腎臟橢圓形	支持及固定腎臟
11. 子宮鉗 (Tenaculum forceps)		末端為尖銳勾子	支持及固定子宮
12. 膽石鉗 (Gall-stone forceps)		末端彎曲，小橢圓形圓環，依角度需要有不同之彎度	夾取膽道或其他管道內結石如腎結石，取出時不會傷害到組織

◆ 表2-5   抓取器 (Grasping forceps)（續）

器械名稱	圖　解	器械特徵	用　途
13. 止血鉗 (Hemostatic forceps) (1) 一般止血鉗 　　(Kelly) (2) 蚊式止血鉗 　　(Mosquito)	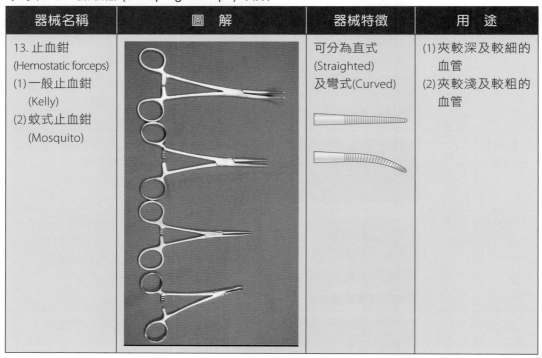	可分為直式 (Straighted) 及彎式(Curved)	(1) 夾較深及較細的 　　血管 (2) 夾較淺及較粗的 　　血管

◆ 表2-6   持針器 (Needle Holder)

器械名稱	圖　解	器械特徵	用　途
持針器 (Needle holder)		寬廣頭部，咬合 面有橫紋，握把 處有卡鎖	持針或刀片，用完 成縫合及上卸刀片

◆ 表2-7   擴張器 (Dilators)

器械名稱	圖　解	器械特徵	用途
擴張器 (Dilators)		一端膨大成橢圓 形，大小各異	用於擴張膽道及尿 道腔，依腔徑不同 而有不同之大小

◆ 表2-8 牽引器(Retractor)

器械名稱	圖　解	器械特徵	用　途
1. 帝佛牽引器 (Deaver retractor)		長而平滑的曲度	用於深部傷口的牽引
2. 腹部牽引器 (Abdominal retractor)		兩端呈彎曲，有大小之分	用於腹部深或淺的組織牽引
3. 甲狀腺牽引器 (Thyroid retractor)		一端彎曲，一端為握手	用於甲狀腺切除或腹部較淺組織之牽引
4. 血管牽引器 (Sen's retractor)		與甲狀腺牽引器相同，只是Size變小，彎度較小平滑	用於拉開血管或神經避免損傷
5.壓腸板 (Flexible retractor: Malleable)		可彎曲之長板，可縮成不同彎度形狀	用於關閉腹部傷口時壓住膨出腸子，以避免縫針刺傷腸子或其他臟器

◆ 表2-9 探針 (Probe)

器械名稱	圖　解	器械特徵	用　途
探針 (Probe)		一條細長、末端平滑的探針	用於探測膽道、尿道管腔或瘻管大小及深度

◆ 表2-10　自動張開牽引器 (Self retractor)

器械名稱	圖　解	器械特徵	用　途
1. 巴佛腹部牽引器 (Balfour retractor)		末端成勾狀，可由握把夾緊而使末端撐開且固定	行腹部手術時，撐開肚子便於手術
2. 乳突牽引器 (Mastoid retractor)		與Balfour相同，只是比較小	撐開傷口便於手術，節省人力
3. 自動存留牽引器 (Self-retaining retractor)		兩端為勾狀撐開後固定	可抵住手術切口後，往兩側撐開

執器械及遞器械

1. **剪刀**：握剪刀關節處遞給對方，如圖2-60。
2. **抓取器或鑷子**：抓取器如剪刀遞法，鑷子則可握尖端或頂端遞予對方，如圖2-61。
3. **牽引器**：抓取一端，另一端遞予對方，如圖2-62。

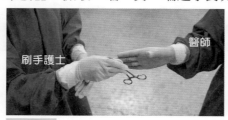

圖2-60

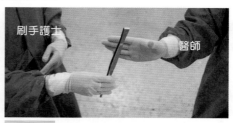

圖2-61

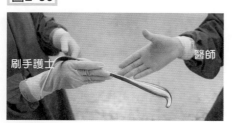

圖2-62

NURSING CARE OF WOUND DRAINAGE

🫀 第三節 傷口引流管之護理

學習目標

1. 熟悉各種引流管裝置的目的、原理。
2. 正確監測各種引流管裝置功能。
3. 能依所觀察到的引流管功能及引流液性狀，提供適宜照護。
4. 認識常用之傷口引流管及各式引流管之照護原則。

目 的

利用引流管重力、毛細現象或負壓原理將傷口滲液排出，避免傷口形成死腔，以促進傷口早期癒合和降低感染。

學理與原理

一、引流管留置目的

1. **預防性**

藉由觀察傷口引流分泌物顏色、量、黏稠度，判斷傷口有無**感染**(Infection)、**滲漏**(Leakage)或**出血**(Hemorrhage)情形。

2. **治療性**

   (1) **引流**：移除手術後傷口周圍的滲液、減少死腔、增加組織間的結合度，以及促進傷口癒合。

   (2) **沖洗**：當深部傷口有膿瘍情形時，引流管會外接無菌沖洗液（如：生理食鹽水及乳酸林格氏溶液）及抽吸功能，增加治療效果。

二、引流管種類（圖2-63、64）

1. **開放式系統 (Open system)**

   (1) **邊羅士(Silicon Penrose)**：是一種扁平壁薄、單腔室，直徑6mm~2.5cm，長度15~30cm的引流管（醫師可依病患所需剪短），適用於無合併症之中等度傷口，透過皮膚切口及縫線，使引流管固定在皮膚上或別上無菌別針，防止引流管縮回傷口內。引流管作用原理是靠**重力及部分毛細現象**，有時會在引流管內塞紗布條，增加吸附力，所以又稱為香菸引流管(Cigarette drain)（圖2-63-1）。

(2) Sump drain：是一種矽質(Silicone)或橡皮製引流管，有二個腔室及三個腔室之分，二個腔室引流管其外管腔為沖洗，內管腔可接上連續性低壓抽吸（一般壓力設定在20~40mmHg），三個腔室引流管具有沖洗、抽吸及空氣管道，其引流效果較二個腔室引流管為佳。常使用於**傷口較大、滲液多或感染性之腹腔傷口引流，引流管作用原理是靠壓力和重力作用**（圖2-63-2）。

(3) Nelaton tube：是一種橡皮製引流管，設計成不同大小管徑，以供選擇，為避免引流管縮回體內，需使用無菌別針固定，由於材質較硬，病患感覺較不適，一般為Sump tube拔除後再插入之引流管，引流管作用原理是靠重力作用（圖2-63-3）。

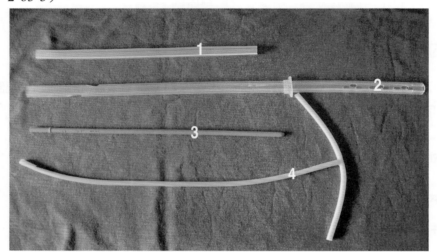

圖2-63　1.Silicon Penrose　2.Sump drain　3.Nelaton tube　4.T型管

2. 密閉式系統 (Close system)

(1) **T型管**：是一種T字型引流管可外接小腿尿袋，於總膽管探查術時放入，以**引流膽汁**，有時也使用於**移除膽管上小結石**（圖2-63-4）。

(2) **真空引流袋**(Hemovac)：原理與Vacuum ball相同，通常用於收集約500c.c.之大量引流液（圖2-64-1），常用於顱內手術、骨科手術、婦產科手術。

(3) Vacuum ball、Jackson-Pratt：是一多孔，引流袋為球狀的引流管，可用於收集約100~200c.c.之少量引流液，主要作用原理為**負壓真空抽吸**，使用前及倒出引流液後需將容器壓扁，當**引流袋充滿1/2時需予排空**，常見於泌尿外科、乳房切除、頭頸部（甲狀腺手術）及肝癌手術後（圖2-64-2）。

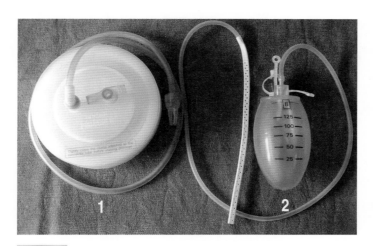

圖2-64 1. Hemovac　2. Vacuum ball、Jackson-Pratt

適應症

病患傷口有大量空氣、血液或組織液滯留時。

用物與設備

密閉式傷口引流護理：Hemovac、Vacuum ball、Jackson-Pratt為範例。

1. 止血鉗（或引流管上管夾）...1支
2. 測量引流液的量杯...1個
3. 清潔手套..1副
4. 傷口換藥用物（視需要）
5. 輸出入量記錄單...1張

■ 步驟與說明 ···

步　驟	說　明

密閉式傷口引流護理：Hemovac、Vacuum ball、Jackson-Pratt 為範例

步　驟	說　明
1. 核對醫囑。	1-1. 一般為Q8h & prn檢測引流管及引流液性狀。
2. 洗手。	
3. 準備用物。	
4. 向病患解釋執行傷口引流管之護理目的及重要性。	4-1. 減輕病患焦慮與不安。
5. 提供舒適且隱密環境。	
6. 觀察傷口和敷料，若傷口處有量多滲液，則視需要執行無菌技術傷口換藥。	
7. 於傷口下鋪設防水護墊，並放置測量引流量的量杯。	7-1. 防水護墊用以預防汙染床單。
8. 以止血鉗（或引流管上管夾）夾住傷口引流管。	8-1. 防止引流液逆流及空氣進入傷口處。
9. 雙手戴上清潔手套。	
10. 使用無菌技術，打開引流瓶（袋）上塞子，輕壓引流瓶（袋）兩側平坦表面，並將引流液倒入量杯中（圖2-65）。	10-1. 預防染汙引流液濺出。
11. 待引流液排空後，將引流袋壓扁，關閉塞子（圖2-66）。	11-1. 重建負壓引流效果。

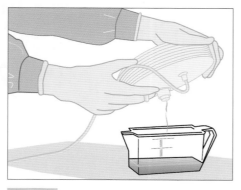

圖2-65

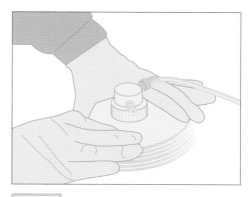

圖2-66

步　驟	說　明
12.確定引流管抽吸功能重建後，將引流管和引流瓶（袋）擺放於適宜位置，移除止血鉗（或引流管上管夾）。	12-1. 以避免引流管受壓、扭曲，造成皮膚和肌肉傷害。保持引流瓶（袋）低於傷口處以利傷口滲液引流。
13.檢視引流液量、顏色、味道及黏稠度。	13-1. 若引流量少，除找出原因外，可鼓勵病患翻身或下床活動，以促進引流。
14.視引流液狀況收集檢體做微生物培養。	
15.倒掉引流液，並清洗量杯。	
16.脫掉手套及洗手。	16-1. 減少病患間交互感染。
17.將引流量記錄於床旁輸出入量記錄單，並將引流管放置部位、種類、數量、傷口情形、引流液量與性狀記錄於護理記錄單上。	17-1. 有時病患身上可能並不只一條引流管可使用人形圖表標示出（圖2-67），引流管放置部位、種類及數量，以便於觀察和記錄。

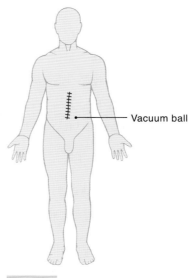

圖2-67

注意事項

一、密閉式引流系統

1. 採密閉式引流

　　如Hemovac，需檢查引流管有無扭曲或血塊阻塞，若有血塊則可使用擠壓法 (Milking)，一手捏緊引流管近端，另一手放於其下，雙手交替朝引流管遠端擠壓；或

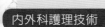

使用擠通法(Stripping)，一手捏緊引流管近端，另一手捏緊引流管朝引流管遠端方向推擠。

2. **引流管放置期間若出現下列情況時，需報告醫生**

   (1) 引流量突然劇增：可能有傷口大量出血的危險性，因此當傷口換藥次數超過6次／天或紗布滲血量超過200c.c.以上時應立即報告。

   (2) 引流液出現異味、膿液或病患感覺嚴重疼痛：作為病患傷口感染監控。

   (3) 引流管脫出：引流管脫出後會造成管道組織閉合，需立即以無菌方式重新放置，或使用其他引流管替代，以免組織閉合。

   (4) 阻塞：可能因膿液或血塊堵住引流管，必要時需請醫師執行引流管沖洗或重新更換引流管。

   (5) 引流袋（瓶）功能不佳時：Hemovac於正常引流狀況時引流袋會慢慢地充填，若引流袋於負壓重建後仍快速擴展填充，需檢查所有傷口引流管路之連接系統有無脫落和引流袋有無漏氣問題。

3. **一般引流管拔除時機**

   引流液於手術後呈現鮮紅色之後呈淡紅色，約手術後2~3天後引流量會逐漸減少，甚而拔除引流管。一般Sump drain引流液呈清澈時，會先停止沖洗（稱為乾抽），之後等引流液減少時拔除，並更換Nelaton tube；Penrose drain則依手術而定，通常在手術後第5~7天，先抽出剪短（稱Advance），觀察1~2天後再拔除（圖2-68）；Vacuum ball、Jackson-Pratt則在引流液量少於10~15c.c.／天時拔除。

二、開放式引流系統

   開放式引流管照護重點：例如Penrose drain，換藥時需謹慎，以防引流管不慎被拔出；由於傷口滲液直接接觸皮膚，故宜加強皮膚照護。

三、拔除後用物之處理

   拔除後的引流管及傷口敷料均視為感染可燃醫療廢棄物，宜妥善處理。

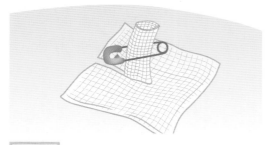

圖2-68

參考資料

伍雁鈴、吳秋燕、張玉珠、劉菜(2022)、*手術室護理*（四版）．華杏

林貴滿、李滿梅、林惠娟、譚蓉瑩、李素貞、陳秀蓉、陳佩英、張惠甄、韓玉蘭、蔡淑梅、曾錦瑋、洪麗珍、陳夏蓮、葉明珍、陳秋慧、顧家恬、古菊梅、鄧崇勵、賴美信…劉波兒(2023)、*內外科護理技術*（十版）．華杏。

陳秀勤、何雲仙、陳玉秀、楊勤熒、陳雪、郭淑芬、陳梅麗、張治瑤、葉麗娟、何雪珍、鄭秀月、江惠英、謝紅桂、張凱喬、楊星瑜、王宜華、曲天尚、陳玫君(2019)、*新編內外科護理技術*（二版）．永大。

翁麗雀(1994)．一般外科病患置放傷口引流管的護理．*長庚護理，5*(1)，57-60。

趙玫珍、陳光慧(1988)、*手術室護理*．藝軒。

Brozenec, S. (1985). Caring for the postoperative patient with an abdominal Drain. *Nursing, 15*(4), 55-57.

Brylinsky, C. M. (1995). Nutrition and wound healing : An overview. *Ostomy and Wound Management, 41*(10), 14.

Joanna, R. F. (1994). *Surgical technology principles and practice*. W.B. Saunders.

Luckmann, J. (1997). *Saunders manual of nursing care*. W.B. Saunders.

Maklebust, J., & Palleschi, M. (1996). Promoting surgical wound healing. *Nurse, 26*(6), 24c.

McConnell, E. A. (1994). Maintaining a closed wound-drainage unit. *Nursing, 24*(7),26.

Perry, A. G., & Potter, P. (1998). *Clinical nursing skills techniques*. Mosby.

Rosemary, A. R. (1995). *Perioperative nursing core curriculum*. AORN.

Sheila, A. S. (1998). *Clinical skills for assistive personnel*. Mosby.

Sheila, A. S. (1998). *Mosby's textbook for assistants*. Mosby.

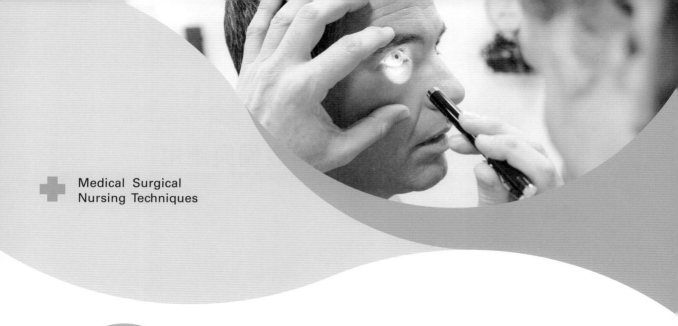

Medical Surgical
Nursing Techniques

03
CHAPTER

神經系統功能障礙之
護理 The Neurologic System

⋯⋯⋯⋯⋯⋯⋯⋯⋯⋯⋯⋯⋯⋯⋯⋯ 趙淑美 ｜ 著

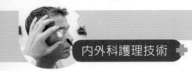
CHECK PUPILS AND LEVEL OF CONSCIOUSNESS BY THE GLASGOW COMA SCALE

第一節　急救車的基本設備與應用

學習目標

1. 正確評估瞳孔大小及對光反應。
2. 正確執行意識狀態評估。

1-1　瞳孔檢查

CHECK PUPILS SIZE AND LIGHT REFLEX

目　的

1. 測量瞳孔大小及對光反應。
2. 協助疾病診斷。
3. 監測病患病情進展及治療結果，做為治療的依據。

學理與原理

1. 瞳孔的大小是由自主神經系統所控制；刺激副交感神經纖維會導致瞳孔收縮，刺激交感神經纖維則會引起瞳孔放大。
2. 光線的多寡會影響瞳孔的大小；增加亮度會使瞳孔收縮，昏暗的光線會使瞳孔放大。
3. 瞳孔對光產生收縮的反應稱之為瞳孔反射，其中包括直接反應與交感性光反應。直接反應是指光線直接照射瞳孔發生收縮的現象；而交感性光反應是指對側瞳孔亦發生收縮情形；瞳孔反射之傳入神經為視神經（第二對腦神經），而傳出神經為動眼神經（第三對腦神經）。

適應症

意識不清或神經系統疾病病患。

用物與設備

1. 安靜的環境
2. 瞳孔尺（圖3-1(a)）..........................1把
3. 瞳孔檢查用手電筒（圖3-1(b)）........1支
4. 葛氏昏迷量表(Glasgow Coma Scale)
   記錄單張（表3-1）..........................1份

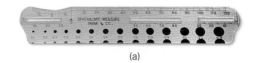

(a)

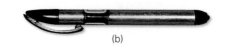

(b)

圖3-1 瞳孔尺、手電筒

◆ **表3-1** GCS記錄單

評估項目		日期																	
		時間																	
意識程度(Glasgow Coma Scale)	最佳睜眼反應	自動張開眼	4															眼腫無法張開以 "C" 表示	
		聲音刺激睜開雙眼	3																
		疼痛刺激睜開雙眼	2																
		無反應	1																
	最佳語言反應	有定向感	5															插氣管內管以 "E" 表示；氣切以 "T" 表示 失語以 "A" 表示	
		混亂	4																
		不適當的字眼	3																
		發出無法理解的聲音	2																
		無反應	1																
	最佳運動反應	依命令活動	6															通常記錄手臂最佳反應	
		辨識疼痛位置	5																
		避開疼痛源	4																
		疼痛造成屈曲姿勢	3																
		疼痛造成伸張姿勢	2																
		無反應	1																
	總分																		
瞳孔	大小		R															++：迅速 +：稍慢 ±：微弱 －：無反應 c：腫脹無法睜眼	
	對光反應																		
	大小		L																
	對光反應																		

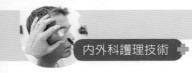

步驟與說明

步　　驟	說　　明
1. 向病患解釋檢查目的及過程。	1-1. 瞳孔大小會受心理因素影響：如害怕、焦慮會刺激自主神經，而使得瞳孔改變，故需穩定病患情緒。
2. 鎮靜病患情緒。	
3. 檢查瞳孔 　　在正常光線下，請病患正視前方，觀察其瞳孔變化。	
(1) 以瞳孔尺測量左右眼睛瞳孔大小，且注意是否等大。	(1)-1. 正常瞳孔大小為2.0~5.0mm，若是針狀瞳孔，則可能是中腦、橋腦受傷或使用麻醉藥物（如Morphine）。
(2) 觀察瞳孔形狀及外觀。	
(3) 瞳孔位置是否在正中或有偏離情況產生。	
(4) 瞳孔邊緣是否規則。	
4. 檢查瞳孔對光反應	
(1) 病患所處的房間光線應柔和。	
(2) 醫護人員站在病患前方。	
(3) 以瞳孔檢查用手電筒由眼睛外側8吋處照向瞳孔。	(3)-1. 不可將瞳孔檢查用手電筒置於病患前方或讓病患注視光源。
(4) 觀察該側瞳孔對光直接光反應。	
(5) 觀察對側瞳孔對光交感性光反應。	(5)-1. 由於視神經有交叉，所以當該側瞳孔受光刺激產生收縮，對側瞳孔也會收縮，此稱為交感性光反射。 (5)-2. 若兩側瞳孔對光無收縮而呈現擴大情形，則可能是大腦受傷；若單側瞳孔擴大，則表示第三對腦神經動眼神經受壓。

步　驟	說　明
(6) 重複(3)(4)(5)方法再測量另一隻眼睛。	(6)-1. 若需再次測量瞳孔對光反應，則需間隔30秒，或用食指或中指將上眼瞼往下壓，使眼睛休息，但不宜連續重複或持續照射，除會造成病患不適之外，亦會影響真正的結果。
(7) 記錄在葛氏昏迷量表 　　(+)表對光有反應 　　(±)表對光反應微弱 　　(－)表對光無反應	

注意事項

1. 檢查前需事先詢問病患是否有使用散瞳劑、義眼、先天性缺陷、青光眼手術、白內障等眼部狀況，以免影響結果的正確性。
2. 若病患昏迷無法睜開雙眼，可用拇指及食指撥開病患眼瞼；若眼瞼腫脹，可用棉棒協助撐開雙眼。

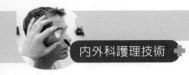

1-2 意識程度評估
ASSESSMENT OF CONSCIOUSNESS

目 的

　　使用葛氏昏迷量表(Glasgow Coma Scale)評估病患意識程度的改變，以監測病患病情進展及治療結果，做為治療依據。

學理與原理

　　依病患的眼睛睜開與否、言語的回答及所給予的刺激反應作一觀察記錄，並將這些反應量化，以計算總和的方式，來評估病患的意識程度。

適應症

　　意識不清或神經系統疾病病患。

用物與設備

1. 安靜的環境
2. 原子筆或鈍物 1支
3. 葛氏昏迷量表(Glasgow Coma Scale)記錄單張（表3-1）.....................1份

▌步驟與說明 ···

步　驟	說　明

一、睜眼反應(Eyes open)

1. 自動張開眼 (Spontaneously)
   病患無需任何刺激即可自動睜開眼睛。

2. 聲音刺激睜開雙眼 (To speech)
   病患對任何聲音刺激可睜開眼睛。

3. 疼痛刺激睜開雙眼 (To pain)
   給予病患任何疼痛刺激可睜開眼睛。

4. 無反應 (None)
   給予病患任何刺激，均無法睜開眼睛。

1-1. 得滿分4分：能自動睜開眼睛。植物人若眼能睜開亦是4分。

2-1. 得3分：但需事先評估病患是否有聽力方面問題。

3-1. 得2分：可用鈍物刺激病患額頭、胸骨、指（趾）甲床等疼痛敏感處。若眼睛睜開，即得2分。

4-1. 得1分：可用鈍物刺激病患額頭、胸骨、指（趾）甲床等疼痛敏感處，但仍無法睜眼。若病患眼瞼腫脹，無法睜眼，則記錄為C (Eyes closed but swelling)。

二、最佳語言反應 (Best verbal response)

1. 有定向感 (Orientated)
   病患對於問題，能正確地回答出人、時、地。

2. 混亂 (Confused)
   病患對於問題，人、時、地回答不正確，但能與交談，例如問其姓名、出生年月日、能說出答案，但卻不正確。

3. 不適當的字眼
   (Inappropriate words)
   病患能說簡單的單字或片語，但是答非所問，即問東答西。

1-1. 得滿分5分：能回答正確無誤。但需考量病患學歷、生活背景等因素，避免過於艱深難以理解的問題，選擇適合病患的問題。

2-1. 得4分：回答方向正確，但內容不正確。

3-1. 得3分：可回答，但回答方向及內容皆不正確。

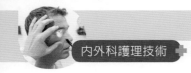

步　驟	說　明

4. 發出無法理解的聲音
   (Incomprehensible sounds)
   呼喚病患或問問題時，病患只能
   發生聲音，但無法了解意義。

5. 無反應 (None)
   無法回答亦無法發出聲音來。

4-1. 得2分：無法回答，只能發出聲音來。

5-1. 得1分：無法回答。
5-2. 若病患放置氣管插管或有氣切時，以E或T記錄(Endotracheal tube or tracheostomy)。

三、最佳活動反應
　　(Best motor response)

1. 依命令活動 (Obey commands)
   病患能遵從醫護人員的指示活
   動，而且活動做的正確。

2. 辨識疼痛位置 (Localize to pain)
   給予病患疼痛刺激，病患可正確
   地移除疼痛源。

3. 避開疼痛源 (Withdraw to pain)
   病患對疼痛刺激有反應，無法移
   除，但可退縮避開。

4. 疼痛造成屈曲姿勢 (Flexion to pain)
   病患對疼痛刺激，手腳有彎曲性
   反應動作產生（圖3-2）。

5. 疼痛造成伸張姿勢 (Extension to pain)
   病患對疼痛刺激，手腳有伸張性
   反應動作產生（圖3-3）。

6. 無反應 (None)
   病患對疼痛完全無反應。

1-1. 得滿分6分：如請病患舉起右手，能正確執行，或請病患握緊拳頭，能握緊拳頭。

2-1. 得5分：於病患額頭、胸骨、指（趾）甲床等疼痛敏感處給予刺激，病患能正確且成功地用手去移除疼痛源。

3-1. 得4分：於病患額頭、胸骨、指（趾）甲床等疼痛敏感處給予刺激，病患無法用手去移除疼痛源，但可回縮避開疼痛源。

4-1. 得3分：於病患額頭、胸骨、指（趾）甲床等疼痛敏感處給予刺激，病患無法用手去移除疼痛源，且有手往上提高屈曲的姿勢。

5-1. 得2分：於病患額頭、胸骨、指（趾）甲床等疼痛敏感處給予刺激，病患無法用手去移除疼痛源，且有手往下伸張的姿勢。

6-1. 得1分：無論刺激多強烈，病患完全無反應。

步　驟	說　明

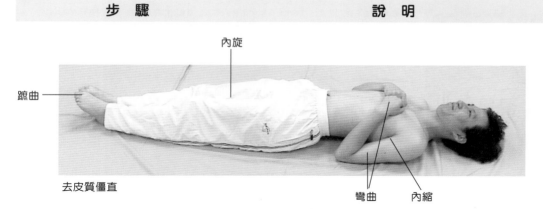

內旋

蹠曲

去皮質僵直

彎曲　內縮

圖3-2　屈曲姿勢

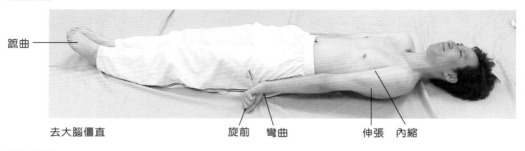

蹠曲

去大腦僵直　　　旋前　彎曲　　　　伸張　內縮

圖3-3　伸張姿勢

注意事項

1. 評估前需先考慮病患有無使用鎮靜劑，或正處於熟睡時。

2. GCS滿分為15分，最低分為3分；7~8分為中度昏迷，3分可能為腦死。

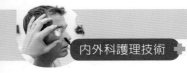

第二節　頸圈、頸架與背架的使用
USE OF CERVICAL COLLAR, CERVICAL BRACE AND SPINAL BRACE

學習目標

1. 正確使用頸圈。
2. 正確使用頸架。
3. 正確使用背架。

2-1　頸圈使用
USE OF THE CERVICAL COLLAR

目　的

使頸部維持過度伸展的姿勢，以防壓迫頸椎神經。

學理與原理

使已受傷的頸部韌帶或頸椎獲得支撐力，避免進一步的損傷。

適應症

頸部韌帶受傷或頸椎疾病的病患。

用物與設備

1. 棉墊 1個
2. 頸圈（圖3-4）............... 1個

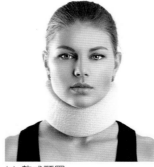
(a) 軟式頸圈

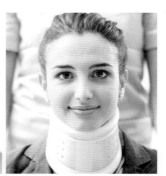
(b) 可調高度頸圈

圖3-4

步驟與說明

步　驟	說　明
1. 向病患解釋。	
2. 協助病患平躺。	
3. 戴頸圈時	3-1. 避免過度轉動頸部，造成頸椎再度受傷。
(1) 讓病患在頭頸部最少移動的範圍內，將頸圈置於頸下。	3-2. 避免材質堅硬的頸圈磨損病患皮膚，護理人員並應每日檢查位於與頸圈接觸的下頦骨及鎖骨皮膚情況。
(2) 將頸圈攤開，把棉墊置於下頦骨及鎖骨處。	
(3) 將頸圈上緣置於病患下頦骨。	
(4) 將頸圈下緣置於病患鎖骨上方。	
(5) 調整頸圈適當鬆緊度以可伸入頸圈上緣1～2指（1.27~2.54公分）為宜，再扣上頸圈帶子或自黏膠帶。	(5)-1. 避免過緊造成病患不適。
4. 移除頸圈時	
(1) 脫下頸圈時，先鬆開頸圈帶子或自黏膠帶。	
(2) 移除前方頸圈。	
(3) 移除後方頸圈，但移除過程中，需按住或支托頸部，以固定頸椎。	(3)-1. 減少頭頸部的移動範圍，以免脊椎神經受損。
(4) 評估病患使用頸圈的反應，如疼痛是否緩解、有無破皮，或疲憊及不舒適的情況，若有則需記錄於護理記錄單上。	
5. 衛　教	
(1) 教導下床活動前需先戴上頸圈，並採用圓滾木式翻身法。	(1)-1. 避免更換姿勢時，頭頸部無法支撐，導致已損傷的脊椎神經，再度受壓。
(2) 穿脫頸圈均需在床上執行。	

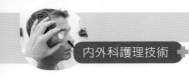

注意事項

1. 頸圈固定力量較小，請病患頭部動作宜輕柔緩慢，勿太猛。
2. 頸圈會限制病患頸部活動，造成視野縮小，所以提醒病患應注意地面的安全，並減少病患周遭環境的障礙物。
3. 頸圈若太鬆，則固定支持作用變差，需重新請廠商再修改。

2-2 頸架使用

USE OF THE CERVICAL BRACE

目 的

1. 提供頸部支持的力量。
2. 固定頸椎，讓頸椎減少彎屈伸展，以減輕脊椎受壓。
3. 促進頸椎的癒合。

學理與原理

使已受傷的頸部韌帶或頸椎獲得支撐力，避免進一步的損傷。

適應症

受傷的頸部韌帶或頸椎疾病病患。

用物與設備

1. 棉墊 1個
2. 頸架（圖3-5）..1副

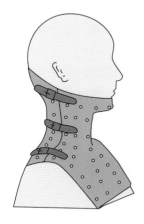

(a)
控制頸椎伸展、
屈曲、側屈及旋
轉的矯正架

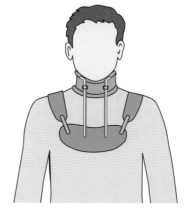

(b)
四支柱可調節
型矯正架

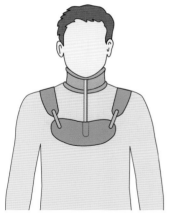

(c)
雙支柱可調整
型矯正架帶下
顎和枕部支座

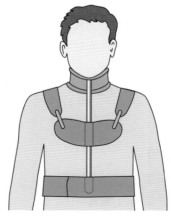

(d)
朱艾特 J-21 型雙
支柱矯正架，附
胸廓延展部分

圖3-5 各型頸架

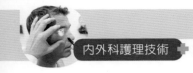
▌步驟與說明 ···

步　驟	說　明
1. 向病患解釋。	
2. 協助病患側躺。	
3. 調整枕頭高度與肩同高。	3-1. 避免過度轉動頸部，造成頸椎再度受傷。
4. 穿頸架時	
(1) 將後片頸架墊上棉墊，從病患頭頸肩處下緩緩穿過，使頸架後片上緣固定在枕骨尖端下，後片頸架下緣固定在肩胛骨上方。	(1)-1. 避免材質堅硬的頸架磨損病患皮膚，護理人員並應每日檢查枕骨、肩胛骨、下頦骨、鎖骨處的皮膚狀況。
(2) 護理人員一手扶住病患的後片頸架，讓病患平躺。	
(3) 將前片頸架墊上棉墊，使下巴杯狀器固定於頸架前片上緣，讓頸架前片下緣固定在鎖骨下。	
(4) 扣緊二肩上環扣。	
(5) 鎖緊螺絲。	
5. 移除頸架時	
(1) 移除前方頸架。	
(2) 移除後方頸架，但移除過程中，需扶住或支托頸部，以固定頸椎。	
(3) 評估病患使用頸架的反應，如疼痛是否緩解、有無破皮，或疲憊及不舒適的情況，若有需記錄於護理記錄單上。	

步　驟	說　明
6. **衛教** 　(1)教導下床活動前需先戴上頸架，並採用圓滾木式翻身法。 　(2) 均需在床上執行穿脫頸架，穿頸架時，先鬆開頸架螺絲。	(1)-1. 減少頭頸部的移動範圍，以免脊椎神經受損。

注意事項

1. 穿戴時間依醫囑而定。

2. 頸架會限制病患頸部活動，造成視野縮小，所以提醒病患應注意地面的安全，並減少病患周遭環境的障礙物。

3. 病患平衡感變差，需注意安全。

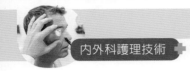
2-3　背架使用

USE OF THE SPINAL BRACE

目　的

使脊椎維持平直的姿勢，以防壓迫脊椎神經。

學理與原理

使已受傷的脊椎韌帶或脊椎獲得支撐力，避免進一步的損傷。

適應症

受傷的脊椎韌帶或脊椎疾病病患。

用物與設備

1.棉墊 1個
2.背架（圖3-6）...1副

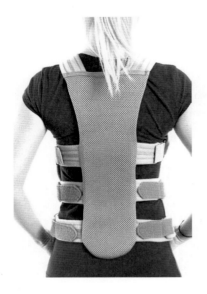

圖3-6　背架

▍步驟與說明 ‧‧‧

步　　驟	說　　明
1. 向病患解釋。	
2. 衛教病患可穿棉製衣物，以減少背架的磨擦。	2-1. 避免材質堅硬的背架磨損病患皮膚，護理人員並應每日檢查腸骨處的皮膚狀況。
3. **穿背架時**	
(1) 以圓滾木式翻身法，協助病患在床上側平躺。	(1)-1. 維持脊椎成一直線，避免過度轉動脊椎，造成脊椎再度受傷。
(2) 將枕頭高度與肩同高。	
(3) 將背架背部部分置於病患背部，且使背架中間部位對準脊椎，並確保背架與病患身體彎曲度密合。	
(4) 護理人員一手扶住病患的後片背架，以圓滾木式翻身法，讓病患平躺在後片背架上。	
(5) 再穿上胸前部分的背架，左右二側背架需對準腸骨嵴。	
(6) 調整背架二側帶子或自黏膠帶。	
4. **移除背架時**	
(1) 請病患平躺，鬆開二側帶子或自黏膠帶，移除胸前背架。	(1)-1. 維持脊椎成一直線，避免過度轉動脊椎，造成脊椎再度受傷。
(2) 採圓滾木式翻身法，將病患翻向靠近護理人員側。	
(3) 移除背部背架。	
(4) 評估病患使用背架的反應，如疼痛是否緩解、若有破皮，疲憊及不舒適的情況，需記錄於護理記錄單上。	

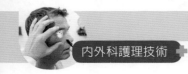

步　驟	說　明
5. **衛 教** (1) 教導下床活動前需先戴上背架，並採用圓滾木式翻身法。 (2) 穿脫背架均需在床上執行。 6. **背架穿戴後上下床方法** (1) 床搖平，並將床降至最低高度。 (2) 協助病患穿上背架後側躺。 (3) 教導病患用手臂抵住床鋪，以支撐身體重量。 (4) 將病患雙腳移至床緣。 (5) 再以手臂支撐身體。 (6) 協助病患坐於床緣且保持身體平直。 (7) 病患雙腳移至床下的小腳凳。 (8) 第一次下床前，請病患坐於床緣10~15分鐘後，確定無姿勢性低血壓，不會頭暈再下床。	(1)-1. 維持脊椎成一直線，避免過度轉動脊椎，造成脊椎再度受傷。

注意事項

1. 穿戴背架後，不論站、坐或拿東西，均應保持脊椎平直。

2. 背架內最好穿上棉製內衣，可保護皮膚及維持背架清潔；內衣應平整，以免造成壓瘡。

3. 背架穿戴前3個月，背架需先平躺穿好，再坐起或下床，平躺後再脫下；3個月後，可坐著穿脫背架。

第三節 腰椎穿刺術

學習目標

1. 了解接受腰椎穿刺術的適應症及禁忌症。
2. 協助醫師正確執行腰椎穿刺術。
3. 執行腰椎穿刺術後病患的護理。

目 的

1. 注入麻醉藥物，以行半身麻醉。
2. 將抗生素注入，以治療腦脊髓膜腔感染情形。
3. 測量腦脊髓腔壓力。
4. 檢查腦脊髓液，做為診斷的依據。

學理與原理

　　以腰椎穿刺針插入脊髓蜘蛛膜下腔，而將藥物注入，以做麻醉或治療；除此之外，可抽出脊髓液做檢查，並進而減少腦脊髓壓力或測量腦脊髓壓力。

適應症

　　脊髓麻醉、腦膜炎病患、測量腦脊髓壓力及減少腦脊髓腔壓力。

用物與設備

1. **無菌腰椎穿刺包**

    (1) 洞巾 1條

    (2) 20、21及22號穿刺針 各2支

    (3) 三路活塞 1個

    (4) 玻璃測壓管 1個

    (5) 不鏽鋼杯（內裝棉球4個）............................2個

    (6) 9吋敷料鉗 1個

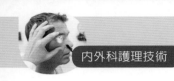

2. **換藥車**

   (1) 無菌手套 2副

   (2) 10c.c.空針 1支

   (3) 23G針頭 1個

   (4) 2% Xylocaine 1瓶

   (5) 酒精性優碘(Alcohol B-I) 1瓶

   (6) 75%酒精(Alcohol) 1瓶

   (7) 無菌3'×3'紗布 ....數塊

   (8) 布膠 1捲

   (9) 鑷子泡於泡鑷罐中 1套

   (10) 棉球罐 1瓶

3. **其他設備**

   (1) 橡皮治療巾 1條

   (2) 布治療巾 1條

   (3) 彎盆 1個

   (4) 無菌試管 ....3~4支

▌步驟與說明 ···

步　驟	說　明
1. 向病患解釋目的、過程及注意事項。	1-1. 取得病患合作。
2. 請病患填寫同意書。	2-1. 因屬侵入性治療，故需同意書。
3. 請病患排空膀胱。	3-1. 因檢查治療時間可能過久，且可減輕腹部壓力及不適感。
4. 圍屏風、圍布簾或關上門窗。	4-1. 維護病患隱私。
5. 安排適當的檢查治療姿勢 (1) 請病患側臥於床，背部靠床緣。 (2) 協助病患兩腿屈曲，膝蓋盡量靠近腹部，頸部稍微向下彎曲，雙手抱住雙膝成蝦米狀（圖3-7）。 (3) 以橡皮治療巾及布治療巾墊於腰部下，並暴露出腰椎部位。	(2)-1. 可獲得最大的脊椎間隙，針頭易插入蜘蛛膜下腔。

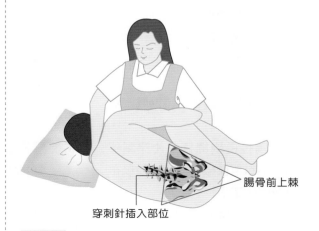

腸骨前上棘

穿刺針插入部位

圖3-7　腰椎穿刺法的姿勢

步　驟	說　明
6. 將穿刺包置於一空曠面上。	
7. 以無菌技術將穿刺包打開，將酒精性優碘及75%酒精倒於不鏽鋼杯中。	
8. 協助醫師以酒精性優碘及75%酒精消毒皮膚，鋪上洞巾並以膠布固定洞巾於病患身上。	8-1. 消毒處以第三、四腰椎為中心點，用酒精性優碘環狀消毒約2~4吋，等2分鐘後以75%酒精塗擦。

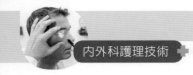
步　　驟	說　　明
9. 協助醫師以10c.c.空針抽取麻醉藥物。	9-1. 通常以2% Xylocaine為麻醉藥物；視情況再向脊椎深部2~3公分處注射。
10.協助醫師將腰椎穿刺針插入第三、四腰椎或第四、五腰椎，然後再進入病患蜘蛛膜下腔處。	10-1. 通常於第三、四腰椎或第四、五腰椎脊突間注入，然後再進入蜘蛛膜下腔處。
11. 請病患平穩呼吸，勿停止呼吸或用力。	11-1. 換氣過度，會導致假性壓力下降。
12.腦脊髓液會經由腰椎穿刺針流出。	
13.如有需要，協助醫師拿取玻璃測壓管，測量腦脊髓腔壓力；如需要可做"Queckenstedt's test"，則做下列步驟：雙手壓住兩側頸靜脈6~8秒後放開。	13-1. 正常壓力為$80\sim180mmH_2O$，平均為$120mmH_2O$。 13-2. 正常人在頸靜脈受壓時，腦脊髓腔壓力會迅速升高；若腦脊髓腔有阻塞情形，則壓力不會升高或緩慢升高。
14.收取腦脊髓液標本，分別裝入貼有標籤無菌試管中。	14-1. 以無菌技術收集標本，包括 ★ 細菌、結核菌、黴菌培養。 ★ 生化（蛋白質、醣類、電解質）。 ★ 常規細胞檢查。
15.如有需要注入藥物，協助醫師抽取注入。	
16.以酒精性優碘棉棒壓住穿刺部位，再以無菌紗布覆蓋，並以布膠密閉固定。	16-1. 預防腦脊髓液流出，導致壓力不平衡，造成頭痛。
17. 協助病患平躺6~8小時。	17-1. 避免因腦脊髓液由穿刺部位流出或腦膜受刺激，導致頭痛。
18.觀察病患生命徵象、頭痛、頸部僵硬、背部及下肢肌肉痙攣，穿刺部位有無疼痛、水腫或血腫等。	18-1. 若有頭痛或疼痛等不適症狀，可予止痛藥物。
19.記錄穿刺時間，病患反應，腦脊髓液顏色、性質、味道、量，平躺至何時等。	
20.清理用物。	

步　驟	說　明
21.鼓勵病患多攝取水分，以減輕穿刺後頭痛。	21-1. 避免因腦脊髓液由穿刺部位流出過多導致頭痛，故需予補充液體，以增加腦脊髓液的製造。

注意事項

1. 穿刺部位有局部性皮膚病或皮下組織感染者，不宜做腰椎穿刺，以免造成中樞神經系統感染。

2. 使用抗凝血劑、有出血傾向者或血小板數目少低於50,000/mm³者，不宜做腰椎穿刺，以免造成出血的合併症。

3. 後腦窩有腫瘤而有顱內壓升高者，禁做腰椎穿刺，以免壓力驟降，導致腦疝脫，造成病患死亡。

第四節　Log Roll Method 圓滾木式翻身法

學習目標

1. 能正確說出圓滾木式翻身法之適應症及目的。
2. 能正確說出圓滾木式翻身法之注意事項。

目　的

1. 減輕疼痛或損傷：背部或腹部手術、軀幹或背部疼痛病人，減輕傷口拉扯和疼痛。
2. 促進手術後傷口癒合：脊柱須維持正確直線位置，以促癒合。

學理與原理

　　更換姿勢時，動作應緩慢而穩定，以確認脊柱維持在正確直線位置，以免因姿勢改變時，身體姿勢扭曲而導致疼痛或損傷程度加劇；或因拉扯手術傷口，導致癒合速度減慢。

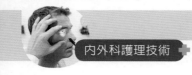

適應症

應用於背部或腹部手術、軀幹或背部疼痛。

用物與設備

1. 枕頭 .... 3~4個
2. 翻身單 1條

步驟與說明

步　驟	說　明
一、協助翻身法（翻向左側）	
1. 洗手：脫手錶、飾物、袖子捲到肘關節以上。	
2. 自我介紹。	
3. 核對病患：確認病患（詢問病患全名或核對手圈）。	
4. 向病患解釋圓滾木式翻身法的重要性。	
5. 二位護理人員各站床的左、右二側，放下二邊床欄。	
6. 鬆開被蓋，移去枕頭，被蓋適當覆蓋病患，注意保暖。	6-1. 若枕頭與肩齊高，可不移去枕頭。
7. 將病患雙手置於腹部。	
8. 二位護理人員各捲起左、右側翻身單，一手抓緊靠近病患肩部端的翻身單，另一手抓緊大腿端的翻身單。其中一位護理人員發口令將病患移向右側，再將右側床欄拉起。	8-1. 床欄拉起，以防病患跌落。

步　驟	說　明
9. 一位護理人員先將病患左前臂拉至與肩膀同高，手掌置於頭部高度，同時左手肘彎曲為90度；右手置於胸前或腹部。	
10.一位護理人員一手抓緊靠近病患右肩部端的翻身單，另一手抓緊靠近病患右腰背的翻身單；另一位一手抓緊靠近病患右側臀部的翻身單，另一手抓緊靠近病患右大腿處的翻身單；並維持病患脊椎和雙腿保持一直線。	10-1.　維持身體脊椎成一直線的功能位置。
11. 一位護理人員發口令，同時將病患翻向左側。	
12.一位護理人員抓緊翻身單右側，讓病患維持左側躺的姿勢；將一枕頭置於右腰背部下，另一枕頭夾於雙膝（大腿）間，且右膝微彎。再取一枕頭讓病患雙手肘微彎抱於胸前。	
13.病患平躺時可在背腹部、膝膕處、踝關節處放枕頭，並用枕頭或床板維持腳板垂直，以防垂足發生。	
14.整理衣物及床單，保持平直無皺褶。	
15.蓋上被蓋，詢問病患是否舒適（衣物或床單是否做調整）。	
16.整理用物並洗手。	
17. 記錄：翻身時間，位置（左或右側躺）、反應。	

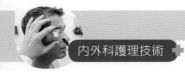

步　驟	說　明

二、病患自行翻身

* 自行上床

1. 坐在靠近床頭（圖3-8）。

2. 雙手放在靠床頭方向，以支撐身體降低往床頭躺下，同時屈膝並將雙腿置放低於床高度。

1-1. 不要坐在太靠近床尾處。

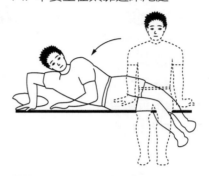

圖3-8　身體降低往床頭躺下

3. 側身臥床後再翻身平躺。

4. 若需調整躺在床上姿勢，雙腿彎曲以臀部移動身體調整。

5. 維持膝蓋彎曲，將肩膀和臀部視為整體如同原木以維持脊椎成一直線，並保持膝蓋彎曲，以利背部滾躺(Roll onto your back) 於床面。

5-1. 肩膀和膝蓋應維持在相同的方向。

* 自行下床

1. 維持脊椎成一直線，屈膝側躺，滾躺靠近床緣（圖3-9）。

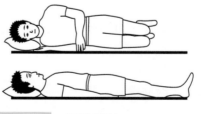

圖3-9　屈膝側躺

2. 將雙手自然下垂。

步　驟	說　明
3. 雙手彎曲撐起身體，同時膝蓋彎曲，雙腳挪至床緣外側後，並置放低於床高度（圖3-10）。	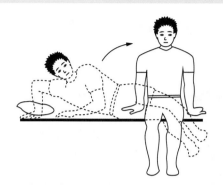 **圖3-10**　雙手撐起身體
4. 坐於床邊，背部維持一直線，腰部挺直。	

注意事項

1. 如有疼痛、麻木加劇、腿無法抬高情形，告知醫護人員。
2. 平躺仰臥時，可用枕頭墊高腿部，使背部肌肉放鬆而減輕疼痛。
3. 上下床時，應用雙手臂出力支撐身體重量，以臀部為支點移動身體，更換姿勢時動作力求平穩，宜緩慢勿急迫。
4. 執行圓滾木式翻身法有困難時，可在兩腿之間夾一枕頭。
5. 應休息片刻再起床 以避免頭暈。
6. 禁止採趴睡姿勢，以避免腰椎負荷增加。

第五節　HALO-VEST 頸椎外固定器的護理

學習目標

1. 能正確說出使用頸椎外固定器之適應症及目的。
2. 能正確說出頸椎外固定器之注意事項。

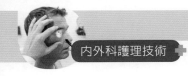
目 的

　　持續固定頸椎8~12週，維持頸椎穩定性，使受損脊椎能夠癒合，並早期下床活動和早日執行復健。

學理與原理

　　頸椎外固定器是術後或外傷後，用來維持穩定和保護頸椎和頸部的支架。頭環 (halo)圍繞頭部，並以鈦金屬頭釘(pins)連接頭骨；背心(vest)內襯有羊皮（或塑膠夾克）以穿於軀幹身上；立桿狀物(bars)上有螺絲以將背心連接延伸到頭環（圖3-11），用於維持支撐直立姿勢。

　　一般持續使用固定頸椎8~12週，但醫師仍將視病患個別情況，如手術、損傷、癒合過程（可使用X光片，以監測癒合過程）或個人健康狀況，來決定使用頸椎外固定器的時間。

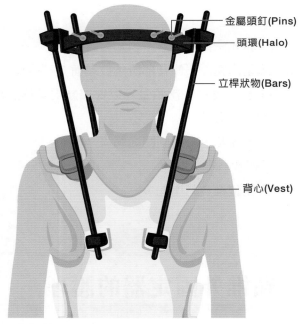

金屬頭釘(Pins)
頭環(Halo)
立桿狀物(Bars)
背心(Vest)

圖3-11　頸椎外固定器

適 應 症

不穩定高位頸椎骨折或脫位病人。

禁忌症

顱骨骨折、胸部創傷、肥胖、高齡者。

合併症

頭釘穿刺部位感染、鬆動或移位、皮膚破損、吞嚥困難、硬腦膜撕裂。

用物與設備

1. 棉棒 1包
2. 無菌生理食鹽水 1瓶
3. 無菌紗布 1包
4. 清潔手套 1副

▌步驟與說明 ∙∙∙

步　驟	說　明
金屬頭釘傷口護理	
1. 洗手。	
2. 自我介紹。	
3. 核對病患。	
4. 向病患解釋傷口護理的重要性。	4-1. 每天早晚（睡前）二次傷口護理，如有結痂、滲出液，應增加傷口護理至一天三次或視狀況需要給予，以避免感染。
5. 戴上清潔手套	
6. 觀察皮膚完整性，如紅腫或滲出液。	
7. 以無菌生理食鹽水棉棒或無菌紗布清潔頭釘傷口處。	7-1. 一支無菌生理食鹽水棉棒或一塊無菌紗布只能清潔一處頭釘傷口。
8. 若有結痂傷口，先以生理食鹽水無菌紗布覆蓋結痂處，約15~20分鐘，以軟化結痂；再以無菌生理食鹽水棉棒以滾動方式，輕柔清除結痂。	8-1. 不可在頭釘傷口處使用非醫囑藥膏、或雙氧水、氯己定(chlorhexidine)等溶液刺激傷口，因可能刺激皮膚造成破損。

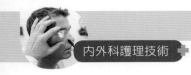

注意事項

1. 較長頭髮易被夾在金屬頭釘處,為維持頭部傷口處清潔,可考慮剃髮。
2. 若金屬頭釘傷口皮膚處紅腫痛、鬆動、腫脹或有分泌物、傷口處變大、有聲音,應立即回診請醫師處理。
3. 檢查背心及背心邊緣的皮膚狀況;可使用手電筒完整檢查背心內皮膚狀況。

第六節　Extra Ventricular Drainage, EVD 腦室外引流的護理

學習目標

1. 能正確說出腦室外引流之適應症及目的。
2. 能正確說出腦室外引流之注意事項。

目的

1. 監測顱內壓。
2. 降低顱內壓:引流腦脊髓液過多、吸收及循環不良時所導致顱內壓升高,腦室外引流為常見降低顱內壓的治療方式。
3. 檢驗:抽取腦脊髓液體以檢測病因。
4. 治療:注射生素與抗凝血劑治療等。

學理與原理

　　顱內壓是腦組織、血液和腦脊髓液所形成的壓力,其中一種增加,則另一種生理代償應減少,方可維持此三種成分的體積的平衡,若無法維持平衡,則會導致顱內壓升高(Increase Intracranial Pressure, IICP)。正常成人顱內壓值為1~15 mmHg,上限為20 mmHg;較小兒童為3~10 mmHg、嬰兒1~8 mmHg。

　　顱內壓過高會降低腦灌注壓,使腦部血流減少,導致腦組織缺血。腦組織缺血越嚴重,腦部血管越擴張,使腦水腫更加惡化,進而引起腦部嚴重缺氧、腦組織不可逆之損傷;另外,亦有可能導致腦疝脫而壓迫腦幹、硬腦膜下出血,造成腦死。腦灌注壓(Cerebral Perfusion Pressure, CPP)=平均動脈壓(Mean Arterial Pressure, MAP)－顱內壓,平均動脈壓=舒張壓＋1/3脈搏壓。

適應症

治療水腦、蜘蛛膜下腔出血、腫瘤、腦膜炎或創傷性腦損傷病患，使用留置腦室外引流，以監測或降低顱內壓。

禁忌症

正接受抗凝血劑治療或已知患有凝血問題、頭皮感染、腦膿腫的病患。

用物與設備

1. 腦室外引流組 1組
2. 三路活塞 1個
3. 壓力轉換器 1個
4. 示波器（監視器）..1個
5. 點滴架 1個
6. 無菌手套 1副

▎步驟與說明 ･･･

步　驟	說　明

一、測量顱內壓

1. 確認腦室外引流監測裝置連接妥當（圖3-12）。

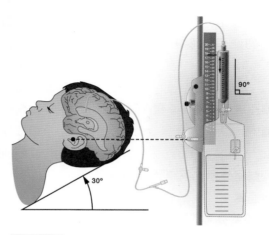

圖3-12 腦室外引流監測裝置

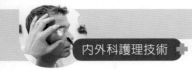
步　驟	說　明
2. 轉動三路活塞，確認病患端置引流端和測壓計端的通暢。	
3. 調整引流裝置零點高度約與病患外耳洞等高。	3-1. 腦室外引流系統壓力高度：一般零點對準耳洞設定在10~15 cmH$_2$O。
4. 待測壓計液面不再浮動，讀取正確壓力值。	

二、引流袋護理

1. 洗手。	
2. 自我介紹。	
3. 核對病患。	
4. 向家屬解釋腦室外引流的重要性，並告知勿隨意調整床頭高度。	4-1. 床頭及引流管高度的改變會導致腦脊髓液過度引流、引流不足或不引流。
	4-2. 引流不順時，需依醫囑沖洗或調整導管位置。
5. 觀察引流袋中的引流量。	5-1. 引流量達 500 c.c.或引流滴注管腔容量達50 c.c.，將影響引流效果。
6. 觀察頭部傷口敷料包紮完整、導管周圍皮膚的清潔與乾燥。	6-1. 若有滲血或滲液時，通知醫師，若有需要換藥。
7. 觀察腦室外引流系統：引流袋連接處密閉完整、通暢。	7-1. 避免拉扯滑脫出頭部傷口，造成出血、感染或創傷。
8. 依醫囑調整引流裝置零點高度，戴上無菌手套，以無菌技術打開引流袋下方管夾，流出引流液（勿使引流液往頭部方向逆流）。	8-1. 適當引流量為10~5 c.c./hr，一天約240 c.c.；若引流過量或過快，將會導致腦疝脫、硬腦膜下出血等合併症；但若引流過慢及不足，會導致腦腫脹，甚至意識狀態改變。
	8-2. 引流液逆流將會造成逆行性感染。
	8-3. 禁將任何藥物從腦室外引流管打入腦室。
9. 觀察引流液：性質、量、顏色、味道。	9-1. 正常應為透明清澈，若為紅色；代表出血、手術或外傷，若變鮮紅色或引流量突然增加，請立刻通知醫師。
10.確認腦室外引流系統連接密閉妥當且通暢。	
11.確認腦室外引流系統的高度無誤。	

步　　驟	說　　明
12.適當固定引流管，避免扭曲、壓迫拉扯管路。	
13.整理環境。	
14.告知臥床休息。	14-1. 引流系統留置期間，不可下床活動，以免影響引流。
15.記錄。	

注意事項

　　腦室外引流頭部穿刺傷口處，每天須換藥，並妥善包紮。

參考資料

孔家姬、童蓼美、潘怡欣、蔡昕瞳(2016)·提升護理人員執行腦室外引流管護理指導完整性·*台灣專科護理師學刊*，2(1)，46-56。

吳淑鈴、吳宏蘭、李瑜弘、黃媂芳、李鳳屏、戴金英、游金靖、陳姿妃、許重梅、郭秋香(2019)·於蔡秀鸞總校訂，*重症護理學*（四版）·永大。

林貴滿、李滿梅、林惠娟、譚蓉瑩、李素貞、陳秀蓉、陳佩英、張惠甄、韓玉蘭、蔡淑梅、曾錦瑋、洪麗珍、陳夏蓮、葉明珍、陳秋慧、顧家恬、古菊梅、鄧崇勵、賴美信…劉波兒(2023)·*內外科護理技術*（十版）·華杏。

高雄榮民總醫院護理部(2015)·*頸椎外固定器居家照顧應注意事項*。https://goo.gl/AD4afz

新竹馬偕紀念醫院（無日期）·*腦室外引流管留置照護*。https://goo.gl/99Wp2m

PeaceHealth(2017). *Log roll method for safe movement*. https://goo.gl/JpKK57

Saint Peter's University of Hospital (2013). *Intracranial pressure (ICP) monitoring and external ventricular drains: Adult and pediatric*. https://goo.gl/pYw2cE

The Johns Hopkins Hospital (2008). *Johns Hopkins information for the patient in a Halo-Vest*. https://goo.gl/X7DQp4

The Royal Children's Hospital Melbourne (2016). *External ventricular drains and intracranial pressure monitoring*. https://goo.gl/bhQWg4

UPMC Life Changing Medicine (2011). *Bed transfer: Log roll method*. https://goo.gl/EaQFLm

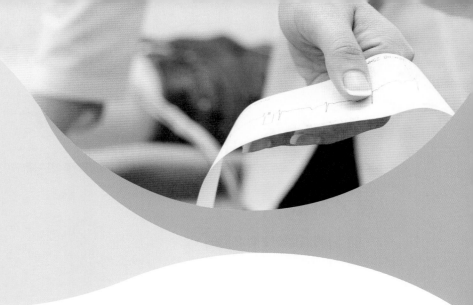

Medical Surgical
Nursing Techniques

04
CHAPTER

心臟血管系統功能障礙之護理
The Cardiovascular System

張怡娟　程紋貞｜合著

▶ 本章大綱

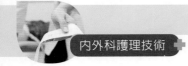

觀看技術影片

CENTRAL VENOUS PRESSURE；CVP

💟 第一節　中心靜脈壓

學習目標

1. 能正確說出該技術之目的。
2. 能正確及完整準備所需用物。
3. 能協助醫師執行中心靜脈導管之插入。
4. 能準確測量中心靜脈壓數值，及判讀其臨床意義。
5. 能正確執行中心靜脈導管傷口護理。

目　的

1. 測定右心房及腔靜脈壓力，以評估心臟接受靜脈回血量及排出血液之能力。
2. 評估全身血液、液體的含量，以做為輸液治療的參考指標。
3. 做為腸道外營養補給及輸液給藥的途徑。

學理與原理

　　中心靜脈壓的測量方式是將一條導管從身體周邊靜脈插入，經由血管進入腔靜脈，在體外導管末端與測壓計裝置連結，藉此測得其壓力（圖4-1）。

　　全身靜脈血流回右心房後，血液經由肺循環後到達左心室，再由左心室將血液打到全身動脈，所以測量右心房壓力可以了解病人目前全身血液、液體的含量，及心臟排出血液之能力。

適應症

1. 循環衰竭病患，如：大面積燒傷、大量失血、嚴重脫水、休克，或心、肺、腎衰竭者。
2. 重要器官手術前後供給液體之指標。

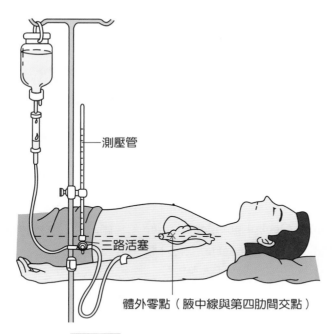

測壓管

三路活塞

體外零點（腋中線與第四肋間交點）

圖4-1 中心靜脈壓的測量方式

用物與設備

1. 無菌防護衣包（注意有效日期，各醫院內容物可能不同）
   （無菌防護衣、治療巾、大洞巾、擦手巾）...1包
2. 無菌手套、外科口罩、手術帽 各1副
3. 中心靜脈導管穿刺包（注意有效日期，各醫院內容物可能不同）
   (1) 治療盤 1個
   (2) 洞巾 1條
   (3) 治療巾 2條
   (4) 換藥碗（或彎盆）...1個
   (5) 棉球（或棉棒）...數個
   (6) 有齒短鑷、無齒短鑷 各1支
   (7) 持針器 1支
   (8) 線剪 1支

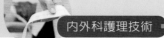

4. 中心靜脈導管(Central Venous Catheter, CVC)：依醫囑選擇單一管腔(Single lumen)、雙管腔(Double lumen)（圖4-2）、三管腔(Triple lumen) 1副

5. 中心靜脈壓測壓計(CVP monitor).......... 1支

6. 藥物
   (1) 醫囑指定溶液（常用N/S 500mL）. 1瓶
   (2) 2% Xylocaine................................... 1瓶
   (3) Heparin (by order)............................ 1瓶
   (4) 75% Alcohol及Alcohol povidone-iodine 或2% Chlorhexidine gluconate......各1瓶

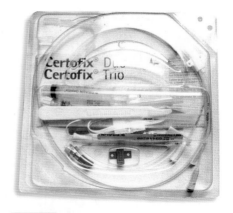

圖4-2 雙管腔中心靜脈導管

7. 5c.c.及10c.c.空針 各1支

8. 敷料
   (1) OP site 1片
   (2) 寬紙膠 1捲
   (3) 3'×3'或4'×4'無菌紗布 .... 數塊

8. 水平儀 1個

9. 其他：IV set、點滴架、無菌手套、橡皮治療巾、棉球、縫合針及縫合線、沖洗用生理食鹽水

步驟與說明 ·

步　驟	說　明

一、協助插入中心靜脈導管

1. 核對醫囑(on CVC St.)。
2. 洗手：脫手錶及飾物，袖子捲到肘關節以上。
3. 備妥用物攜至病患單位。
4. 核對病患。

    4-1. 確定病患正確。

5. 由醫師先向病人或家屬說明置放中心靜脈導管之原因與目的，取得病人或家屬同意，並填寫中心靜脈導管置放術說明暨同意書。

    5-1. 讓病患了解插入CVC的目的及過程，以減少病患焦慮，取得其合作。

6. 拉圍簾並掛上「檢查／治療中，請勿進入」標示牌，以維護病人隱私。
7. 備點滴：以酒精棉棒消毒點滴瓶之橡皮塞，關緊IV set的管夾，插入IV set並打開排氣裝置，排氣正確（擠壓滴室水位至1/2~2/3，蓋子取下無汙染，排氣完全），在彎盆上排氣，水不可滴於地上。

    7-1. 任一步驟不可汙染。

8. 將測壓計固定於點滴架上。
9. 將已排氣完全之IV set以無菌技術接上測壓計。
10. 排氣：使點滴充液向病患端，將「OFF」關向測壓計，使IV端與病患端相通，取下病患端IV set之蓋子，拿於手上，排氣完全，蓋回蓋子，整個過程保持無菌技術。

    10-1. 嚴禁排氣不完全或汙染。

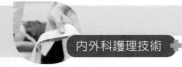
步　驟	說　明

11. 將三路活塞之接管掛在點滴架備用，如圖4-3。

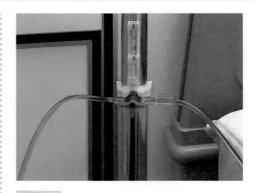

圖4-3

12. 依穿刺部位適當暴露，並準備病人姿勢。若為頸靜脈，可將病患枕頭移開，鬆寬病人上衣露出頸肩部，平躺或肩下墊小枕頭（毛巾捲），使頭微向後傾，並使臉朝向欲穿刺部位之對側（一般若病患情況許可，多採垂頭仰臥姿勢，可使頸靜脈怒張，較易穿刺）。

12-1. 常插入部位：內頸靜脈、鎖骨下靜脈、股靜脈。成人中心靜脈穿刺避免由股靜脈置入。

12-2. 垂頭仰臥姿勢，可使頸靜脈怒張，且減少空氣栓塞之機會。

12-3. 固定病患臉朝向欲穿刺部位之對側，是為了保持消毒區的無菌，並可暴露穿刺部位及保持該部位平坦，以便執行技術。

13. 頸肩部位下鋪上橡皮治療巾、治療巾。

13-1. 臨床上已多使用看護墊來取代。

14. 打開中心靜脈導管穿刺包，並協助醫師穿無菌衣及戴無菌手套。

14-1. 執行者嚴格遵守無菌技術。

14-2. 依醫院感控政策做好個人防護之準備：除手部衛生外，例如戴口罩及髮帽。口罩：使用一般外科口罩，上面拉至鼻樑壓緊，下面拉過至下巴（完全密合）；髮帽：完全覆蓋頭髮。

15. 皮膚準備：以無菌方式打開大棉棒包，由醫師戴無菌手套拿大棉棒→沾75% Alcohol及Alcohol povidone-iodine或2% Chlorhexidine gluconate溶液消毒插入部位。

15-1. 視情況先行皮膚清潔，可使用酒精、無菌蒸餾水或其他消毒液清潔皮膚。務必注意：2% Chlorhexidine gluconate不可與陰性離子溶液共用，如優碘、生理食鹽水，會低Chlorhexidine 的效用，應避免在使用優碘後再以2% Chlorhexidine消毒，以及避免在使用2% Chlorhexidine後再以生理食鹽水擦拭。

步　驟	說　明
	15-2. 消毒溶液以2% Chlorhexidine gluconate優先使用，若病人對此劑過敏，則選擇使用75%酒精和10%酒精性優碘溶液。
	15-3. 皮膚的消毒方式：酒精→酒精性優碘→自然乾燥→酒精，由中心向外消毒導管插入部位；若採2% Chlorhexidine gluconate以一次消即可，針對置入部位由內到外消毒，應等待消毒液至自然乾燥。
	15-4. 消毒液留置時間要夠，含碘的消毒液至少2分鐘。
	15-5. 消毒範圍應大於洞巾洞口，直徑至少大於10 cm。
16. 打開5c.c.和10c.c.空針各一支，倒入盤內（同時醫師執行鋪設穿刺無菌區）。	16-1. 協助醫師鋪設穿刺無菌區：使用最大範圍之消毒蓋單。依醫院現行設備可採多件鋪單或一體成形洞巾，做到最大無菌面防護覆蓋（建議由頭至腳全面性的覆蓋），只露出穿刺部位，以減少汙染。
17. 打開沖洗用生理食鹽水，以無菌技術倒入治療碗內，並依醫囑加入Heparin（若Order要使用Heparin則需多備一支2c.c.空針）。	17-1. 醫師取盤內10c.c.空針抽取治療碗內加了Heparin的生理食鹽水，並接上中心靜脈穿刺針。
18. 將2% Xylocaine瓶蓋以酒精棉棒消毒後，協助醫師以5c.c.空針來抽取，作為局部麻醉之用。	17-2. Heparin可以避免中心靜脈導管插入時血液凝固。
19. 將中心靜脈導管整副打開由醫師以無菌技術取出。	19-1. 亦可以無菌鑷子取出放入無菌盤內，由醫師取用。
	19-2. 亦可以將中心靜脈導管整副打開倒入無菌盤內。
	19-3. 任一步驟皆不可汙染。

步　驟	說　明
20.醫師插入導管後，協助將三路活塞之接管及中心靜脈導管(distal lumen)相接，並將靜脈輸液調為全速滴注。	20-1. Triple Lumen的中心靜脈導管(3 way CVC)依導管出口分為：近端(proximal)、中間(middle)、遠端(distal)；Double Lumen的中心靜脈導管(2 way CVC)依導管出口分為：近端(proximal)、遠端(distal)。遠端(distal)導管用來測量中心靜脈壓。
	20-2. 靜脈輸液調快，以便灌入原來留在導管內之血液。
21.將點滴瓶放置低於床沿，若有回血，再掛回原位並以全速將血液沖回體內，最後，依醫囑調整適當的滴速。	21-1. 此步驟是用以檢查導管位置是否在血管內以及管路是否通暢。
22.協助醫師縫合並固定後，視情況以適量消毒溶液（Alcohol povidone-iodine或75% Alcohol或2% Chlorhexidine gluconate）消毒導管插入部位，並等待消毒液至自然乾（約2分鐘）。	
23.使用無菌紗布、無菌透明薄膜式敷料（如Tegaderm、OP-site）覆蓋傷口及固定導管，再以寬紙膠黏貼，註明敷料日期及導管固定深度。	23-1. 預防穿刺處感染與鬆脫。
24.將病患穿刺部位周圍皮膚擦拭乾淨，整衣、恢復舒適臥位，並協助病患照X光。	24-1. 插入部位為內頸靜脈或鎖骨下靜脈，於完成穿刺術後，照胸部X光確定中心靜脈導管的位置及有無合併症發生。
25.整理用物。	
26.測量中心靜脈壓值。	
27. 洗手。	
28.記錄：CVC置入後應記錄插入時間、部位、管路深度、回血情形及病人情況。	28-1. 插入後最初幾小時內，應時常監測病患生命徵象，觀察傷口是否有出血情形、呼吸困難及皮下氣腫，並追蹤X光結果。

步　驟	說　明

二、測量中心靜脈壓

1. 核對醫囑(check CVP)。
2. 洗手：脫手錶及飾物，袖子捲到肘關節以上。
3. 備妥用物攜至病患單位。
4. 自我介紹。
5. 核對病患。
6. 向病患或家屬解釋目的、過程。
7. 拉圍簾並掛上「檢查／治療中，請勿進入」標示牌，以維護病人隱私。
8. 安排病患姿勢：平躺，移除枕頭，適當暴露病患的胸部。

   8-1. 一般採平躺姿勢較佳，但若病患無法忍受，則可依病患情況做適度調整，而於每次測量均採同一姿勢以利比較，並作完整之記錄。

9. 找零點：找出右腋中線及第四肋間（與乳頭齊），各貼上有切膠布，成十字型記號。

   9-1. 零點高度與右心房同高。

   9-2. 當病患採半坐臥姿勢時，則零點的位置應與病患胸部乳頭對齊。

10. 蹲下，以水平儀對準十字型記號中心及測壓計零點，調整測壓計高度，使水平儀氣泡在正中央（臨床上可以利用病患端接管的兩端拉直，目測等高來取代），如圖4-4。

    10-1. 水平儀氣泡在正中央，表示水平儀兩端位置同高。

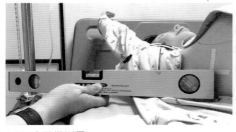

(a) 以水平儀測量

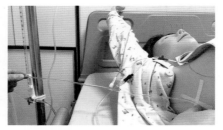

(b) 拉直接管兩端目測等高

圖4-4

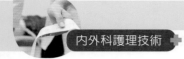

步　驟	說　明

11. 測 壓

　　(1) 轉動三路活塞，將「OFF」
關向病患端，使測壓計與IV
端相通，將測壓計水位充液
至20~25cm，如圖4-5。

　　(2) 轉動三路活塞，將「OFF」
關向IV端，使測壓計與病患
端相通，此時測壓計水位開
始下降，如圖4-6。

(1)-1. 不可過高弄濕上方濾器。

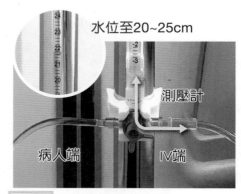

圖4-5 測壓計與IV端相通

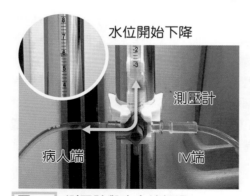

圖4-6 測壓計與病人端相通

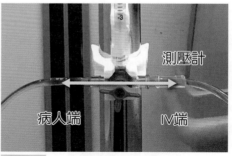

圖4-7 IV端與病人端相通

12. 待測壓計水位不再下降，且液面
隨呼吸上下浮動時，蹲下，視線
與水面凹面成水平，讀取正確壓
力值及單位。

12-1. 正常中心靜脈壓值約4~12cmH$_2$O。

12-2. 測壓計水柱內浮球會受病患呼吸影響而稍有
波動，此表示導管是通暢的。

12-3. 測量時，應注意導管是否有受壓、扭折、阻
塞及脫出之狀況，以預防中心靜脈壓數值假
性升高或降低。

13. 恢復輸液：轉動三路活塞，
將「OFF」關向測壓計端（圖
4-7），使IV端與病患端相通，
檢查輸液是否恢復原醫囑之滴
速，並將中心靜脈壓值告知醫
師。

13-1. 使靜脈輸液導管與病患中心靜脈導管相通。

13-2. 若中心靜脈壓值過高或過低，可適當調整輸
液速度，並通知醫師處理。

步　驟	說　明
14.協助病患恢復原來臥姿或舒適臥位（移回枕頭及穿好衣服），並整理單位。	
15.洗手。	
16.記錄：時間、CVP值及病患測量時姿勢（例：3/26 9Am CVP 10 cmH$_2$O，平躺）。	

三、中心靜脈導管傷口護理

步驟	說明
1. 依醫囑時間換藥。	1-1. 每日觀察穿刺部位有無紅、腫、熱、痛及其分泌物情形，若敷料有髒汙、滲濕或是鬆脫，就須換藥。 1-2. 檢查敷料日期是否過期。 1-3. 當病人發生局部腫痛或感染徵象，應告知醫師。 1-4. 鼓勵病人說出導管部位狀況與不適。
2. 洗手。	2-1. 不能以戴手套代替洗手。
3. 備物。	
4. 核對病患。	
5. 向病患解釋過程及目的。	5-1. 執行傷口護理可避免感染，並維持中心靜脈導管正常之功能。
6. 拉圍簾並掛上「檢查／治療中，請勿進入」標示牌，以維護病人隱私。	
7. 協助病患採適當臥位，適當露出導管置入部位。	
8. 洗手。	
9. 戴清潔手套，除去舊敷料及紙膠。	9-1. 除去敷料與紙膠時，另一手需固定CVC並避免碰觸導管穿刺部位，勿用力拉扯，以免導管外移。 9-2. 若遇導管滑脫，勿推回，應紀錄外露導管長度，並告知醫師，評估是否需重新插管。

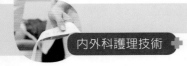

步　驟	說　明
10.觀察傷口是否有紅、腫、熱、痛及分泌物性質。	10-1. 若出現感染症狀，應立即請醫師評估後移除。 10-2. 若傷口分泌物較多或有汗漬、血跡，可以無菌棉棒沾適量生理食鹽水由內往外、周圍直徑至少約5公分清潔傷口，範圍需大於敷料並應涵蓋縫合固定座及導管（消毒溶液若為2% hlorhexidine gluconate，則用蒸餾水清潔傷口）。 10-3. 穿刺部位不需常規使用抗生素藥膏。
11. 脫除手套後，洗手，再次戴上清潔手套。	
12.以無菌棉棒沾適量2% Chlorhexidine gluconate消毒1次，由內往外、周圍直徑至少約5公分（消毒範圍需大於敷料），過程中不可拉扯導管並確認導管的深度以確認導管無滑脫。待消毒溶液自然乾燥（若使用10%酒精性優碘和75%酒精溶液，則應執行三消：酒精→酒精性優碘→自然乾燥→酒精）。	
13.CVC的消毒：取上述消毒溶液，由導管插入部位向外消毒CVC，務必將導管本身及導管下面之皮膚擦拭完全，過程中不可拉扯導管，以免導管滑脫，等待消毒液至自然乾燥。	13-1. 亦可在環形消毒穿刺部位時，一起消毒導管，再消毒導管下的皮膚。

步　驟	說　明
14.選擇敷料：依穿刺部位是否滲血選擇敷料，若沒有滲血，建議覆蓋透明薄膜式敷料（如 Tegaderm、OP site）方便觀察，七天換藥一次，亦可選擇覆蓋無菌紗布，須每天檢查紗布外觀有無異常，必要時或每兩天更換一次紗布，但若出現滲血情形，建議使用無菌紗布覆蓋，每天視情況換藥。	14-1. 覆蓋敷料時，應完整覆蓋住導管。 14-2. 穿刺部位易出汗、滲血或滲濕，宜選擇覆蓋紗布。 14-3. 敷料有鬆脫、滲濕就須立即更換。
15.以紙膠固定，並註明敷料日期及導管固定深度。	
16.協助恢復病人舒適臥位。	
17.整理單位，洗手。	
18.記錄：傷口護理時間、傷口周圍皮膚狀況及分泌物性質，及導管深度。	18-1. 以持續評估傷口狀況。

四、更換點滴及靜脈注射管

1. 應每隔3天更換點滴及靜脈注射管。
2. 洗手：脫手錶、飾物、袖子捲到肘關節以上。
3. 準備用物：依醫囑準備點滴瓶（通常為N/S點滴）、IV set、75%酒精、小棉棒、彎盆。
4. 備妥用物攜至病患單位。
5. 核對病患。
6. 向病患解釋目的及過程。

步　驟	說　明

7. 備點滴：以酒精棉棒消毒點滴瓶之橡皮塞，關緊IV set的管夾，插入IV set並打開排氣裝置，排氣正確（擠壓滴室水位至1/2~2/3，蓋子取下無汙染，排氣完全），在彎盆上排氣，水不可滴於地上。

8. 更換IV set：將「OFF」關向IV端，關緊舊的IV set管夾，取下舊的IV set，以酒精棉球／棉片消毒測壓計端接頭，將已排氣完全之新的IV set接上測壓計且無汙染（圖4-8），打開新的IV set管夾，依醫囑調整滴速。在新的IV set上註明更換日期。

9. 撤走舊的點滴及靜脈注射管。

10. 整理單位，洗手。

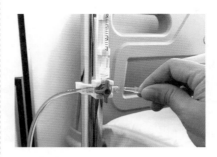

圖4-8 更換IV set

注意事項

一、協助中心靜脈導管插入

1. 在穿刺過程中，要注意病患的狀況，並教導病患於適當時機閉氣，以避免空氣栓塞。

2. 注意病患是否有**合併症**產生，如：出血、血腫、氣胸、血胸、心律不整、感染、栓塞、皮下氣腫、或因心臟穿孔而引起之心包膜填塞。

二、測量中心靜脈壓

1. 多管腔之中心靜脈導管應以遠端管腔(Distal lumen)來測量，而其他管腔之輸液或靜脈幫浦控制器(Infusion pump)，於病患情況許可時應暫停使用。

2. 疼痛、用力、咳嗽、導管扭曲、凝血塊阻塞導管或其他活動，會使胸內壓升高，造成中心靜脈壓值假性上升。

3. 若病患使用呼吸器，需暫時將呼吸器脫離，如果病患無法離開呼吸器，則必須將使用呼吸器的情形記錄在表上，之後所有的判讀應皆採取同樣的方法，並於病患呼氣末期判讀數值。

4. 中心靜脈壓值>15或20cmH$_2$O，表示病患循環負荷過多或心臟收縮力不佳。

5. 中心靜脈壓值**低於正常值**，可能表示病患靜脈回血量不足，如：體液大量喪失或大出血造成血液容積不足。

三、其他

1. 更換點滴管路之頻率為72小時。

2. 不建議定期更換CVC。

3. 中心靜脈測壓器(CVP monitor)可留置一週。

4. 更換注射部位時，應同時更換所有管路、連接器及延長線。

5. 每日評估導管之必要性，盡快移除導管是非常重要的。

6. 一般中心靜脈導管不作輸血用，以免導致中心靜脈導管阻塞。

7. 執行經管路注射藥物或輸液前，應使用含酒精消毒液徹底消毒注射帽(hub)或導管接頭。

參考資料

李素貞、陳秀蓉、葉明珍、陳秋慧、顧家恬(2018)・心臟血管系統病人之護理・*內外科護理技術*（九版，323-324頁）・華杏。

李瑜弘(2019)・血液動力學監測・於蔡卓城、龔美珍總校閱，*急重症護理學*（初版，10-35~10-39頁）・永大。

江錦玲、謝美玲、王琬詳(2011)・中心靜脈導管照護及其相關感染之探討・*長庚護理，22*(2)，18486。

李凰瓊、鄭立勤、周來香、蘇秀真、陳慧娟、楊俊杰(2015)・接受全靜脈營養的成人病患發生中心靜脈導管感染的相關危險因子・*臺灣營養學會雜誌，39*(3)，88-94。

周晉伊、宋雅雯、黃敏瑢(2013)・改善中心靜脈導管相關血流感染率專案・*護理雜誌，60*(2)，79-86。

林貴滿、李滿梅、林惠娟、譚蓉瑩、李素貞、陳秀蓉、陳佩英、張惠甄、韓玉蘭、蔡淑梅、曾錦瑋、洪麗珍、陳夏蓮、葉明珍、陳秋慧、顧家恬、古菊梅、鄧崇勵、賴美信⋯劉波兒(2023)・*內外科護理技術*（十版）・華杏。

盛望徽、陳宜君(2017)・預防中心導管相關血流感染組合式照護・*內科學誌，28*(1)，1-6。

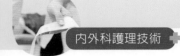

盛望徽、張育菁、張瑛瑛、洪美娟、洪儀珍、簡淑芬、陳宜君(2012)・落實組合式感染管制照護以降低中心導管相關血流感染・*醫療品質雜誌，6*(3)，59-64。

詹明錦、王志堅(2014)・中心導管組合式照護措施之探討・*感染控制雜誌，24*，170-177。

陳郁文、陳志榮(2014)・Chlorhexidine 在預防醫療照護相關感染的應用及分析・*感染控制雜誌，24*，85-91。

賴育宜、黃惠鈺、呂佩佩、潘明芳(2011)・以實證觀點探討加護照護中心之中心靜脈導管血流感染・*長庚護理，22* (4)，479-485。

盧淑芬、陳季涵、尚婉明、周幸生(2012)・重症病人導管相關血流感染的預防與照護・*護理雜誌，59*(4)，5-11。

衛生福利部疾病管制署(2015)・*中心導管組合式照護工作手冊*・疾管署。

Girard, R., Comby, C., & Jacques, D. (2012). Alcoholic povidone-iodine or chlorhexidine-based antiseptic for the prevention of central venous catheter-related infections: In-use comparison. *Journal of Infection and Public Health. 5*(1), 35-42. doi:10.1016/j.jiph.2011.10.007

O'Grady, N. P., Alexander, M., Burns, L. A., Dellinger, E. P., Garland, J., Heard, S. O., ··· & Saint, S. (2011). Summary of recommendations: Guidelines for the prevention of intravascular catheter-related infections. *Clinical Infectious Diseases, 52*(9), 1087-1099.

Shi, Y., Yang, N., Zhang, L., Zhang, M., Pei, H. H., & Wang, H. (2019). Chlorhexidine disinfectant can reduce the risk of central venous catheter infection compared with povidone: a meta-analysis. *American Journal of Infection Control, 47*(10), 1255-1262. doi: 10.1016/j.ajic.2019.02.024.

第二節　十二導程心電圖的監測

學習目標

1. 能正確及完整準備所需用物。
2. 能依十二導程之正確位置放置電極片。
3. 能正確操作儀器，並減少干擾心電圖記錄之因素。
4. 能判斷心電圖結果為正常或異常型態，並估算其心跳速率。

目　的

1. 了解病患心肌電氣生理活動。
2. 協助確定病患心肌病變位置。
3. 協助心臟疾病患者之診斷及治療。
4. 評估電解質異常情形、或藥物對心臟傳導系統之影響。

學理與原理

　　心臟傳導系統所產生的電流衝動，可以從身體表面監測出來，透過圖形將心臟電氣生理活動的表現記錄下來，亦即將心肌細胞之活動所產生的電位變化描繪成圖形，稱之為心電圖(Electrocardiography; ECG or EKG)。

　　標準心電圖是一個十二導程(Leads)的系統，可提供十二個不同的方向來記錄心臟的電氣生理活動，依心電圖的變化可以協助判斷心肌受損的位置。十二導程分別是三個雙極肢導程(Bipolar extremity leads)、三個單極加強肢導程(Augmented unipolar leads)以及六個胸導程(Precordial leads or chest leads)。有時會將雙極肢導程和單極加強肢導程合稱為肢導程(Limb leads)。肢導程包括Lead I、Lead II、Lead III、aVL、aVR、aVF，是從垂直面或縱面的角度來記錄心臟的變化，而六個胸導程分別為V1、V2、V3、V4、V5、V6，則是從水平面或橫切面的角度來記錄心臟。

一、十二導程心電圖位置圖

1. 雙極肢導程（圖4-9）：
   (1) Lead I：右手臂與左手臂。
   (2) Lead II：右手臂與左腳。
   (3) Lead III：左手臂與左腳。
2. 單極加強肢導程（圖4-10）：
   (1) aVL：左手臂。
   (2) aVR：右手臂。
   (3) aVF：左腳。

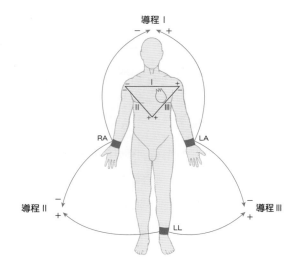

圖4-9 雙極肢導程

3. 胸導程（圖4-11）：
   (1) V1：胸骨右緣第四肋間。
   (2) V2：胸骨左緣第四肋間。
   (3) V3：V2與V4連線的中點處。
   (4) V4：左鎖骨中線第五肋間。
   (5) V5：左腋前線第五肋間
      （或V4及V6連線中點）。
   (6) V6：左腋中線第五肋間。

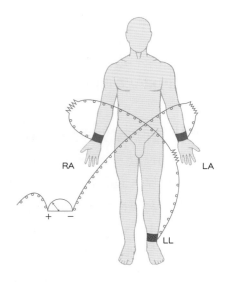

圖4-10 單極加強肢導程

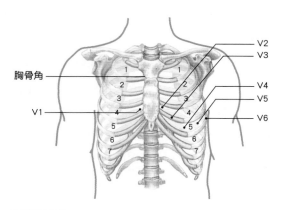

圖4-11 胸導程

二、簡易心率計算法

心電圖上最小的一橫格是0.04秒，每5小格有一粗黑線稱為1大格，則為0.2秒，故1分鐘（60秒）共有300大格（即60/0.2=300），若每一大格均出現一次R波，則心率為300，若每二大格出現一次R波，則心率為150（即300/2），以此類推，依序為300、150、100、75、60（圖4-12）。

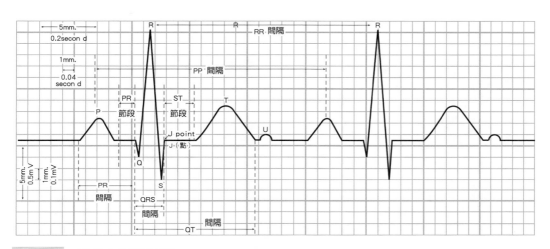

圖4-12 正常心電圖波形

首先在心電圖上找出正好落在粗黑線上之R波，將數目字300、150、100、75、60依序寫於以下連續之5條粗黑線，接著找出下一個R波落在哪一條粗黑線上，即可約略估算心率（圖4-13）。

舉例：

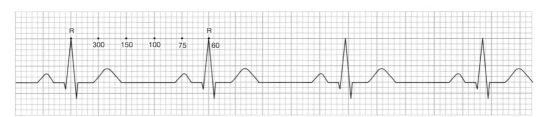

圖4-12 此張EKG心率大約為60次／分

適應症

1. 心律不整。
2. 胸痛。
3. 手術前、後的評估。
4. 評值心臟病用藥之作用。
5. 電解質不平衡之影響。
6. 全身性疾病對心臟之影響。

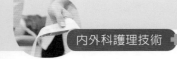
用物與設備

1. 十二導程心電圖儀器，如圖4-14...1組
2. 記錄紙 .... 酌量
3. 電極片 .... 數張
4. 電極傳導膠質(Jelly or Gel)，如圖4-15 .... 1條
5. 酒精棉片 .... 數片
6. 衛生紙 .... 數張
7. 其他：剃刀、肥皂液、紗布.....視情況

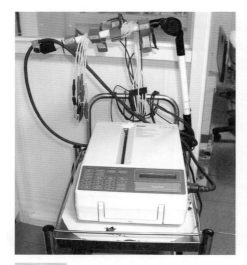

圖4-14　十二導程心電圖儀器

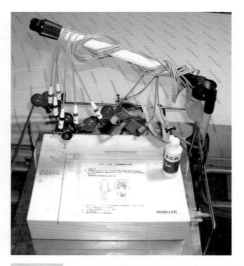

圖4-15　心電圖儀器與電極傳導膠質

步驟與說明

步　驟	說　明
1. 核對醫囑。	
2. 洗手。	
3. 準備用物。	
4. 將心電圖儀器與用物攜至病患單位，核對病患。	4-1. 確立病患正確。
5. 向病患解釋過程及目的。	5-1. 讓病患了解過程及目的以減輕焦慮，取得其合作。
6. 圍屏風。	6-1. 維護病患隱私。
7. 協助病患採平躺姿勢。	
8. 解開病患上衣，露出前胸。	8-1. 為維持病患的舒適，僅暴露其手臂及胸部。
	8-2. 女性若著長絲襪，應請其卸下。

步　驟	說　明
9. 將心電圖儀器的肢導程導線準備好，以酒精棉片將左右腕關節與踝關節擦拭乾淨，塗上適量電極傳導膠質，按導線上之標示，連接肢導程，見圖4-8。	9-1. 清潔皮膚以利傳導。 9-2. 為促進良好的傳導，電極片應置於平坦的部位，故四個電極分別放置在左右手腕關節、左右腳踝關節，右腳當作接地線，以減少干擾現象。
10. 將心電圖儀器的胸導程導線準備好，以酒精棉片將前胸部位擦拭乾淨，塗上適量電極傳導膠質，按導線上之標示，連接胸導程，見圖4-10。	
11. 打開心電圖儀器電源，開始記錄各個導程。	11-1. 囑病患暫時勿移動身體或四肢，不要講話或咳嗽，以避免影響心電圖記錄之正確性。 11-2. 檢查時不要與病患接觸。
12. 評估波形。	12-1. 檢查是否有干擾因素存在。
13. 記錄完畢後，移除所有導線並關閉電源，用衛生紙將病患身上之電極傳導膠質擦拭乾淨。	13-1. 除去膠質以增進病患舒適。
14. 協助病患整理衣物，恢復舒適姿勢。	
15. 整理用物。	15-1. 擦拭導線上之電極傳導膠質。
16. 洗手。	
17. 記錄。	

注意事項

1. 心電圖檢查前不可運動，1小時前不得吸菸、飲酒。

2. 任何心電圖的判讀結果均必須與病患之臨床表徵相配合，例如血壓、意識程度、胸痛情形、呼吸狀況、尿量、四肢溫度及膚色等。

3. 影響心電圖描繪波形的因素：

   (1) 病患身體或四肢的移動。

   (2) 病患因天氣冷、溫度過低而發生肌肉顫抖。

   (3) 為使皮膚與電極片之間有良好的接觸，必要時可先將病患前胸及四肢欲貼電極片部位的毛髮剃除。

   (4) 注意電極片黏貼部位之皮膚的清潔及塗抹適量電極傳導膠質。

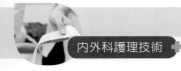

參考資料

何敏夫(2007)·*臨床生理學*（四版）·合記。

周幸生(2004)·基礎心電圖判讀·於中華民國急重症護理學會主辦，*基礎急重症護理訓練課程講義*·國立台北護理學院。

邱艷芬(2014)·*簡易心電圖讀本*（二版）·華杏。

陳德輝(1998)·*心電圖學原理與實用*·合記。

黃媜芳(2019)·臨床心電圖判讀·於蔡秀鸞總校訂，*重症護理學*（四版）·永大。

羅淑玲(2021)·心臟血管系統功能障礙之護理·於陳敏麗總校閱，*內外科護理技術*·新文京。

羅崇誠、羅秀雄(2002)·*簡易心電圖*·大夫。

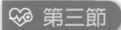

第三節 INJECTION OF PORT-A CATHETER
Port-A注射法

學習目標

1. 能正確及完整地準備所需用物。
2. 透過Port-A人工血管，能正確地執行單次給藥或沖洗、抽血及持續輸液。

目 的

　　經由Port-A人工血管，提供可抽血及重複注射之輸注途徑，使病患免於疼痛，並可減少周邊血管損傷及藥物滲漏之現象。

學理與原理

　　Port-A人工血管是一種給藥、輸液或採血之系統，利用外科手術完全植入體內（圖4-16）。其外型（圖4-17）分為球體和連接導管二個部分，球體外型如聽診器一般。可由四種途徑植入：(1)靜脈系統：由頭臂靜脈或鎖骨下靜脈置入；(2)動脈系統：置入肝動脈；(3)腹膜系統：藥物直接注入腹腔；(4)脊髓系統：多用於疼痛控制。其中以靜脈系統為最常見之路徑。

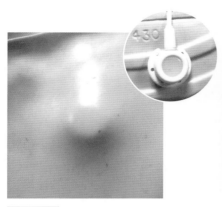

圖4-16 Port-A植入體內之外觀

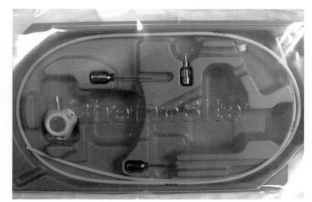

圖4-17 Port-A裝置設備

適應症

　　常應用在需長期接受靜脈注射3~6個月以上的病患，例如接受化學治療之癌症病患。

用物與設備

1. 消毒用物
   (1) 75%酒精及酒精性優碘或2% Chlorhexidine gluconate.............................各1瓶
   (2) 無菌棉棒...1包
2. 無菌手套...1副
3. 10c.c.空針..數支
4. Port-A注射針（彎針或直針）（圖4-18）...1支
5. 100 IU/mL肝素鹽水...5~10mL

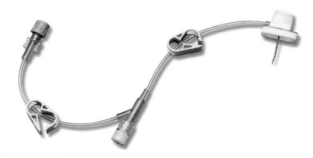

圖4-18 Port-A注射針（蝴蝶彎針）

6. 無菌生理食鹽水 ....1~2瓶
7. 無菌彎盆 1個
8. 2'×2' 紗布 1包
9. 注射藥物 ....依醫囑
   （持續輸液時需備已連接IV set並排氣完成之大量點滴）
10. 酒精棉球 1顆
11. 寬紙膠 1捲
12. Tegaderm（持續輸液時用）...1片

■ 步驟與說明 ···

步　驟	說　明
一、單次給藥或沖洗	
1. 洗手。	
2. 準備用物至病患單位。	
3. 向病患解釋目的及執行過程。	
4. 準備注射部位。	
5. 消毒皮膚。	5-1. 沾有酒精性優碘及75％酒精溶液棉棒各三枝。先以酒精性優碘棉棒，再以75％酒精棉棒由中心向外消毒注射部位，約直徑7~8公分，並重複兩次。
	5-2. 或以沾有2% Chlorhexidine gluconate溶液棉棒消毒，沾有溶液之棉棒擦拭插入部位至少30秒，並等待溶液自然乾。
6. 打開無菌彎盆，將Port-A及10c.c.空針拆開置入。	
7. 打開無菌生理食鹽水備用。	
8. 以無菌方式戴上慣用手手套。	
9. 以戴無菌手套的手持彎盆內無菌空針，抽取無菌生理食鹽水後放回彎盆內。	
10. 以無菌方式戴上另一手手套。	

步　驟	說　明
11. 利用彎盆內之無菌生理食鹽水空針連接Port-A注射針，進行排氣。	
12. 以非慣用手觸摸隔膜邊緣，確定注射部位後固定。	12-1. 以免注射時滑動。
13. 將Port-A注射針垂直地由皮膚穿刺隔膜，直到底部（圖4-19）。	13-1. 以穩定之力量插入以免傷及隔膜。因蝴蝶彎針有反折點可避免傷害隔膜。

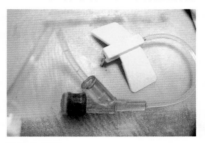

圖4-19　Port-A注射針穿刺

步驟	說明
14. 反抽確定回血。	14-1. 有些病患不一定有回血，或針頭可能未完全插進，可將生理食鹽水回抽、推入數回，或稍將針頭回拉再推入。
15. 以另一支生理食鹽水空針，緩緩推入，確定管路通暢。	
16. 連接欲注射藥物之空針，緩慢推注。	16-1. 多種藥物注射時，二種藥物之間應以10c.c.生理食鹽水注入間隔，以避免引起藥物間之交互作用。
17. 藥物推注完後，以100U/c.c.肝素鹽水約5~10c.c.沖洗導管。	17-1. 抽取5,000U/c.c.之肝素0.2c.c.加生理食鹽水至10c.c.。當次使用前才稀釋備藥。
18. 一手固定隔膜，另一手邊推注邊拔出Port-A注射針。	18-1. 保持注射正壓，避免血液逆流入導管端而產生栓塞。
19. 以酒精棉球加壓注射部位數秒鐘。	19-1. 保持正壓。

步　驟	說　明
20.可塗上Neomycin藥膏再覆蓋2'x2'紗布或O.K.繃，一天後移除。	20-1. 避免感染。

二、採　血

1. 同單次給藥或沖洗步驟1.~15.。	1-1. 需再多置入二支無菌空針至彎盆內，抽血用。
2. 移除生理食鹽水空針，接上空針回抽血液3~5c.c.並棄之。	2-1. 避免前端血液含生理食鹽水或肝素鹽水而影響檢查結果。
3. 以另一支空針抽取檢查之血量。	
4. 同單次給藥或沖洗步驟17.~20.。	

三、持續輸液

1. 同單次給藥或沖洗步驟1.~15.。	
2. 移除生理食鹽水空針，接上已連接IV set並排氣完成之大量點滴。	
3. 固定Port-A針頭	3-1. 每3天需更換一次注射針頭。
(1) 將2'×2'紗布對摺出適當厚度，墊於角針下。	(1)-1. 紗布勿覆蓋針眼，以免影響觀察。
(2) 貼上Tegaderm。	(2)-1. 固定及保持無菌。
(3) 以寬紙膠二條分別橫貼於Tegaderm之上、下緣。	(3)-1. 加強固定。
	(3)-2. 每3天更換敷料。

參考資料

林貴滿、李滿梅、林惠娟、譚蓉瑩、李素貞、陳秀蓉、陳佩英、張惠甄、韓玉蘭、蔡淑梅、曾錦瑋、洪麗珍、陳夏蓮、葉明珍、陳秋慧、顧家恬、古菊梅、鄧崇勵、賴美信…劉波兒(2023)．*內外科護理技術*（十版）．華杏。

賴裕和等譯(2003)．*拉克曼內外科護理學*（二版）．華杏。

Margret, L. H. (1993). How to assess an implanted Port. *Nursing, 23*(1), 50-53.

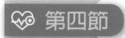

BLOOD TRANSFUSION
第四節　輸　血

觀看技術影片

學習目標

1. 能說出輸血之目的。
2. 能正確準備輸血所需用物。
3. 能正確執行輸血步驟。
4. 能評估輸血相關反應。
5. 能依輸血異常之狀況，執行正確的處理。

目　的

1. 恢復血液容積。
2. 補充缺乏之血液成分。

學理與原理

輸血(Blood transfusion)是藉由一個人的全血或血液成分輸注到病患體內，以矯正其缺血的情況，對於受血者而言是存在著危險性的。臨床上主要考量是紅血球的輸血，必須確定捐血者的紅血球抗原與受血者的血漿抗體之間的交叉配合試驗(Crossmatching test)沒有問題，否則可能發生致命性的溶血反應。

目前已經被發現的紅血球抗原相當多種，其中以ABO血型及恆河猴(Rh)血型最具臨床意義，可能產生程度不同的免疫反應，因此，在輸血之前必須進行相關血液檢驗，包括病患血型、篩檢血清中是否有特殊抗體，並將病患的檢體冷凍儲存，每一單位捐血者的紅血球都需與病患的血清做交叉配合試驗。

血液成分簡介：血液成分療法是依病患所需之某種血液成分進行輸注，各種血液成分（表4-1）是利用全血分離後所製作而成，分別儲存於適合該成分之環境，一般血液製品保存在4~6°C環境。

適應症

1. 大量流失血液之情形，如：意外事故造成大出血、重要器官手術出血。
2. 造血機能缺陷者補充特定血液成分，如貧血患者補充紅血球濃厚液、出血傾向者補充血小板或凝血因子等。

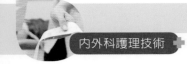

◆ 表4-1　血液成分簡介

血液成分	內含物	適應症	
全血(Whole blood)	紅血球、全部血漿、部分失去活性的白血球及血小板	・血液容積不足 ・急性大量失血 ・失血量大於全身血量之1/4以上、換血	
紅血球濃厚液 (Packed RBC)	主要為紅血球，少量血漿及失去活性的白血球、血小板等	・補充血液容積並增加血液的攜氧能力 ・嚴重慢性貧血或紅血球功能不良 ・Hct＜25%，Hb＜8g/dL	
血小板濃縮液 (Platelet concentrate)	主要為血小板，少量紅血球及白血球	・因血小板缺乏或血小板病變所引起之出血 ・出血傾向患者，如：白血病、癌症、再生不良性貧血併發骨髓衰竭、血小板減少性紫斑症	
白血球濃厚液 (Leukocyte concentrae)	主要為白血球，部分的血小板及紅血球	・顆粒球減少症或顆粒球機能異常 ・再生不良性貧血併發骨髓衰竭	
新鮮冷凍血漿 (Fresh frozen plasma, FFP)	含血漿及全部的凝血因子，包括第V及第VIII等不穩定因子，無血小板及白血球	・血友病 ・瀰漫性血管內凝血(DIC) ・正在出血的病患補充凝血因子 ・補充多凝血因子缺乏或無法取得某凝血因子濃縮劑時 ・有出血傾向者 ・燒傷、肝硬化 ・PT、APTT＞正常值的1.5倍以上	
冷凍沉澱品 (Cryoprecipitate)	供應第I、VIII(90%)、XIII及vWF等因子，無血小板	・A型血友病 ・Von-Willebrand病 ・瀰漫性血管內凝血(DIC) ・先天或後天凝固機能障礙	

用量參考	備註
每單位(250mL)可使70Kg成人的Hb提升約0.5g/dL，Hct約1~2%；兒童使用8~10mL/Kg可以有相同結果	1. 輸注全血可以增加攜氧能力及補充血量 2. 若病患血液容積正常，輸注全血易造成體液容積負荷過量
每2個單位（約150mL/unit）Packed RBC可使50~60公斤成人Hb提升約1~1.2g/dL，Hct約3~4%	1. 輸注紅血球濃厚液可增加紅血球質量及攜氧能力，可避免因血量過多造成心臟循環系統負荷過重而導致心臟衰竭 2. 輸血前不可將紅血球濃厚液留置於室溫30分鐘以上
1. 每單位Platelet concentrate約有2~4x10^10個血小板，容積約50mL/unit，可使70Kg成人的血小板數提升約5,000~10,000/μL，一般使用6~12單位；兒童每10公斤輸注1單位可增加血小板數40,000/μL 2. 預防出血而輸血小板的通常劑量為2unit/10Kg病患體重	一般輸注同血型之血小板濃縮液時不需做交叉配合試驗
每單位Leukocyte concentrate含0.5~2.0×10^10個顆粒球，一般劑量每天要超過2~3×10^10以上（大約10~12單位），連續5天或臨床症狀改善為止，不宜超過7天	1. 由於成分大部分是顆粒球，又稱顆粒球濃厚液 2. 顆粒球存活短暫，製劑收集後需盡早輸注給病患 3. 輸注速度宜視臨床情況而定（依醫囑），太快易造成非溶血性發燒反應，故宜緩慢輸注 4. 因內容物含有少量紅血球，輸用前需進行交叉配合試驗
FFP典型每單位大約200~250mL，通常每公斤體重的FFP量為10~15mL，但宜視臨床情況而定（依醫囑）	1. 新鮮冷凍血漿是血液凝固因子最好的補充劑 2. FFP解凍後，若保存於4℃，需於24小時內使用，超過24小時則無法視為第V及第VIII因子之補充劑 3. FFP解凍後，若置於室溫，應於2~6小時內輸完，不可再冷凍保存使用 4. 輸注FFP可免做ABO血型交叉試驗，但應選擇ABO血型相合者
視臨床情況而定（依醫囑）	1. 解凍後應立即使用，若未立即使用，可儲存於2~6℃，勿超過2小時 2. 輸注冷凍沉澱品時不需做交叉配合試驗，但盡量符合ABO血型

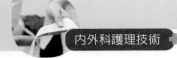

用物與設備

一、備血用物（圖4-20）

1. 皮膚消毒用物
   (1) 75% Alcohol 1瓶
   (2) 2% Chlorhexidine Alcohol 1瓶
   (3) Alc-BI溶液 ....視情況需要
   (4) Aq-BI溶液 ....視情況需要
   (5) 無菌生理食鹽水 ....視情況需要
   (6) 棉球或棉棒 ....視情況
2. 止血帶 1條
3. 21~23號針 1支
4. 10c.c.空針 1支
5. 貼妥病患基本資料標籤之紅頭及紫頭試管..各1支
6. 彎盆 1個
7. 針具回收桶 1個

二、輸血用物與設備（圖4-21）

1. 75%酒精棉片（酒精性優碘棉片或chlorhexidine）
   (1) 75%酒精 1瓶
   (2) 酒精性優碘 1瓶
   (3) 棉球或棉棒 ....視情況
2. 止血帶 1條
3. 18~22號留置針 1支
4. 生理食鹽水 1瓶
5. 輸血用輸液套管(Blood transfusion set)（圖4-22）................................1副
6. 血液製品..依醫囑
7. OP site、透氣紙膠 各1個
8. 點滴架 1支
9. 輸血治療記錄卡 1張
10. 輸血加溫器（圖4-23）...1個（視情況）
11. 輸血加壓袋（圖4-24）...1個（視情況）
12. 彎盆 1個

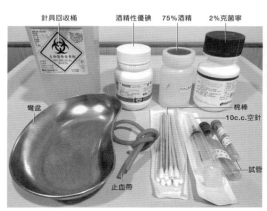

圖4-20 備血用物

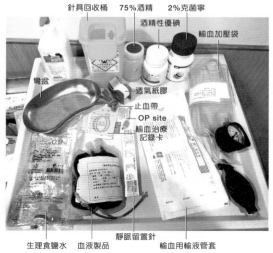

圖4-21 輸血用物

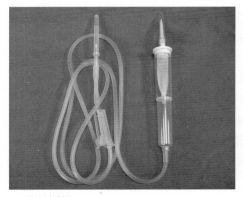

(a) 輸血套管(one set)

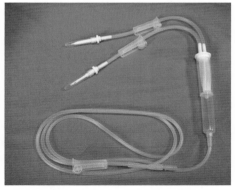

(b) 輸血套管(Y set)

圖4-22 輸血用輸液套管

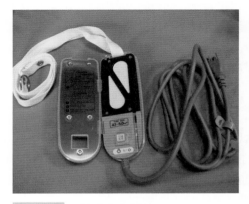

圖4-23 輸血加溫器

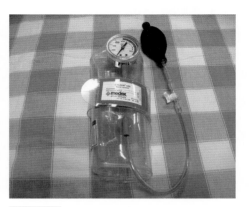

圖4-24 輸血加壓袋

▌步驟與說明 ....

步　驟	說　明

一、備　血

1. 核對醫囑。
2. 申請備血。
3. 完成備血通知單（或輸血申請單）之填寫。

    3-1. 正確填寫病患姓名、性別、年齡、科別、病歷號碼、病房床號、申請醫師姓名、臨床診斷、先前的輸血記錄或懷孕的狀況。

4. 採血
  (1) 洗手，脫手錶及飾物，袖子捲到肘關節以上。
  (2) 備妥用物攜至病患單位。
  (3) 核對病患。

    (3)-1. 交叉配合試驗收集病患血液標本時，未能適當地確認病患是造成輸血錯誤常見的因素之一。

  (4) 向病患／家屬解釋目的及過程。

    (4)-1. 讓病患／家屬了解過程及目的以減輕焦慮，取得其合作。
    (4)-2. 國內部分醫院需填寫輸血同意書。

  (5) 收集病患過去輸血的病史。

    (5)-1. 病患是否接受過輸血，若接受過輸血，是否曾發生輸血反應。

  (6) 與另一位醫護人員一起在病人單位執行雙人核對。
  (7) 協助病患採舒適姿勢，選擇適當靜脈採血部位。

    (7)-1. 成人最佳靜脈採血部位為前肘窩，其中有三條明顯的靜脈，分別為頭靜脈、正中肘靜脈及貴要靜脈，又以正中肘靜脈為主要採血部位。
    (7)-2. 應避開點滴注射之手臂。

  (8) 配戴一般手套以預防曝觸血液。
  (9) 在抽血部位上方約7.5~10公分處，繫上止血帶，請病患握拳。

    (9)-1. 可以使採血部位之靜脈充血。
    (9)-2. 止血帶勿綁太久，最好不要超過2分鐘。
    (9)-3. 止血帶需綁在目視清楚可見範圍內，避免被衣袖或其他遮蔽物遮住。

步　驟	說　明
(10) 消毒方式： 　　a.先以75% Alcohol溶液，以抽血部位為中心由內往外環狀消毒，待乾燥。 　　b.再以2% Chlorhexidine Alcohol溶液由內向外環形消毒並待其乾燥。	(10)-1. 消毒溶液之選擇： 　　a.酒精性消毒液：75%酒精、2% Chlorhexidine Alcohol、10% povidone-iodine alcoholic solution。 　　b.對chlorhexidine過敏者，可用75%酒精或10% povidone-iodine alcoholic solution或水溶性優碘。 　　c.對酒精過敏者可用水溶性優碘。 (10)-2. 沾取足量消毒溶液由中心向外環形塗擦消毒皮膚至乾淨且待自然乾燥，使消毒劑發揮效果再執行抽血。
(11) 取10c.c.空針穿刺靜脈血管採血。	
(12) 採血畢，請病人放鬆拳頭，鬆開止血帶後拔出針頭，以酒精棉片壓住穿刺部位，加壓採血處3~5分鐘。	(12)-1. 若採血部位為手肘處，黏貼透氣膠帶後，為避免採血部位出現血腫，衛教病人手肘應該要伸直不能彎曲，先避免提重物，僅需加壓止血，不可按揉。 (12)-2. 告知病人壓住傷口至少3~5分鐘止血，15分鐘後才能拆除透氣膠帶。
(13) 依序將血液分別注入紅頭及紫頭試管內。	(13)-1. 在病患床側再次確認檢體試管上已貼有填妥正確病患姓名、床號及病歷號之貼紙。依醫院作業標準，標籤上需同時由兩位醫護人員簽名。 (13)-2. 紫頭試管內含EDTA抗凝劑，應先注入紅頭試管再注入紫頭試管。 (13)-3. 以溫和的方式將血液緩緩地沿著管壁注入試管內，以避免產生溶血現象。
(14) 將空針連針頭丟至針具回收桶。	
5. 協助病患恢復合適臥位。	
6. 整理病患單位及用物。	
7. 將血液檢體、備血申請單、領血單一起送至血庫。	
8. 洗手。	
9. 記錄：抽血時間、血量、病患反應。	

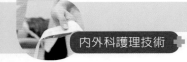
注意事項

1. 目前大多數醫院，對於獲得輸血同意書的過程與形式有些不同，但已是醫療保健機構公認合格聯合委員會(Joint Commission on Accreditation of Healthcare Organization, JCAHO)認定的必備條件。

2. 交叉配合試驗所用的檢體，應是輸血前48小時之內收集的新鮮凝固標本，供血者及受血者的檢體，在血庫保存於1~6℃環境，至輸血後7天止，一旦在輸血期間或輸血期後出現輸血反應時，能隨時重檢。

3. 備血所使用的血液檢體，不可自靜脈輸注液體之肢體抽取，因為有可能影響交叉配合試驗的正確性。若要由靜脈留置導管取得血液檢體，建議在收集血液前先用5mL生理食鹽水沖洗導管，再抽出兩倍血量，最後抽取備血所需之血液檢體。

步　　驟	說　　明
二、輸　血	
1. 核對醫囑。	1-1. 輸血前，確認病人或家屬已完整填寫輸血治療同意書。
2. 核血 　(1) 以領血單將血液製品領回病房後，與另一位護理人員執行二人雙重交叉一核對資訊的步驟，包括：病患姓名、病歷號、床號、血型、Rh因子、血袋上的號碼、血液製品的種類、血量（或單位）、有效日期以及交叉配合試驗結果，兩位護理人員簽名。	(1)-1. 安全的輸血政策，以執行二人雙重交叉一核對資訊(Cross-checking the information)的步驟最為理想，以確保病患安全。 (1)-2. 輸血前要再次詢問病患姓名、生日（以避免同名、借錯病歷等）及血型。 (1)-3. 核對步驟中最常見的錯誤是比對交叉配合試驗報告（即附於血單位上的卡片），而非病患錯誤，是故，若血品核對的資料未全然地與病患相配合，應與血庫人員再確認。
(2) 檢查每一個血液製品有無破損、血袋本身接合處或出口有無滲漏，顏色異常、沉澱物、凝塊、氣泡等疑似變質或受到汙染跡象。	(2)-1. 如發現異常應立即與血庫聯絡。
(3) 需解凍的血液製品應以溫血器解凍。	

步　驟	說　明
2. 洗手，脫手錶及飾物，袖子捲到肘關節以上。 3. 備妥用物攜至病患單位。 4. 核對病患，再次確認病患。	4-1. 透過床頭卡、呼喊病患姓名以及手圈、或請病患說出自己姓名及血型，確認病患正確。 4-2. 國內部分醫院以「讀碼機」確實核對病患手圈、血品條碼與電腦上病患資料一致。 4-3. 多重方式確認病患正確，以維護病患生命安全。
5. 向病患／家屬解釋過程及目的。	5-1. 讓病患／家屬了解過程及目的以減輕焦慮，取得其合作。
6. 執行病患身體評估、測量生命徵象並記錄。	6-1. 身體評估應包括意識狀態、任何的發疹、搔癢、呼吸困難、哮喘、噁心、嘔吐、肺部聽診是否有囉音等。 6-2. 輸血前應先取得病患生命徵象，以利輸血開始後之比較。
7. 將生理食鹽水接上輸血套管並完全排氣。	7-1. 在輸注紅血球、血小板、顆粒球、新鮮冷凍血漿及冷凍沉澱品等血液製品時，均需使用具有過濾器之輸血套管，因為可能有纖維蛋白凝塊(fibrin clots)及其他特殊的碎屑物(debris)存在。
8. 協助病患採舒適姿勢，選擇適當靜脈注射部位，消毒注射部位，插入並固定靜脈留置針，接上已排氣之生理食鹽水，以OP site、透氣紙膠固定靜脈留置針。 9. 將生理食鹽水點滴瓶取下，放置在低於床緣高度，確認回血後，建立靜脈輸液管路之通暢。	8-1. 輸紅血球血品時，成人建議使用18~22號留置針，可以使輸血較為順暢且不會破壞血球細胞，若為兒科病患或靜脈通路難以建立的成人，可以選擇21~23號針頭，但會減慢流速。 8-2. 若為輸注血小板、新鮮冷凍血漿、冷凍沉澱品，可以用21~25號針頭快速地輸注。

步　驟	說　明
10. 接上血液製品，視情況加裝輸血加溫器。	10-1. 輸血套管插入血袋時，應小心勿將血袋穿破。
	10-2. 為避免血液製品溫度過低造成病患身體寒顫不適、心律不整，視情況使用輸血加溫器。
	10-3. 因加溫易造成紅血球溶血，除非需大量輸血，否則應少用輸血加溫器。
	10-4. 輸血加溫器之使用時機：快速輸血，如成人＞50mL/kg/hr，小孩＞15mL/kg/hr或是必須經過中心靜脈較快速輸血時。
	10-5. 血袋中不可加入任何藥物，且禁止由輸血管路注射其他靜脈溶液、TPN或藥物。
11. 調整適當之輸血速度，開始輸血的15~20分鐘，速度應緩慢，約為20~40gtt/min，觀察有無出現輸血反應，監測病患生命徵象及其變化，並記錄在輸血記錄單上。	11-1. 輸血初期較易發生輸血不良反應，因此在輸血開始後15分鐘，應留在病房觀察病患反應。
	11-2. 如病患出現輸血反應時，應立即停止輸血，換回生理食鹽水輸注，測量生命徵象並告知醫師。
12. 輸血過程中應給予病患心理支持。15~20分鐘後，確認病患無不良反應，依醫囑調整輸血速度，約為40~60gtt/min。	12-1. 護理人員之所以能減少病患的焦慮，主要是回答病患問題的能力以及對病患衛教的正確性。
	12-2. 輸血速度太快可能導致體液容積過量。
	12-3. 在輸血期間至少每30分鐘、輸血後每1小時應監測病患生命徵象。
	12-4. 每單位血液製品應於4小時內輸注完畢，視情況使用輸血加壓袋加快速度，以幫助血液、血漿等袋裝液體盡快進入人體，但壓力應小於200 mmHg，以避免因過度加壓造成血球細胞破壞、血袋破裂、靜脈管路負荷過大及血管傷害。
13. 記錄：輸血開始時間、血型、Rh因子、血袋號碼、血液製品的種類、血量（或單位）、生命徵象以及病患反應。	
14. 輸血完畢時，應換上生理食鹽水輸注，以將輸血套管內血液製品滴注完全。	

步　驟	說　明
15. 觀察病患反應並測量生命徵象。	
16. 協助病患恢復合適臥位。	
17. 整理病患單位及用物。	
18. 洗手。	
19. 記錄：輸血結束時間及病患反應。	19-1. 持續觀察有無出現延遲性輸血反應。

注意事項

1. 輸血前後應使用生理食鹽水維持靜脈輸液灌注，以確保體內細胞濃度一致；5%葡萄糖溶液會造成溶血現象；乳酸林格氏液（或含鈣溶液）會與血液製品內之抗凝劑作用而導致血品凝固，使輸液管路阻塞。

2. 在捐血後2~24小時，即開始有一些細胞的碎片產生，形成微小的聚合體，隨著時間的增加，血小板、白血球破壞數量隨之增加，此類聚合體也隨之增多、加大。因此輸血用品宜使用較大號針頭及170μm過濾器的輸血套管，以除去血液凝塊及其他瑣碎物質，避免造成肺栓塞或腦栓塞。

3. 依輸血套管品牌不同，一個血液濾器，只能使用4~8單位血，或至少要在12小時內更換輸血套管，不能長期留作靜脈輸液之用。輸血完畢後，若需輸入其他溶液，必須更換輸液套管。

4. 當使用紅血球濃厚液(Packed RBC)的時候，如果黏稠度稍大，輸血速度較慢時，加入約45mL之生理食鹽水以減少濃稠度，可使輸注的速度加快。

5. 輸血之靜脈輸液管路不可作為其他靜脈溶液、TPN或藥物的注射管道，除非輸注管路已被生理食鹽水徹底沖刷；其他血品如Fresh Frozen Plasma(FFP)、Stored Frozen Plasma(SFP)，或Albumin等也可以與血液同時輸用；而經由中心靜脈導管(CVP line)輸注血液成分時，應與測壓計分開不同管路，且應在讀取中心靜脈壓(central venous pressure, CVP)數據前清除管路內的血液成分，以免影響CVP數值。

6. 絕大多數的情況下，血液沒有必要經過加溫處理即可輸用，當較快速度輸血時，視情況使用輸血加溫器，大約維持在35~38℃之間，勿超過42℃；另外，不可使用微波加熱或用溫水、熱水直接加熱，當加溫不平均時，可能會造成溶血。

7. 執行血液製品輸注時，由執行人員填寫輸血開始時間、輸血15分鐘時間、輸血停止時間以及這些時間點的生命徵象及有無出現輸血反應，包括：發冷、發燒、焦躁不安、頭痛、胸痛、噁心、嘔吐、蕁麻疹、臉部潮紅、呼吸困難等。

8. 輸血時限
   (1) 由血庫取回血液製品後，最好在60~90分鐘內輸注完畢，不能超過4小時，以免血液細胞活性降低及細菌增生，任何過多的血品單位，需盡速送回血庫保存。
   (2) 紅血球血品應在離開冰箱30分鐘內使用，並在4小時內輸注完畢。
   (3) 血小板是在室溫儲存的，勿將血小板置入冰箱，應在收到血小板製品後盡速輸注，一般依醫囑速度或於30分鐘～1小時內輸注完畢，不要超過4小時。
   (4) 血漿，應在收到血漿後盡速輸用。輸血速度依醫囑，最慢在2小時內輸完。

9. 當輸血速度太慢，除了視情況使用輸血加壓袋加快速度之外，還可以將血袋高度稍微調高，以增加重力的影響，或檢查輸血針是否阻塞、血液濾器是否充滿了碎屑，或是因輸血時，紅血球沉積下來而使得輸血速度變慢，可以每隔30分鐘將血袋稍微搖盪，以使紅血球混勻。

10. 輸血反應之分類及其處理（表4-2）。

◆ 表4-2　輸血反應之分類及其處理

分類	原因	症狀	治療（註）
急性輸血反應			
急性溶血性反應	主要是受血者之抗體與供血者紅血球發生溶血反應	焦躁不安、發冷、發熱、多處疼痛（腰、背、腹、鼠蹊、胸、頭、輸注處等）、心跳加快、低血壓、噁心、嘔吐、顏面潮紅、呼吸困難、壓迫性的胸痛、少尿或無尿、血紅素尿、異常的出血、休克、死亡	・立即停止輸血 ・處理低血壓及增加腎臟的血液循環，避免休克之發生
急性過敏性休克	缺乏IgA蛋白質的病患輸入含IgA血（漿）液後產生免疫性抗體	低血壓；胃腸道症狀，如：噁心、嘔吐、腹部疼痛；呼吸的症狀，如：呼吸困難、胸部壓迫感或胸痛、眼周圍及喉部水腫、支氣管痙攣，甚至休克；但無發燒反應	・立即停止輸血 ・呼吸困難時給予氧氣使用，必要時插管治療與人工呼吸器使用 ・依醫囑使用腎上腺素(Epinephrine)、類固醇、抗組織胺
發熱非溶血性反應	通常是病人血中帶有HLA抗體、血小板或顆粒球之特異抗體，與輸入之抗原作用而釋出能發熱的cytokines(IL-1)	在反應之後大約5分鐘，顏面潮紅(Flush)，約30分鐘之後先發冷，可能伴隨有寒顫，這時血壓可能上升，約30分鐘後發高燒，可能同時有倦怠、焦躁不安、噁心、嘔吐，常併有心悸、頭痛及輕度呼吸困難、全身不適、腰痛等症狀	・依醫囑使用退燒劑處理，如Acetaminophen ・多採症狀治療
蕁麻疹性反應	多數認為與供血者血漿含可溶性過敏原有關	常在頸部及上軀幹出現紅腫、搔癢	・通常不需要停止輸血 ・依醫囑使用抗組織胺
大量輸血反應	在24小時內的輸血量超過該病患全身血量	焦躁不安、頭痛、心律不整、血壓可能升高、頸靜脈怒張、胸部壓迫感、呼吸困難、肺水腫	・協助病患採坐姿 ・依醫囑使用藥物，如利尿劑、Morphine ・呼吸困難時給予氧氣使用，必要時插管治療與人工呼吸器使用

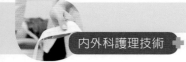

◆ 表4-2　輸血反應之分類及其處理（續）

分類	原因	症狀	治療（註）
非心臟性肺水腫（輸血相關的急性肺損害）	供血人血漿內含有高力價的顆粒球抗體，輸血後顆粒球聚集在肺部微血管，經抗原抗體反應而活化補體，引起肺部微血管破壞及水腫	通常在輸血後6小時內發生，可能無症狀或突然發生肺部壓迫性，症狀與成人呼吸窘迫症候群相似，包括初期的PO_2下降、呼吸困難、代謝性酸中毒、心跳加快、血壓下降、發冷、發熱、胸部疼痛、乾咳等症狀；胸部X-ray可見肺部兩側出現肺水腫及肺浸潤，但心臟並無衰竭情形	· 立即停止輸血 · 提供呼吸支持，呼吸困難時給予氧氣使用，必要時插管治療與使用人工呼吸器 · 處理低血壓 · 依醫囑使用藥物，如Dopamine、類固醇
細菌性敗血症	血液製品受到細菌汙染	寒顫、嚴重發燒、低血壓及休克	· 立即停止輸血 · 積極的復甦療法 · 廣效性抗生素治療
遲發性輸血反應			
遲發性溶血反應	當受血者輸入外來血球後，因血球不盡相同而刺激受血者產生抗體，通常輸血後3~7天發生	發冷、發熱、多處疼痛、黃疸、貧血、呼吸困難	並不需特別處理，但需密切觀察病人尿量、腎功能、凝血功能
移植物抗宿主反應	當輸入含有具功能之T淋巴球的血品給嚴重免疫不全病患時，具功能之T淋巴球不會被受血者所移除，反而攻擊受血者的細胞所造成	發燒、紅斑狀皮膚疹（常在耳後部）、厭食、噁心、嘔吐、肝炎、肝腫大、肝酶升高、黃疸、淋巴腺腫大、大量腹瀉、各種血球減少、骨髓細胞減少、免疫不全	無有效的治療，其預防之道：血品照射放射線可以抑制T淋巴球的功能，能防止輸血所引起之移植物抗宿主反應，而不會影響紅血球、血小板及顆粒球之功能
輸血後紫斑症	多數為缺乏HPA-1a抗原，產生對抗HPA-1a的抗體，於曾輸血或懷孕者輸血後平均9天後發生	全身性的紫斑症	可在數週後慢慢復原

備　註

護理人員在輸血反應發生時的立即處理措施還包括：

1. 立即停止輸血。
2. 改用生理食鹽水維持靜脈管路通暢。
3. 監測病患生命徵象。
4. 告知醫師處理。
5. 收集下列檢體，送往血庫輸血前實驗室
   (1) 輸血器及標籤連接的血袋（含剩餘血液）。
   (2) 病人輸血後之血液標本5~7mL置入紫頭管。
   (3) 輸血反應後之初次尿液。

   重新進行血標本之篩檢及試驗，例如血型、交叉配合試驗以及輸血後檢體的直接抗球蛋白試驗、血紅素血症、瀰漫性血管內凝血(DIC)試驗等，並檢驗捐血者的血液是否受到細菌汙染。
6. 發冷時給予保暖措施。
7. 依醫囑處理症狀及治療。
8. 給予心理支持並持續評估觀察病患情況之變化。
9. 詳細記錄所有輸血相關資料，包括：輸血前的評估，反應開始的時間、徵象及症狀，基礎的生命徵象，反應前、中、後之生命徵象變化，輸注的血量、血品單位及成分類型，通知醫師的時間及其醫囑，收集哪些檢體送檢等。

參考資料

台灣醫事檢驗學會(2018)．*由靜脈採集血液檢體之檢驗作業指引*。http://www.labmed.org.tw/Upfiles/Test_5A/2018425155049.pdf

何敏夫(2004)．*血庫學*（新版）．藝軒。

林炯熙(2004)．血液成分療法．*臨床醫學，53*(6)，437-450。

林貴滿、李滿梅、林惠娟、譚蓉瑩、李素貞、陳秀蓉、陳佩英、張惠甄、韓玉蘭、蔡淑梅、曾錦瑋、洪麗珍、陳夏蓮、葉明珍、陳秋慧、顧家恬、古菊梅、鄧崇勵、賴美信…劉波兒(2023)．*內外科護理技術*（十版）．華杏。

孫建峰(2003)．*輸血醫學*．合記。

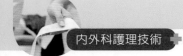

陳秀勤、何雲仙、陳玉秀、楊勤熒、陳雪、郭淑芬、陳梅麗、張治瑤、葉麗娟、何雪珍、鄭秀月、江惠英、謝紅桂、張凱喬、楊星瑜、王宜華、曲天尚、陳玫君(2019)·*新編內外科護理技術*（二版）·永大。

陳重光、林正修、謝舜婉、羅仕錡、鄭文誠譯(1998)·*血液學精要*·藝軒。

陳敏麗、倪麗芬、張玉珠、吳秋燕、陳麗華、柳秋芳、劉棻、鄭惠珍、阮淑萍、曾明晰、黃翠媛、羅淑玲、何昭中、姜如珊、李惠玲、戴秀珍、蔡素珍、王俞蓉、王瑜欣…唐心如(2021)·於陳敏麗校閱，*內外科護理技術*（六版）·新文京。

林清江、楊文琪、羅靜婷、胡綾真、張怡娟、林冠華、陳炯瑜、翁淑娟、徐志宏、黃嫦芳、鄭高珍、楊俊杰、陳珊吟、邱定宇、曾維昌、黃美涵、蔡麗紅、瞿馥苓、程紋貞…郭繼陽(2023)·於陳昌裕總校閱，*醫護檢驗手冊*（四版）·華杏。

雍建輝(2000)·*近世輸血醫學*·藝軒。

雍建輝、雍海鵬、林炯熙、曾成槐(2002)·臨床護理人員對輸血反應的確認與處理·*臨床醫學，50*(1)，45-59。

雍建輝、雍海鵬、劉綠霜、易曼芬、薛樹清、李俊昌(2006)·臨床護理人員對輸血技術的新認識·*當代醫學，33*(12)，1028-1036。

雍建輝、雍海鵬、薛樹清、林炯熙(2006)·醫護人員如何處理疑有IgA過敏休克輸血反應的病人·*臨床醫學，58*(3)，219-226。

謝美玲、賴惠玲、李茹萍(2005)·輸血護理問題之探討·*慈濟護理雜誌，4*(2)，13-17。

謝美玲、劉雲鴒、李茹萍、楊福麟(2005)·輸血反應之護理·*慈濟護理雜誌，4*(4)，19-24。

蘇惠珍(2022)·體液供給·於蘇麗智等編著，*實用基本護理學*（下冊）·華杏。

Atterbury, C., & Wilkinson, J. (2000). Blood transfusion. *Nursing Standard, 14*(34), 47-54.

Bradbury, M., & Cruickshank, J. P. (2000). Blood transfusion: Crucial steps in maintaining safe practice. *British Journal of Nursing, 9*(3), 134-138.

Fitzpatrick, L., & Fitzpatrick, T. (1997). Blood transfusion: Keep your patient safe. *Nursing, 27*(8), 34-41.

Westcott, J., Langeberg, A., SandLer, S. G., Dohnalek, L. J., & Cusaa, L. (2004). The code to safer transfusion. *Nursing Management, 35*(6), 33-36.

Young, J. (2000). Transfusion reaction. *Nursing, 30*(12), 33.

第五節　INTRAVENOUS INSERTION　靜脈注射法

觀看技術影片

學習目標

1. 能說出靜脈注射之目的。
2. 能正確準備靜脈注射所需用物。
3. 能正確執行靜脈注射步驟。
4. 能評估靜脈輸注不良反應並執行正確處理。

目 的

1. 維持或恢復體液電解質的平衡。
2. 補充缺乏之體液電解質。
3. 輔助給藥。

學理與原理

　　體液(body fluid)約佔體重的50~75%，是維持人體基本生理機能的要件，大致上由水分與電解質及其他物質所組成，若病人為嬰幼兒、老年人或嚴重疾病的患者，無法維持水分的恆定及電解質的平衡，將會對人體造成影響。熟練靜脈注射法能在病人需要時，快速的建立起輸液及給藥的路徑，讓病人快速的補充體液電解質及達到給藥的效果。

適應症

1. 靜脈注射給藥。
2. 需補充體液電解質時，如：禁食、脫水等。

用物與設備

1. 皮膚消毒用物
   (1) 75% Alcohol 1瓶
   (2) 2% Chlorhexidine Alcohol 1瓶
   (3) Alc-BI溶液 ....視情況需要
   (4) Aq-BI溶液 ....視情況需要
   (5) 無菌生理食鹽水 ....情況需要
   (6) 棉球或棉棒...視情況
2. 止血帶 1條

3. 18~22號留置針 1支
4. OP site及紙膠 各1個
5. 輸液套管(IV set) 1副
6. 靜脈輸注溶液 ....依醫囑
7. 彎盆 1個
8. 靜脈輸液記錄卡 1張
9. 針具回收桶 1個
10. 點滴架 1支
11. 筆或彩虹貼紙 ....1支／張

▌步驟與說明 ···

步　驟	說　明
一、準備用物	
1. 核對醫囑。	
2. 填寫靜脈輸液卡。	2-1. 正確填寫病患姓名、性別、年齡、科別、病歷號碼、床號、輸液名稱、輸液量。
3. 洗手，脫手錶及飾物，袖子捲到肘關節以上。	
4. 備妥用物攜至病患單位。	
5. 核對病患。	
6. 向病患／家屬解釋目的及過程。	6-1. 讓病患／家屬了解過程及目的以減輕焦慮，取得其合作。
7. 以酒精棉片消毒瓶塞（或IV軟袋藥物注射處），取出輸液套管，將管夾關緊，接上輸液瓶並完成排氣。	

步　驟	說　明
8. 協助病患採舒適姿勢,選擇適當靜脈注射部位。	8-1. 成人最佳靜脈注射部位為前臂,可選擇頭靜脈、正中靜脈、貴要靜脈或尺靜脈(圖4-25)等靜脈進行注射,應選擇有彈性、循環良好的靜脈進行輸注,避開關節上部位,也須避免在感染的部位、靜脈曲張、靜脈栓塞或回流不佳的患側進行輸注。
	8-2. 考量病人舒適及活動需要,避免太接近關節而影響關節活動,以及避免注射在慣用手。

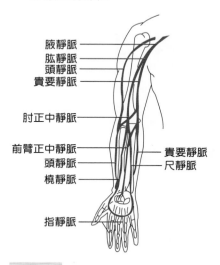

腋靜脈
肱靜脈
頭靜脈
貴要靜脈
肘正中靜脈
前臂正中靜脈
頭靜脈
橈靜脈
貴要靜脈
尺靜脈
指靜脈

圖4-25

步　驟	說　明
9. 佩戴一般手套以預防曝觸血液。	
10. 在注射部位上方約7.5~10公分處,繫上止血帶(圖4-26),請病患握拳。	10-1. 可以使注射部位之靜脈充血,利於穿刺。
	10-2. 止血帶勿綁太久,最好不要超過2分鐘。
	10-3. 止血帶需綁在目視清楚可見範圍內,避免被衣袖或其他遮蔽物遮住。
11. 消毒方式: (1) 先以75% Alcohol溶液,以抽血部位為中心由內往外環狀消毒,待乾燥。 (2) 再以2% Chlorhexidine Alcohol溶液由內向外環形消毒並待其乾燥。	11-1. 消毒溶液之選擇: a.酒精性消毒液:75%酒精、2% Chlorhexidine Alcohol、10% povidone-iodine alcoholic solution。 b.對Chlorhexidine過敏者,可用75%酒精或10% povidone-iodine alcoholic solution或水溶性優碘。 c.對酒精過敏者可用水溶性優碘。

步　驟	說　明

11-2. 沾取足量消毒溶液由中心向外環形塗擦消毒皮膚至乾淨且待自然乾燥，使消毒劑發揮效果再執行穿刺。

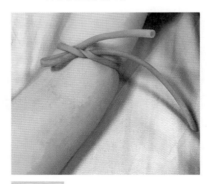

圖4-26

12. 取靜脈留置針準備注射，非慣用手繃緊注射部位皮膚，慣用手持針，針頭斜面朝上，以15~30度角刺入皮膚（圖4-27），當進入血管時，可看到針管有回血，請病人鬆開拳頭，將硬針稍微抽出並保持硬針固定、將軟針往血管內推入，若遇阻力應停止，以免穿破血管。

12-1. 刺入皮膚時可請病人深呼吸以轉移注意力。

12-2. 應避免角度過大或刺入過深，以免穿破血管。

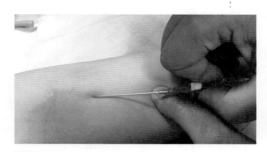

圖4-27

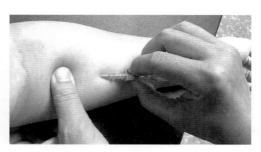

圖4-28

步　驟	說　明
13.鬆開止血帶並以手指按住軟針前端的血管,避免血液自留置針出口流出,按下回縮式安全靜脈導管硬針,並隨手丟棄至針具回收筒或彎盆(圖4-28)。 14.接上輸液套管(圖4-29)。	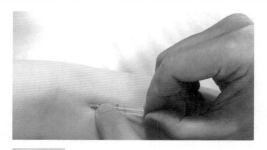 **圖4-29**
15.打開輸液套管,觀察管路暢通情形以及注射部位是否腫脹。 16.以OP site及紙膠固定留置針,並將輸液管路繞J型順好固定,再以筆或是彩虹貼紙標示日期(圖4-30)。	15-1. 靜脈輸液開始的30分鐘內需持續觀察滴速及注射部位有無阻塞、浸潤等情形。 16-1. 避免覆蓋針眼,以利觀察。 16-2. 固定管路以避免拉扯滑脫,固定時要避免管路折到。 16-3. 靜脈留置針與輸液套管,每96小時更換一次是安全及具成本效益的。若出現靜脈炎之臨床徵象時(注射部位發紅),應立即更換。

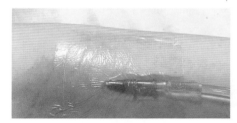

(a)

圖4-30

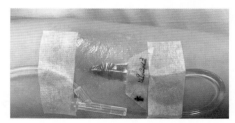

(b)

17. 依醫囑調整滴速。
18. 於靜脈輸液記錄卡上註明輸液種類、給液時間、輸注速度並簽名。
19. 協助病患回復合適臥位。
20. 整理病患單位及用物。
21. 洗手。
22. 記錄:注射時間、注射部位、留置針大小、輸液種類、輸注速度、輸液量、加藥情形及病人反應。

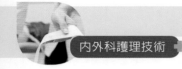

注意事項

1. 靜脈注射期間之護理
   (1) 注射開始的30分鐘內，應觀察注射部位有無紅腫浸潤現象，並留意點滴是否暢通。
   (2) 衛教病人避免弄濕注射部位及避免注射部位用力過度使血液回流凝固。
2. 靜脈輸液流速計算公式

$$每分鐘滴數(gtts/min) = \frac{給液總量(c.c.) \times 每毫升滴數(gtts/c.c.)}{60分鐘 \times 輸液總時數(hr)}$$

3. 靜脈輸注可能的合併症：包含血腫、浸潤、血栓、靜脈炎、血栓靜脈炎、靜脈痙攣、敗血症、肺水腫、空氣栓塞等。

參考資料

王月琴(2021)·體液的供給·於王月琴等編著·*基本護理學*（下冊）·永大。

高月梅(2020)·體液的供給·於曹麗英等編著·*新編基本護理學*·新文京。

蘇惠珍、賴秋絨(2022)·體液供給·於蘇麗智等編著·*實用基本護理學*（下冊）·華杏。

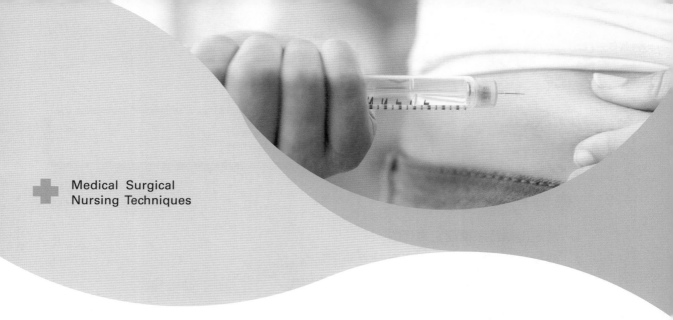

Medical Surgical
Nursing Techniques

05
CHAPTER

內分泌和新陳代謝功能障礙之護理
The Endocrine And Metabolic System

林麗味｜著

▶ 本章大綱

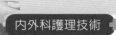

第一節　尿糖測定法
URINE SUGAR MONITORING

學習目標

1. 能說出執行尿糖測定之目的。
2. 能說出執行尿糖測定之適應對象。
3. 能正確、完整地準備執行尿糖測定所需用物。
4. 能正確執行尿糖測定。
5. 能正確判讀及解釋測定結果。
6. 能對所執行技術予以評值。

目　的

測定尿中是否有葡萄糖存在，作為糖尿病之篩選或追蹤之參考。

學理與原理

人們藉由嚐尿的甜味測試尿糖，可說是最早監測糖尿病控制的方法。隨著醫療科技進步，嚐尿這種原始測試方法已被將試紙尖端浸於尿中，藉由試紙顏色變化而得知尿糖值的硫酸銅試紙（銅還原法）或酵素的試紙（Tes-tape或Diastix酵素試驗法）此種簡易且快速的方法所取代。由於尿糖測定法不會造成疼痛不適，可說是一種較廣為病患所接受的篩檢糖尿病方法。

正常狀況下，葡萄糖由腎小管再吸收，並不會出現於尿中，然而在血糖濃度超過腎再吸收之閾值(Renal threshold)(180mg/dL)時，葡萄糖會自尿中排出，即所謂**尿糖 (Glucosuria)**，一般常發生於**糖尿病血糖控制差者和靜脈注射葡萄糖或高營養輸注病患**。

一、尿糖測定種類

1. **單次尿糖測定法**

測定尿中葡萄糖的有無，若尿中有糖，則需再做進一步檢驗。

(1) 方法：早晨醒來未進食前，解的第一次尿液先倒掉，再攝取少量開水約50c.c.（因大量飲水會稀釋尿液濃度），15~30分鐘後，再解第二次尿液，並留取檢體化驗。

(2) 原因：第一次解的尿液因已在膀胱存留一段時間，含糖與不含糖的尿液混在一起，會影響檢查結果。

2. **分段尿糖測定法**

用來測定一天中高尿糖濃度的時段，作為調整藥物劑量的參考。

(1) 方法：三餐飯前與睡前各做一次。

(2) 注意事項：病患採正常飲食，但收集尿液前勿進食，否則將影響尿糖濃度。

3. **24小時尿液檢體**

用來測定病患24小時內尿中流失多少葡萄糖，其方法為：清晨第一次解的尿液倒棄不用，之後再收集24小時尿液於收集容器中。

二、尿糖測定法之限制

1. **腎閾值**：一般尿糖測定時，病患腎閾值需正常，若腎閾值過高(>180mg/dL)，如腎臟病患，因腎小管葡萄糖再吸收能力增加，以致於血糖高於180mg/dL仍無尿糖情形（假陰性）；另外腎閾值過低(<180mg/dL)，如懷孕或庫欣氏症、生長激素分泌過多之病患，血糖濃度正常，但尿糖呈陽性反應。

2. **藥物**：如盤尼西林(Penicillin)、四環黴素(Tetracycline)、氯黴素(Chloromycetin)、Aldomet（降血壓藥物）等會造成測定結果呈現假陽性反應（即測定值偏高）；另外維生素C(Vitamine C)或水楊酸(Aspirin)等會造成測定結果呈現假陰性反應（即測定值偏低）。

3. **反應病患數小時前血糖值**：尿糖測定只可反映病患數小時前的血糖值，無法反映測定當時的血糖狀況，且無法測知病患是否有低血糖情形。因此當尿糖篩檢呈現陽性反應時，為了進一步確認診斷，必須使用其他檢驗方法。

適應症

1. 疑似糖尿病病患或有糖尿病三多症狀者。

2. 無能力執行血糖自我監測(Self-monitoring of blood glucose; SMBG)時，改以尿糖測定作為血糖控制情形參考。

3. 懷孕婦女。

用物與設備

1. 尿杯 1個

2. 尿糖試紙 1瓶

3. 清潔手套 1副

4. 手錶（有秒針） 1只

▌步驟與說明 ··

步　　驟	說　　明
1. 核對醫囑。	
2. 洗手。	
3. 準備用物。	
4. 向病患解釋尿糖測定的目的與方法。	
5. 提供病患尿杯，並教導使用尿杯留取新鮮尿液。	
6. 護理人員戴上清潔手套，收回尿液檢體。	6-1. 戴手套可減少受標本汙染之機會。
7. 打開試紙瓶，取出一片試紙，將試紙前端（偵測區）完全浸入尿液中。	7-1. 使用前需檢查試紙是否有變質或受潮，並檢查有效日期。浸入時間依試紙瓶上說明。
8. 取出試紙時將試紙靠在尿杯邊緣，以輕拭試紙背面尿液。	8-1. 過多的尿液會稀釋試劑造成誤判。
9. 等待60秒後，於光線良好處判讀結果。	9-1. 由於不同廠牌其判讀時間有所不同，一般判讀時間會註明於試紙瓶上。
10. 將所測得試紙的顏色與試紙瓶上的色框比對後，判讀測得尿糖價數（圖5-1）。	10-1. 保持比色框的清潔，尤其要避免尿液汙染，以免影響判讀。
	10-2. 不同廠牌尿糖濃度表示法，有些微不同表示，請依試紙瓶上說明。

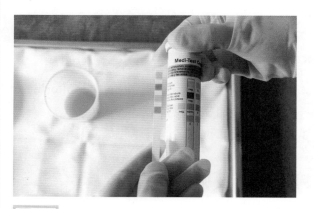

圖5-1

| 11. 丟棄試紙，將尿液倒入馬桶後，移除手套。 | |

步　驟	說　明
12.洗手。 13.向病患解釋測定結果，並記錄尿糖價數。	13-1. 病患參與可增進照護知識及遵從性。尿糖濃度表示法：一般是以(+)號的多寡來表示，如-+ ++ +++ ++++，價數愈多表示尿糖值愈高。

注意事項

試紙保存方法

　　取出試紙後立即將瓶蓋關緊，減少空氣接觸機會；勿用手接觸試紙前端（即偵測區）；避免放在潮濕或陽光直射處；試紙瓶中乾燥劑勿丟棄。

參考資料

沈良茜（2000，5月）·監視與處理·於中華民國糖尿病衛教學會主辦，*糖尿病衛教核心課程講習會講義*·林口長庚醫院。

邱淑滿(1998)·*護理人員臨床護理檢驗概要*·正泰。

陳秀勤(1999)·尿糖測定法·於陳雪等編著，*新編內外科護理技術*（129-134頁）·永大。

陳敏麗、倪麗芬、張玉珠、吳秋燕、陳麗華、柳秋芳、劉棻、鄭惠珍、阮淑萍、曾明晰、黃翠媛、羅淑玲、何昭中、姜如珊、李惠玲、戴秀珍、蔡素珍、王俞蓉、王瑜欣…唐心如(2021)·於陳敏麗校閱，*內外科護理技術*（六版）·新文京。

蔡淑梅(2010)·尿糖尿蛋白測定法·於林貴滿等著，*內外科護理技術*（212-214頁）·華杏。

Ellen McMorrow, M., & Malarkey, L. (1998)·*臨床護理檢驗手冊*（張國盛譯）·華騰。

Higgins, C. (1994). Blood and urine tests for diagnosis and monitoring of diabetes. *British Journal of Nursing, 3*(17), 886-892.

Perry, A. G., & Potter, P. (1998). *Clinical nursing skills techniques*. Mosby.

Sorretino, S. A. (2000). *Nursing assistants*. Mosby.

🫀 第二節　血糖測定法

學習目標

1. 說出執行血糖測定之目的。
2. 能說出執行血糖測定之適用對象。
3. 能正確、完整地準備執行血糖測定所需用物。
4. 能正確執行血糖測定。
5. 能正確判讀及解釋測定結果。
6. 能對所執行技術予以評值。

目　的

1. 監測血糖值的變化，作為調整飲食、運動及藥物劑量的參考依據。
2. 有助於預防低血糖及高血糖合併症之發生。
3. 使病患於居家中自行執行血糖監測。

學理與原理

　　葡萄糖是人體能量主要來源，可經由醣類或體內肝醣水解，或三酸甘油酯、蛋白質，經由糖質新生而獲得。若葡萄糖過多則會儲存在肝臟細胞、肌肉及脂肪細胞等三處，儲存在肝臟細胞和肌肉細胞的稱為肝醣，儲存在脂肪細胞的稱為脂肪（三酸甘油酯）。胰島素、升糖素、腎上腺荷爾蒙、糖皮質類固醇和生長激素等是血中葡萄糖濃度調控的重要激素。正常人禁食空腹血糖值為80~120mg/dL，無禁食或一般隨意取樣之葡萄糖濃度超過140mg/dL，則需做進一步的檢驗。

　　血糖測定法可**直接反應測定當時血糖值，且不受葡萄糖腎閾值或體液容積影響**。臨床上血糖之測定方法有：靜脈血糖、微血管血糖，二種檢驗方法，見表5-1。

◆ 表5-1　血糖測定法的比較

測定法 項目	靜脈血糖	微血管血糖
1. 醫囑有否	Blood sugar AC & PC qd 此項檢查需依醫囑執行	Finger stick q6h & prn雖屬護理人員獨立性功能，但臨床上醫師仍會開醫囑，以作為治療之參考
2. 檢驗成分	血漿檢驗	全血檢驗
3. 檢驗儀器	生化分析儀	血糖測定儀
4. 檢驗者	檢驗室的人員	護理人員

　　使用全血測定時，因全血含水量較血漿低，所以溶於水之葡萄糖含量亦較低，故一般全血之血糖值較血漿之血糖值約低10~15%，公式：血漿血糖＝全血血糖＋全血血糖×(10~15%)，因此靜脈空腹血糖值和微血管空腹血糖值，差距在15%以內，屬於可接受的範圍，但若病患血比容(Hematocrit)異常，則不適宜使用血糖測定儀。然而為了提升檢驗結果正確性及加強品質監測，建議使用血糖測定儀一段時間需與生化分析儀做比對。

適應症

1. 糖尿病患者或血糖控制不良個案。
2. 妊娠糖尿病病患。
3. 因其他疾病或治療引起血糖不穩定之病患（例如接受TPN治療）。

用物與設備

以微血管血糖測定為範例

1. 治療盤及治療巾...1組
2. 血糖測定儀...1台
3. 血糖試紙...1罐
4. 採血器...1支
5. 採血針頭...1支
6. 酒精棉片（球、棒）...1片（個）
7. 乾棉球（棒）..1個（支）
8. 彎盆...1個
9. 血糖記錄單...1張

步驟與說明

步　驟	說　明

以微血管血糖測定為範例

步　驟	說　明
1. 核對醫囑。	
2. 洗手。	2-1. 減少微生物散播。

步　驟	說　明

3. 準備用物（圖5-2）。

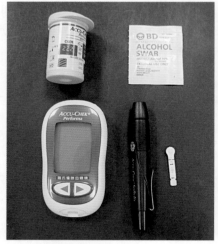

(a) 新型血糖機及用物

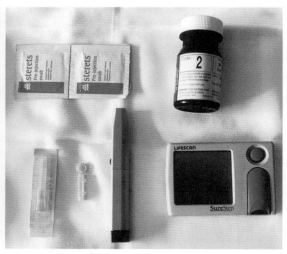

(b) 舊式血糖機及用物

圖5-2

4. 向病患解釋血糖測定的目的與過程。

5. 教導病患使用肥皂和溫水洗手。

5-1. 促進採血部位皮膚清潔，以減少因病患手上附著接觸過的糖分，造成血糖值誤差。以40℃溫水浸泡10分鐘，並配合局部按摩、甩手或將預穿刺的手放置低於腰部15秒會較易採血。

6. 協助病患採舒適臥位，如坐於椅子或半坐臥姿勢。

6-1. 促使容易執行穿刺。

7. 打開血糖測定儀開關（圖5-3）。

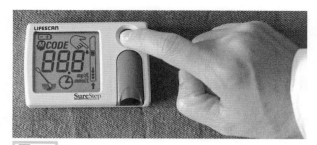

圖5-3

8. 血糖測定儀螢幕上出現的CODE編號需與試紙編號相同，不同時，則需作校正、歸零（圖5-4ab）。

8-1. 試紙存放於密封瓶中以避免試紙潮濕變色，影響檢驗數值。

步　驟	說　明

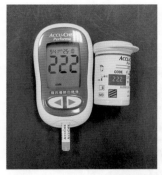 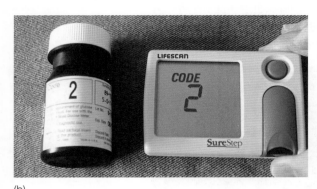

(a) 新型血糖機插入試紙即可開機，可　(b)
　　一併核對試紙CODE

圖5-4

9. 採血（以手指採血為範例）

　(1) 選擇採血部位（圖5-5）。

(1)-1. 手指、腳趾之外緣∩字形區域是常見採血部位，由於此部位神經末稍較少，採血較不痛且具豐富血管。一般手指外緣為常見採血部位，而糖尿病病患因循環及免疫力考量，故不建議於腳趾採血。每一次測量時，需變換不同採血位置。

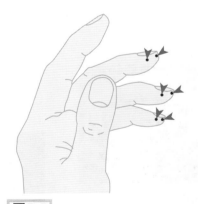

圖5-5

　(2) 給予預採血手指輕輕按摩。

　(3) 將預採血手指固定於檯面上，並以酒精棉片或棉球消毒預採血手指之指尖周圍區域。

(2)-1. 促進穿刺部位血液循環。

(3)-1. 減少病患手抖不穩情況。

步　驟	說　明
(4) 待乾後，以裝有採血針之採血筆緊貼採血部位的皮膚，按下按鈕或以24~25號針頭穿刺（圖5-6ab）。	(4)-1. 殘留的酒精會刺激採血皮膚而產生疼痛，另血液會被殘留酒精稀釋，影響血糖值。

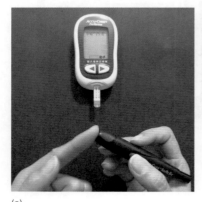

(a)

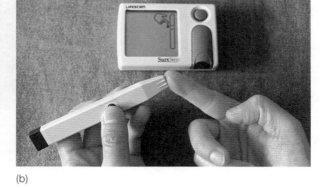

(b)

圖5-6

步　驟	說　明
(5) 使用乾棉球（棒）擦拭穿刺後第一滴血。	(5)-1. 穿刺後第一滴血通常含有大部分血清，其可能稀釋血液，造成錯誤數值。
(6) 將病患指尖朝下，由手指近心端向遠心端按摩，輕輕的擠出一滴如紅豆大的血液，均勻地將血滴入血糖試紙的偵測區上（圖5-7ab）。	(6)-1. 指尖朝下可避免血液流入指甲縫，造成病患不適或造成血量過少，影響血糖測定儀血糖數據判讀。擠血時勿過度用力以免擠出局部組織液，而造成血液凝固或稀釋檢體。
(7) 以酒精棉片壓住穿刺部位。	(7)-1. 幫助止血。

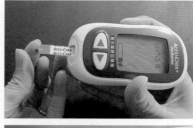

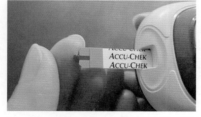

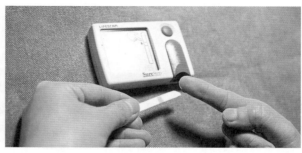

(b)

(a) 新型血糖試紙需半粒米的血液，將血液輕觸黃色區域前緣即可

圖5-7

步　驟	說　明
10. 將滴滿血之試紙，插入儀器內後，儀器螢幕會由30秒倒數至0，最後顯示病人血糖值（圖5-8abc）。	10-1. 不同廠牌等待判讀時間亦不同。

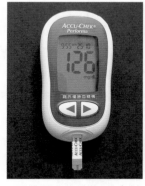

(a) 試紙吸取血液後5秒會判讀血糖值

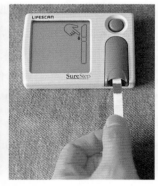

(b)

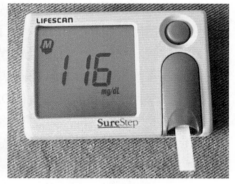

(c)

圖5-8

步　驟	說　明
11. 取出儀器中試紙，丟於彎盆內，並關閉血糖測定儀開關。	
12. 向病人做適當的說明與衛教。	12-1. 促進病患參與和遵從治療。
13. 將血糖測定儀、血糖試紙罐、採血筆等用物整理。	
14. 洗手。	14-1. 減少微生物散播。
15. 記錄測試時間、方法、血糖值、病人反應及衛教內容。	

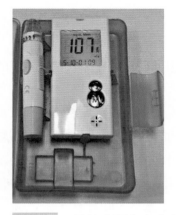

圖5-9　目前市面上有多種不同的血糖機，也有語音型血糖機方便讓視力較差的病人自行監測血糖

注意事項

1. 執行皮膚穿刺前，需評估病患是否有血小板低下、接受抗凝血劑治療等會造成出血之危險因子存在，因不正常凝血機轉會增加瘀斑和出血的危險性。

2. 血糖測定儀只能測出0~600mg/dL之血糖值，若超過600mg/dL，則機器螢幕上會出現"HIGH"（過高）字眼，此時需再抽取靜脈血做進一步血糖檢驗。

3. 居家血糖自我監測(SMBG)，除了提供血糖值及治療後血糖追蹤資料外，亦可增加病患的獨立和信心；然而對於智力和靈敏度較差的病患來說，血糖測定的操作程序是複雜的，因此針對此類病患血糖測定結果的可信度，仍需做好監控。

4. 2015年6月美國糖尿病學會(ADA)公布新的糖尿病診斷標準，其標準如下：以下四項只要一項符合即可診斷糖尿病：

    (1) 空腹葡萄糖異常(Impaired fasting glucose; IFG)：100mg/dL≦空腹血糖值＜126mg/dL。

    a. 隨機的血漿血糖值≥200mg/dL，合併有多吃、多喝、多尿、體重減輕（三多一少）及視力模糊等糖尿病典型的症狀。

    b. 空腹靜脈血漿血糖值(Fasting venous plasma glucose; FPG)有兩次≥126mg/dL（需禁食8小時以上）。

    c. 口服75克葡萄糖耐量試驗(OGTT)2小時的血漿血糖值≥200mg/dL。

    (2) 葡萄糖耐性障礙(Impaired glucose tolerance; IGT)：140mg/dL≤2小時OGTT<199mg/dL。

    (3) 正常血糖值：空腹血糖值<100mg/dL；2小時OGTT<140mg/dL。

    (4) HbA_{1C}：≥6.5%。

參考資料

沈良茜(2000)・監視與處理・於中華民國糖尿病衛教學會主辦，*糖尿病衛教核心課程講習會講義*・林口長庚醫院。

邱淑滿(1998)・*護理人員臨床護理檢驗概要*・正泰。

郝立智(1998)・糖尿病的診斷與治療進展・*當代醫學，25*(11)，944-948。

莊峻鍠、盧文聰(1999)・糖尿病診斷及治療的最新進展・*內科新知，2*(2)，84-88。

陳秀勤、何雲仙、陳玉秀、楊勤熒、陳雪、郭淑芬、陳梅麗、張治瑤、葉麗娟、何雪珍、鄭秀月、江惠英、謝紅桂、張凱喬、楊星瑜、王宜華、曲天尚、陳玟君(2019)・*新編內外科護理技術*（二版）・永大。

陳敏麗、倪麗芬、張玉珠、吳秋燕、陳麗華、柳秋芳、劉菜、鄭惠珍、阮淑萍、曾明晰、黃翠媛、羅淑玲、何昭中、姜如珊、李惠玲、戴秀珍、蔡素珍、王俞蓉、王

瑜欣…唐心如(2021)·於陳敏麗校閱，*內外科護理技術*（六版）·新文京。

蔡淑梅(2018)·血糖測定法·於林貴滿等著，*內外科護理技術*（201-205頁）·華杏。

謝淑珠(2008)·血液之生化（化學）分析·於吳俊忠等著，*護理檢驗概論*·華杏。

鍾宜芸、楊安娜(2001)·血糖測定儀之臨床應用·*榮總護理，18*(1)，25-31。

American Diabetes Association (2015). *Diagnosing Diabetes and Learning About Prediabetes. Retrieved from* http://www.diabetes.org/diabetes-basics/diagnosis/?loc=db-slabnav.

Ellen McMorrow, M., & Malarkey, L. (1998)·*臨床護理檢驗手冊*（張國盛譯）·華騰。

Higgins, C. (1994). Blood and urine tests for diagnosis and monitoring of diabetes. *British Journal of Nursing, 3*(17), 886-892.

Perry, A. G., & Potter, P. (1998). *Clinical nursing skills techniques*. Mosby.

Sorretino, S. A. (1998). *Clinical skills for assistive personnel*. Mosby.

第三節 **GLUCOSE TOLERANCE TEST．GTT**
葡萄糖耐量試驗

學習目標

1. 能說出執行葡萄糖耐量試驗之目的。
2. 能說出執行葡萄糖耐量試驗之適應對象。
3. 能正確、完整地準備執行葡萄糖耐量試驗所需用物。
4. 能正確執行葡萄糖耐量試驗。
5. 能正確判讀及解釋葡萄糖耐量試驗結果。
6. 能對所執行技術予以評值。

目 的

1. 檢查有無胰臟機能障礙與鑑別糖尿病之種類。
2. 了解胰島素分泌程度，以診斷糖尿病的輕重。
3. 診斷腦下垂體的疾病。

學理與原理

　　葡萄糖耐量試驗是一種較詳細和敏感用以評估葡萄糖代謝能力的方法，臨床上分成口服葡萄糖耐量試驗(OGTT)及靜脈注射葡萄糖耐量試驗(IVGTT)二種。正常情形下，在攝入葡萄糖溶液30~60分鐘後，血糖值最高，但並不超過170mg/dL，口服葡萄糖後2小時，血糖值應恢復與空腹時相同，且尿中也不會有糖分，因此它可用以評估病患對所給予葡萄糖的反應，作為糖尿病診斷和合併症發生率的預測指標。

適應症

　　病患空腹或飯後2小時血糖值介於正常和糖尿病診斷之臨界值時，或糖尿病高危險群。

用物與設備

1. 檢查前病患於前一天或當天留置靜脈注射帽
2. 葡萄糖粉 75gm溶解於300c.c.開水中
3. 酒精棉片（棉球） .... 適量（1罐）

4. 2c.c.塑膠空針 5支
5. 試管 5支

▋步驟與說明 ···

一、口服葡萄糖耐量試驗(OGTT)

1. 檢查前3天每天進食碳水化合物飲食150~250gm，以激活胰島素分泌細胞。
2. 檢查當天禁食，但可喝水，不可攝取茶、咖啡等含咖啡因食物，並禁菸、酒。不可注射胰島素或服用其他降血糖藥物，並注意有無低血糖症狀。衛教病患檢查前一天晚上12時後開始禁食一切食物。
3. 檢查當日早晨予病患空腹抽血1c.c.。
4. 收集到空腹血液後，請病患於5分鐘內喝完300c.c.內含75gm之葡萄糖水（兒童則以每公斤體重給1.5gm葡萄糖）。
5. 病患喝完葡萄糖水後30分、60分、90分、120分、180分時，由靜脈注射帽中為病患各抽血1c.c.，送檢驗科。
6. 病患在以上檢驗時間內要保持安靜休息狀況，避免過度活動，而改變葡萄糖代謝作用。

二、靜脈注射葡萄糖耐量試驗 (IVGTT)

　　適用於病患無法口服、有腸胃疾病及拒服葡萄糖者，劑量為0.5g/kg（理想體重），於2~3分鐘內打完。IVGTT第30分鐘的血糖值會比OGTT高，此乃因靜脈葡萄糖的吸收速率較快之故。

注意事項

1. 若病患有急性心臟血管疾病、腦血管障礙、內分泌疾病、肝臟疾病、腎臟衰竭、感染、手術、外傷及發燒，則應延期，否則非糖尿病病患也會出現高血糖現象。
2. 檢查前詢問有無服用避孕藥、類固醇、利尿劑、安非他命、水楊酸鹽、鋰劑等會影響檢驗結果。
3. 鼓勵病患攜帶雜誌或手工藝品，以減少檢查期間枯燥等候。
4. 單次所收集到檢體若未即刻送檢，應儲存於冰箱。
5. 葡萄糖耐量試驗之結果判讀，請參考血糖測定法注意事項之第4(2)、4(3)點。
6. 檢查完後，恢復正常飲食，若病患有高血糖情形，則依醫囑給予降血糖藥。

參考資料

台大醫院護理部編著(2001)・*台大護理技術*（二版）・華杏。

林銀鳳、蔡春蘭(2019)・葡萄糖耐量試驗・於陳雪等編著，*新編內外科護理技術*・永大。

邱淑滿(1998)・*護理人員臨床護理檢驗概要*・正泰。

葉莉莉、郭素娥(1998)・葡萄糖耐量試驗(GTT)・於李引玉等合著，*成大護理技術*（323-324頁）・偉華。

莊峻鍠、盧文聰(1999)・糖尿病診斷及治療的最新進展・*內科新知，2*(2)，84-88。

Ellen McMorrow, M., & Malarkey, L. (1998)・*臨床護理檢驗手冊*（張國盛譯）・華騰。

Higgins, C. (1994). Blood and urine tests for diagnosis and monitoring of diabetes. *British Journal of Nursing, 3*(17), 886-892.

Higgins, C. (1995). Pathology testing of blood glucose levels. *Nursing Time, 91*(3), 42-44.

第四節　NOVOPEN　胰島素注射筆

學習目標

1. 能說出執行胰島素注射筆之目的。
2. 能說出使用胰島素注射筆之適應對象。
3. 能依三讀五對，正確、完整地執行胰島素注射筆之給藥技術。

目　的

　　省去胰島素空針抽藥之步驟，提高胰島素注射劑量之精確性，減輕注射時之疼痛感，使病患更容易接受並開始胰島素的治療。

學理與原理

　　胰島素是胰臟所分泌的荷爾蒙，用以調整血糖值。傳統的胰島素治療，因注射器無法隨身攜帶、藥物需冷藏保存、藥物抽取時需小心確認劑量等，長期胰島素使用的糖尿病患者，常造成日常活動、工作或參加社交活動受限。近年來國內醫療院所引進胰島素注射筆，它是一種將胰島素和注射裝置合而為一的治療方式，胰島素注射筆其外型類似鋼筆造型，胰島素儲存於筆芯中，用完再更換筆芯即可，每次注射前，只需旋轉筆身，按下事先調配好的劑量，即可輕鬆完成注射動作。注射筆設計一安全、旋轉「卡」聲輔助裝置，讓年長者或視力不佳患者，能準確調好注射的劑量。攜帶方便，使用中的胰島素卡式小管不需冷藏，常溫保存即可為其優點，另外，筆身附有針頭，針頭細、短(28~30G)，能有效減輕病患注射時之疼痛感、恐懼感。健保給付胰島素卡管、針頭及注射筆，使病患更容易開始接受胰島素的治療。然而，需用專門的胰島素筆芯、價格比瓶裝的昂貴、每次注射時都會浪費一或兩單位的胰島素等是胰島素注射筆缺點。

適應症

1. 第一型糖尿病病患。
2. 使用口服糖尿病藥物控制失敗病患。
3. 使用口服糖尿病藥物出現不良反應及過敏病患。
4. 其他不適合口服藥物治療的糖尿病病患：如有明顯心臟衰竭、肝腎功能障礙或傷口復原中的糖尿病病患、懷孕、感染中之糖尿病病患。

用物與設備（圖5-10）

1. 胰島素注射筆(NovoPen 3)..1支
2. 胰島素卡式小管(Penfill，3c.c.／管，100IU/c.c.) 1支
3. 筆針針頭(NovoFine)（針頭有5mm適用於較瘦或小孩；8mm適用於較胖或大人）..1個
4. 75%酒精棉片或棉球..數個

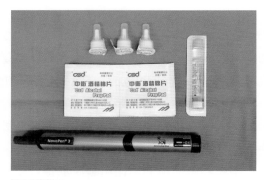

圖5-10 胰島素注射筆用物

▌步驟與說明

步　驟	說　明
1. 核對醫囑、核對病人前一次血糖值及了解病人進餐時間。 2. 洗淨雙手。 3. 準備用物。 4. 取出冷藏預備的胰島素卡式小管(Penfill)於室溫。	4-1. 未開封胰島素卡式小管(Penfill)需冷藏，已開封置於常溫下即可。

步　　驟	說　　明
5. 換裝新的胰島素卡式小管(Penfill) 　(1) 轉開胰島素注射筆筆管（圖5-11）。 　(2) 轉動使推桿退回內部（圖5-12）。 　(3) 將胰島素卡式小管(Penfill)裝入筆管內，並旋緊（圖5-13）。	5-1. 此步驟是針對第一次使用或換裝新的胰島素卡式小管(Penfill)，若是為使用中的胰島素注射筆，則省略此步驟，直接至步驟6。 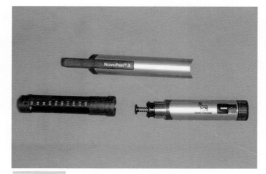 圖5-11　推開筆蓋、轉開筆管

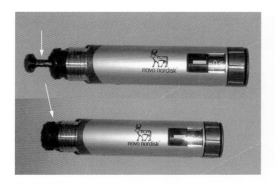

圖5-12　轉動轉軸，使推桿退回內部

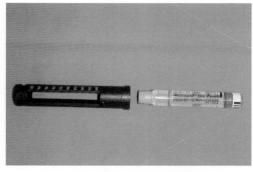

圖5-13　將胰島素卡式小管(Penfill)裝入筆管內

6. 用酒精棉消毒胰島素卡式小管(Penfill)的橡皮膜處（圖5-14）。

7. 撕去注射針(NovoFine)針頭外蓋的鋁箔封膜（圖5-15），將針頭套入胰島素注射筆前端，並旋緊（圖5-16）。

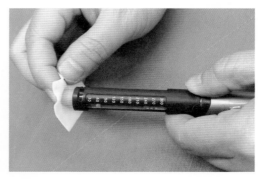

圖5-14　酒精棉消毒胰島素卡式小管(Penfill)的橡皮膜處

步　驟	說　明

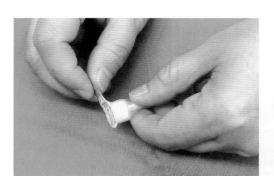

圖5-15 撕去注射針(NovoFine)針頭外蓋的鋁箔封膜

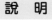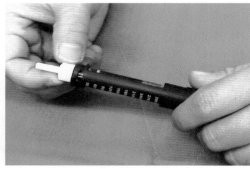

圖5-16 將針頭套入胰島素注射筆前端，並旋緊

8. 輕輕的將胰島素注射筆上下搖晃（圖5-17）或來回掌心滾動（圖5-18）（至少10次）至均勻。

8-1. 此步驟針對Penfill所含為混濁胰島素（中效、預混型胰島素），若注射未均勻混合藥水，會影響治療效果；倘若為速效或短效型胰島素則省略此步驟。

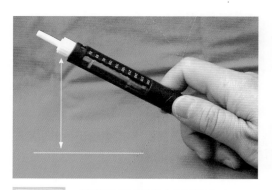

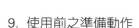

圖5-17 胰島素注射筆上下搖晃

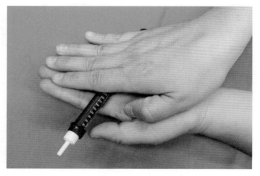

圖5-18 胰島素注射筆來回掌心滾動

9. 使用前之準備動作

(1) 拔去針頭的外蓋與內蓋。

(2) 轉動胰島素注射筆後方轉盤至刻度視窗指示於 "2"（2單位）的位置（圖5-19），將針頭朝上，推壓底部注射按鈕至刻度視窗歸 "0"，且針頭尖端出現一滴胰島素，再輕彈卡式管將藥滴彈除。

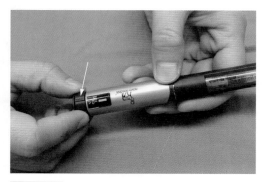

圖5-19 轉動胰島素注射筆後方轉盤至刻度視窗指示於 "2"（2單位）

步　驟	說　明
10.設定劑量：再次轉動胰島素注射筆後方轉盤至所應施打之劑量刻度。	10-1. 若轉盤超過原應施打之劑量刻度，請歸零，再重新設定所需施打劑量即可。
11. 注射 (1) 酒精棉球擦拭預注射部位的皮膚，針頭插刺入皮膚進行注射。 (2) 注射出所有胰島素後，應讓針頭停留在皮下至少6秒再拔出。直到針頭拔出皮膚為止，注射按鈕須保持在按壓的狀態（圖5-20）。	(2)-1. 以確保正確的注射，減少血液回流至針頭或卡式管中。 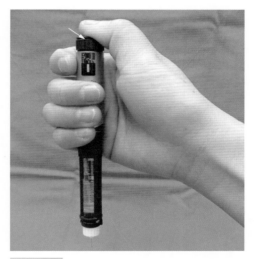 圖5-20　注射時及針頭拔出皮膚前，按鈕須保持在按壓的狀態
(3) 將針頭移除。	(3)-1. 如果有輕微流血，用乾淨棉球輕壓數秒，切勿搓揉注射部位。
(4) 將針頭蓋中的大蓋套回，並卸下針頭。	(4)-1. 注射後針頭不宜留在注射筆上，以免熱脹冷縮空氣進入Penfill，造成藥水滲漏情形。卸下針頭應注意避免針扎，使用過針頭應置於感染性危險物品收集筒。
12.整理病人單位及用物。	
13.洗手。	
14.記錄：胰島素注射部位、藥物及劑量，並簽名。	

參考資料

台灣諾和諾德藥品股份有限公司(2006)·*諾和筆 3*·諾和諾德。

林美慧(1990)·胰島素用法的新觀念－使用筆型注射器及每日多次注射·*慈濟醫學，2*(6)，530-532。

高雄榮民總醫院護理部(2006)·*如何自我注射胰島素筆型注射器*·高雄榮民總醫院護理部。

曾錦偉(2018)·胰島素注射筆·於林貴滿等著，*內外科護理技術*（215-220頁）·華杏。

♡➕ 第五節　胰島素幫浦

　　西元1978年Pickup等人首度在醫學期刊發表胰島素幫浦對於糖尿病治療的貢獻。胰島素幫浦(Insulin pump)是一種持續皮下胰島素輸注(Continuous subcutaneous insulin infusion, CSII)的裝置，經臨床試驗證實是控制血糖的最佳方式。

一、植入式胰島素幫浦與非植入式胰島素幫浦

　　胰島素幫浦分成植入式胰島素幫浦與非植入式胰島素幫浦兩種。

　　植入式胰島素幫浦（體內胰島素幫浦）是將胰島素幫浦和靜脈式血糖感應偵測器結合植入腹腔，以控制血糖。要達到這種「自動人工胰臟」，需要有胰島素幫浦、靜脈式血糖感應偵測器，及將血糖值換算成所需胰島素的運算系統之軟體設計等，此裝置即所謂的自動化密閉環路程(Close loop)。目前臨床上以開放環路(Open loop)（體外胰島素幫浦／非植入式胰島素幫浦）較為常見，其主要是將胰島素抽入幫浦專用注射筒內，將輸注管路的軟針埋於皮下（腹部、臀部皮下），並用不透氣膠布做防水固定，可藉由此軟針持續地輸注微量的胰島素，可分為24小時基礎率(Basal rate)及快速輸注在餐前和高血糖時所需的胰島素追加劑量兩種輸注方式，宛如人體正常胰島素生理分泌模式，維持體內胰島素濃度，提高血糖控制的穩定性。

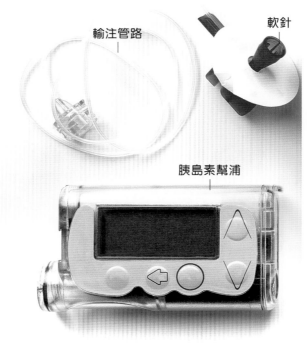

輸注管路　　　　　軟針

胰島素幫浦

圖5-21　非植入式胰島素幫浦

　　非植入式胰島素幫浦外型輕巧，平時可將其放在腰帶上、口袋或專用的套夾內，可輕易從身上卸下，對於洗澡、游泳、運動，並不會有太大的影響（圖5-21）。

二、胰島素幫浦如何輸注胰島素

　　胰島素輸注分為24小時基礎率(Basal rate)和快速輸注在餐前和高血糖時所需的胰島素追加劑量兩種方式。

1.　24小時的胰島素基礎率(Basal rate)

　　24小時持續微量輸注的胰島素，維持體內胰島素量恆定，以控制兩餐間和夜間的血糖穩定。每天胰島素使用總量：原來注射的胰島素一天總量×75%×50%（設為基礎量）÷24小時，通常為0.5u／小時左右。有時可針對早、中、晚等時段做微調，以使每一餐飯前的血糖值能維持在標準以內，且又不至於發生低血糖情形。

2.　快速輸注在餐前和高血糖時所需的胰島素追加劑量

　　三餐飯前透過醣類計算(Carbohydrate counting)，推算餐前需打入的胰島素劑量，並經由飯前血糖測量，計算所需的修正量(Correction bolus)，來決定胰島素輸注劑量。

　　餐前所注射的胰島素劑量(Meal bolus)，可經由幫浦設定成三種不同的注射模式，包括：一般(Normal)、方形波(Square)及雙波(Dual wave)。一般注射模式是一次將所設定的劑量全部打入，和傳統多次胰島素注射類似，適用於大部分的狀況。方形波注射模式是將所設定的胰島素劑量在30分鐘或數小時內輸注，適用於參加喜宴時一道道上菜的狀況。雙波模式是一般和方形波組合，是將該餐所需胰島素總量的50~70%立即輸注，剩餘的劑量則以方形波的模式輸注，適用於大餐中攝取高脂、高蛋白等消化較慢的飲食情況下。

三、胰島素幫浦治療適應症

　　主要以有強烈意願想控制血糖、能學習幫浦操作，並能配合多次自我血糖監測及醣類計算(Carbohydrate counting)的飲食計畫糖尿病患者，對於不會估算血糖、不願或是懶得測血糖的病患，一般是不鼓勵裝設胰島素幫浦。臨床上胰島素幫浦常用於治療下列病患：

1.　第一型糖尿病患者。
2.　使用胰島素的第二型糖尿病患者。
3.　經常低血糖的患者、低血糖無自覺症狀的糖尿病患者。
4.　有黎明現象（清晨高血糖）的糖尿病患者。

5. 日常生活與工作行程常會變動的糖尿病患者。

6. 出現早期慢性併發症，及想要改進生活品質的糖尿病患者。

7. 胰臟切除的患者。

8. 常忘記施打胰島素的患者。

四、胰島素幫浦優點及缺點

（一）優 點

1. 胰島素幫浦可給予精準的胰島素單位量（精準度小至0.05~0.1單位），加上使用短效或速效胰島素，非長效胰島素，故胰島素吸收差異小（不到3%），血糖變化幅度小，因此可穩定控制病患血糖，延緩糖尿病長期慢性併發症，及降低治療併發症的醫療費用。

2. 只用小量短效胰島素，無胰島素皮下蓄積現象，可降低血糖發生率。

3. 使用胰島素幫浦不需要開刀，只需將輸注軟針埋於皮下，基本上是沒有不舒服感覺，每3~4天更換一次軟針，因此可減少每日多次皮下注射的痛苦，及提高患者生活品質和治療的遵從性、接受度。

4. 使用胰島素幫浦讓飲食種類、用餐時間、運動和入睡時間等生活方式更加自由、彈性、靈活，且更符合人體正常胰島素生理分泌模式。

5. 使用胰島素幫浦對於青少年的第一型糖尿病患者，會讓自己對血糖的掌控更方便、更有自信。對於年紀大的糖尿病患者，則需要較多時間在胰島素幫浦使用上教導，以避免因安裝或人為操作、使用上的問題，帶來治療的反效果。

（二）缺 點

1. 費用的考量：目前健保未給付，每台售價近20萬元的胰島素幫浦，再加上平日耗材費用，是國內患者至今尚未普遍使用的原因。

2. 24小時身上需背著胰島素幫浦，異物感的感覺需要一段時間的適應。

3. 需使用透氣布膠固定注射部位，因此皮膚對貼布較敏感的人，易有發癢之不舒服感覺。

　　胰島素幫浦新趨勢：Bergenstal等人(2010)執行1年、多個中心的隨機控制試驗(randomized controlled trial, RCT)，使用增強感應的胰島素幫浦(Sensor-augmented pump, SAP)，此裝置同時結合胰島素幫浦與連續性葡萄糖感應器功能，針對年齡7~70歲的485名（329位成人和156位兒童）第一型糖尿患者，觀察血糖控制之成效，其中一組接受胰島素幫浦加上葡萄糖感應器裝置，另外一組接受標準治療，治療內容包括監測血糖值及胰島素注射。治療一年後發現增強感應的胰島素幫浦(SAP)

組其糖化血紅素(HbA$_{1c}$)從8.3%降低至7.5%顯著低於胰島素注射組，從8.3%降低至8.1%($P<0.001$)。患者接受治療後其HbA$_{1c}$在7%或以下者，SAP組有27%(67/244)，標準治療組10%(23/241)，達統計顯著差異($P<0.001$)，使用SAP的成年人，其HbA$_{1c}$結果優於小孩和青少年，可能與使用該裝置較久有關。雖然兩組在嚴重低血糖的發生率上是相似的，整體而言，SAP對於患者血糖控制效果優於標準治療組。

五、胰島素幫浦注意事項

1. 尿酮或酮酸血症：當胰島素幫浦的注射系統受到阻塞或皮下軟針脫落，可能導致患者在46小時內出現酮體情形。因此定期檢查幫浦運作功能是否正常和皮下軟針是否脫落，是非常重要。目前的幫浦有提供管路阻塞或胰島素用完的警訊裝置，可避免尿酮或酮酸血症發生。

2. 皮膚感染：注射部位感染是最常見的合併症，也是停止胰島素幫浦治療最常見原因之一，因此每3~4天更換一次皮下軟針及輸液套管，是預防注射部位感染方法。

六、連續性血糖監測(Continuous glucose monitoring system, CGMS)

24小時連續性血糖監測可了解病患血糖波動曲線與趨勢，連續性血糖監測器的種類有Metronic Minimed連續性血糖監測系統、Glucowatch Biographer血糖錶記錄器、Dexcom連續性血糖監測器、近紅外線(Near infrared)技術等。以Metronic Minimed連續性血糖監測系統為例，是1999年美國食品及藥物檢驗局(FDA)通過的血糖監測系統，此系統包含皮下感應器和外部監測器，透過皮下組織（腹部或臀部）連接感應器，每隔5~10分鐘測量一次人體組織間液體的糖分濃度，再傳遞給外部監測器，並將訊號轉成糖分濃度，病患可配戴儀器三天，了解患者藥物、運動、飲食對於血糖控制的影響，並找出血糖控制不佳的原因。

參考資料

吳篤安、李哲全、傅振宗(2006)‧糖尿病治療的展望‧*慈濟醫學，18*(suppl)，45-51。

林世鐸、杜思德、蘇矢立、林素蘭、曾雅玉、黃倍紋(2008)‧醫護人員對於胰島素幫浦治療的態度調查－初步報告‧*中華民國內分泌暨糖尿病學會會刊，21*(4)，55-61。

林貴滿、李滿梅、林惠娟、譚蓉瑩、李素貞、陳秀蓉、陳佩英、張惠甄、韓玉蘭、蔡淑梅、曾錦瑋、洪麗珍、陳夏蓮、葉明珍、陳秋慧、顧家恬、古菊梅、鄧崇勵、賴美信…劉波兒(2023)‧*內外科護理技術*（十版）‧華杏。

林嘉鴻(2004)‧*胰島素幫浦(insulin pump)的治療*‧財團法人糖尿病關懷基金會2004年「糖尿病家族」。

長庚紀念醫院嘉義分院新陳代謝科(2010)·*體外胰島素幫浦操作介紹*·長庚紀念醫院。

蔡明燕(2010)·胰島素幫浦於兒童與青少年糖尿病治療的應用·*中華民國糖尿病衛教學會，6*，29-32。

Bergenstal, R. M., Tamborlane, W. V., Ahmann, A., Buse, J. B., Dailey, G., Davis, S. N., Joyce, C., Peoples, T., Perkins, B. A., Welsh, J. B., Willi, S. M., Wood, M. A. (2010). Effectiveness of sensor-augmented insulin-pump therapy in type 1 diabetes. *The New England Journal Of Medicine, 363*(4), 1533-4406.

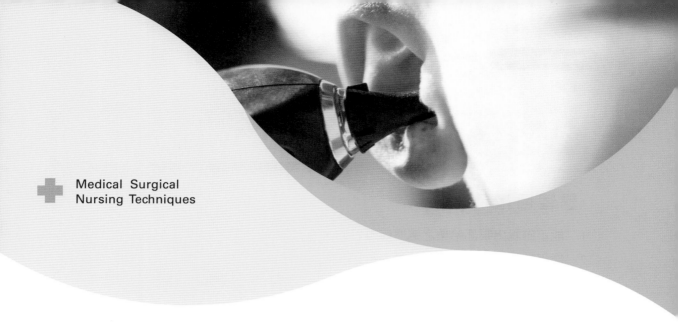

Medical Surgical
Nursing Techniques

06 CHAPTER

眼耳鼻喉功能障礙 之護理
The Eye, Ear And Nose

···································· 羅靜婷 ｜ 著

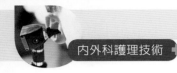
第一節　眼部給藥法

INSTILLATION OF EYE DROPS OR OCULAR OINTMENT

學習目標

1. 能正確說出眼部給藥之適應症及目的。
2. 能正確執行眼藥水及眼藥膏的給予。
3. 能正確說出眼部給藥之注意事項。

目　的

1. 治療眼疾。
2. 協助眼部的檢查或做手術前之準備。
3. 預防眼部的感染。

學理與原理

　　眼睛的外層包括眉毛、眼睫毛、眼瞼、結膜及淚器等（圖6-1及6-2）。

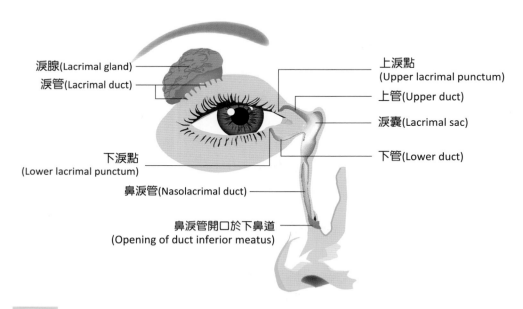

淚腺(Lacrimal gland)
淚管(Lacrimal duct)
上淚點(Upper lacrimal punctum)
上管(Upper duct)
淚囊(Lacrimal sac)
下淚點(Lower lacrimal punctum)
下管(Lower duct)
鼻淚管(Nasolacrimal duct)
鼻淚管開口於下鼻道(Opening of duct inferior meatus)

圖6-1

　　眼睫毛能防止異物（藥物）進入眼睛，因此**給眼藥時，病患宜張開患眼，維持眼睫毛及眼睛向上看的姿勢**，但要避免藥水尖端直接接觸眼睫毛及眼球，否則易導致傳染或眼球受損。

　　結膜則是一薄黏膜，襯於眼瞼內面（稱瞼結膜）及反折至眼球表面（稱球結膜），反折處稱結膜穹窿（圖6-2）。結膜穹窿具豐富之血管，尤以下眼結膜穹窿是點眼藥最好之處。**點完藥水後，宜閉上眼睛約一、二分鐘使藥物自結膜穹窿慢慢流下**，此時勿緊壓眼睛以免藥液流出。

　　另外，淚器之淚腺與眼球表面、結膜、淚管、淚囊、鼻淚管與鼻腔相通（圖6-1）。因此點完藥水後，宜以手指輕壓鼻樑之鼻淚管處，以防止藥水流經鼻腔至食道黏膜，可降低藥物之全身副作用。

　　切勿怕藥水量不足而多點幾滴，其實一滴藥水量約為25~50微毫米，而眼睛可容納量約為10微毫米，因此一滴藥水量足以達成藥效。至於藥膏所需量約為米粒大，需由內而外點，點完後輕閉雙眼並轉動眼球使藥膏平均分布於眼睛。

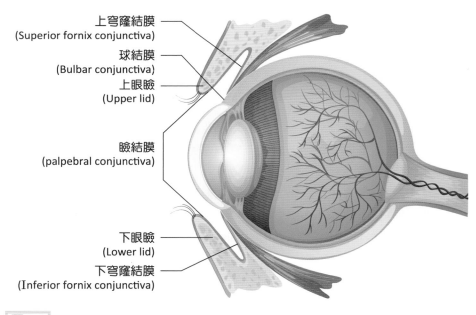

上穹窿結膜
(Superior fornix conjunctiva)

球結膜
(Bulbar conjunctiva)

上眼瞼
(Upper lid)

瞼結膜
(palpebral conjunctiva)

下眼瞼
(Lower lid)

下穹窿結膜
(Inferior fornix conjunctiva)

圖6-2

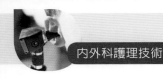

適應症

1. 有眼疾者，如結膜炎、角膜炎等。
2. 接受眼科手術者。
3. 接受眼部檢查者，如眼壓測量等。

用物與設備

1. 治療盤 1個
2. 治療巾 1條
3. 指定眼藥 ....1瓶／條
4. 無菌生理食鹽水 1瓶
5. 無菌棉棒／2'×2'紗布 ....1包／1塊
6. 彎盆 1個

▊步驟與說明 ⋯⋯⋯⋯⋯⋯⋯⋯⋯⋯⋯⋯⋯⋯⋯⋯

步　驟	說　明
1. 核對醫囑。	
2. 洗手。	2-1. 眼睛組織細緻且為「靈魂之窗」，故需洗淨雙手以避免感染。
3. 備物（同用物及設備）。	
4. 攜用物至病患單位。核對病患。向病患解釋過程及目的。	4-1. 可減輕焦慮，取得合作。
5. 協助病患仰臥或坐於椅子上，頭微後仰。	5-1. 頭微後仰可預防藥物流至臉上或流入鼻淚管。
6. 確定患眼並觀察眼睛有無分泌物及分泌物的性質。	
7. 若有分泌物，則一手打開生理食鹽水瓶蓋，蓋面朝下拿好，另一手則以棉棒沾適量生理食鹽水後蓋上瓶蓋。	7-1. 過程需遵循無菌原則。 7-2. 棉棒沾濕後應保持棉端朝下，以免食鹽水流至手指，造成汙染。

步　　驟	說　　明
8. 請病患閉眼，用生理食鹽水棉棒，從病患內眥往外眥方向，將分泌物拭淨後，將用過之棉棒丟入彎盆中。	8-1. 棉棒使用時，應小心不可傷害眼睛，避免來回擦拭或兩眼共用，以免交互感染。 8-2. 由內而外擦拭，可防微生物流入淚管。
9. 打開眼藥，藥蓋朝上，不碰瓶口。	
10.請病患張眼，並往上看（眉毛方向）。	10-1. 可避開睫毛並減少角膜直接碰觸到藥水，引起角膜反射或受傷。
11. 左手取一乾棉棒或紗布，以乾棉棒或紗布輕壓病患下眼瞼往下拉，並固定於眼眶骨處，以露出結膜囊。	
12.給眼藥	
(1) 點眼藥水（圖6-3）：先將藥水搖勻，右手持藥瓶，懸空距眼球約2公分將藥滴入下眼瞼凹處之結膜囊內。	(1)-1. 右手可以小指靠近病患前額眼眶骨處固定，以免藥瓶因晃動而接觸到病患眼睛任何部位，遭受汙染。 (1)-2. 滴數依醫囑而定。
(2) 點眼藥膏（圖6-4）：右手拇指與食指持藥膏管，小指固定於病患前額眼眶骨處，懸空距眼球2公分處將適量藥膏由內到外擠入下眼瞼凹處之結膜囊內。擠畢，輕提起左右旋轉、扭斷藥膏。藥膏管不可碰到病患眼睛。	(2)-1. 藥膏長度約1~2公分最合適。 (2)-2. 輕提起左右旋轉，有助於扭斷藥膏，減少碰觸汙染。

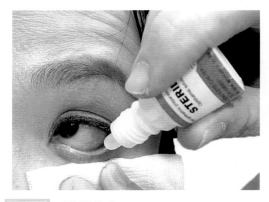

圖6-3　點眼藥水

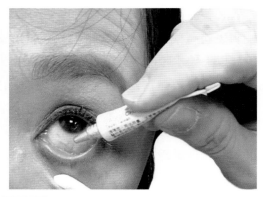

圖6-4　點眼藥膏

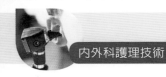

步　驟	說　明
13. 請病患閉上眼睛，並轉動眼球。	13-1. 使藥均勻分布於眼球。
14. 給藥後的護理，依藥物不同性質分為二種	
(1) 眼藥水：以乾棉棒或紗布輕壓病患眼內角處約30秒至1分鐘，並拭去多餘藥水（圖6-5）。	(1)-1. 以防藥水由鼻淚管流入鼻、咽內。

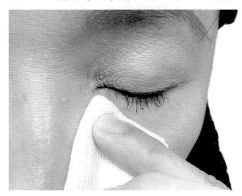

圖6-5　壓鼻淚管

步　驟	說　明
(2) 眼藥膏：以乾棉棒或紗布由內眥往外眥拭去眼外之藥膏。	
15. 收拾用物。	
16. 洗手並記錄：給藥時間、藥名、病患眼球情形及反應等。	

注意事項

1. 使用眼藥前，應檢查有無過期、變質或變色，原則上開瓶1個月以上的眼藥水應丟棄不用。

2. 多數眼藥無需冷藏（除非特殊），但需置放於陰涼、無日光直射之處。另外點藥時藥水溫度最好接近體溫，以減少眼睛刺激。

3. 為不同病患點眼藥之前，均必先洗手，以防交互感染。有傳染性之病患應安排在最後點，以免傳染他人。

4. 病患若需雙眼給藥，應先點健側，再點患側。

5. 病患若有藥水合併藥膏時，應先給予藥水，再給予藥膏，以免吸收不佳。若是兩種以上藥水時，則先點水溶性再點油劑。

6. 藥水之吸收僅需2分鐘極為快速。但病患如需點2種以上之藥水時，兩藥之間仍應間隔5分鐘以上，以免前一滴藥水仍充滿鼻淚管，而將第二滴藥水擠出眼結膜囊降低藥效。若有兩種以上藥膏時，則至少應隔10分鐘再點第二種。

7. 散瞳劑或縮瞳劑會影響視力，勿交錯使用，且需注意安全，此時應避免駕車或操作其他危險工作。

8. 眼科常用縮寫：O.D.表示右眼；O.S.表示左眼；O.U.表示雙眼；gtt表示滴。

第二節 耳滴藥

學習目標

1. 能正確說出耳滴藥之適應症及目的。
2. 能正確執行耳滴藥的給予。
3. 能正確說出耳部給藥之注意事項。

目 的

1. 治療耳疾，如消炎、消腫等。
2. 軟化耳垢或驅除耳內之昆蟲。
3. 做為外科術前之準備。

學理與原理

　　人的耳朵分為外耳、中耳及內耳，而耳滴藥是延著外耳靠藥水重力順勢入耳朵。外耳包括耳翼、外耳道及耳膜，其中耳翼是一片覆有厚皮膚之喇叭狀彈性軟骨。外耳道長約2.5公分，含毛及耵聹腺，會分泌耳垢及阻止外物入侵。成人之外耳道從外往內呈斜上走向，3歲以下小孩則為斜下走向，因此**給藥時宜讓患耳在上位，成人可將耳翼（上耳廓）往上往後拉，小孩則往下往後拉耳垂，讓外耳道平直以利引流。**

適應症

1. 罹患耳疾者，如外耳炎、中耳炎等。
2. 因耳垢過多或昆蟲誤入耳道，引起耳道不適者。
3. 預接受耳部手術者。

用物與設備

1. 治療盤 1個
2. 治療巾 1條
3. 指定藥液..1瓶
4. 衛生紙 ....數張
5. 彎盆 1個

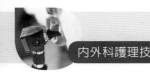

▌步驟與說明 ·····························

步　驟	說　明
1. 核對醫囑。	
2. 洗手。	2-1. 以避免感染。
3. 備物（同用物及設備）。	
4. 攜用物至病患單位。核對病患。向病患解釋過程及目的。	4-1. 以減輕病患焦慮，並取得合作。
5. 協助病患採舒適姿勢：坐臥均可，使頭偏向健側，患耳在上。	5-1. 使藥能隨重力進入患耳道。
6. 打開藥水之瓶蓋，瓶蓋口向上放。	6-1. 避免汙染瓶蓋口。
7. 一手輕拉病患耳廓，使外耳道變直。另一手小指則輕靠於病患耳邊，持藥瓶滴藥，讓藥液延外耳道耳壁緩緩流入（圖6-6）。	7-1. 成人需將上耳廓向上向後拉；3歲以下小孩則是往下往後拉耳垂。

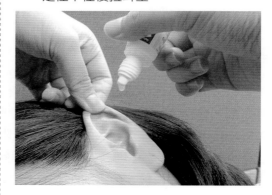

圖6-6　點耳藥

步驟	說明
8. 保持患耳在上的姿勢約5～10分鐘，此時可以衛生紙輕壓患者耳珠數次，使藥能進入耳內。	8-1. 防止藥物流出。
9. 以衛生紙輕拭患者耳廓。	9-1. 擦掉流出之藥水。切忌不可深入耳內擦拭。
10. 詢問病患有無暈眩不適，後收拾用物。	
11. 洗手並記錄：給藥時間、藥名、病患反應等。	

注意事項

1. 藥水勿保存於冰箱內，以免過冷造成病患暈眩不適。
2. 若藥水含懸浮液，使用前宜先搖勻。

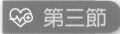

INSTILLATION OF NOSE DROPS

第三節 鼻滴藥

學習目標

1. 能正確說出鼻滴藥之適應症及目的。
2. 能正確執行鼻滴藥的給予。
3. 能正確說出鼻部給藥之注意事項。

目 的

1. 治療鼻疾。
2. 協助檢查或做為外科術前之準備。

學理與原理

　　人體之鼻腔由鼻中隔隔成左右兩邊。除鼻前腔內襯有鼻毛外，其餘均有呼吸道黏膜。正常之鼻黏膜內含豐富之血管，血液會攜帶濕度及熱度至鼻黏膜，同時也可吸收鼻藥物，達到局部之藥效。

　　一般鼻部用藥多以滴劑、噴劑方式給予。滴入鼻滴劑時，要讓病患採取能使滴劑流向病變區之姿勢，才能達到治療目的，如令病患平躺，肩下墊一大枕頭，使頭往後倒向肩膀；或採坐姿，頭向後靠（最好有支撐），仰起下巴。**另外滴管應放入前鼻孔內側約0.8公分左右，但不可接觸鼻道，以免打噴嚏及汙染鼻滴管。**將鼻滴管對著鼻腔後面，滴出醫囑開出之滴數，且觀察病患之反應。**滴完後需維持同樣姿勢至少5分鐘，並用嘴呼吸**，以讓藥物有時間吸收。最後藥水會慢慢流入鼻後部，可給病患垃圾袋，以吐出流入口咽處之藥水，或給予衛生紙拭淨口鼻。

適應症

1. 鼻疾患者。
2. 需接受鼻部外科手術者。

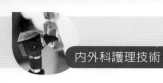

用物與設備

1. 治療盤 1個
2. 治療巾 1條
3. 指定藥水 1瓶
4. 衛生紙 ....數張

步驟與說明

步　驟	說　明
1. 核對醫囑。	
2. 洗手。	2-1. 以避免感染。
3. 備物（同用物及設備）。	
4. 攜用物至病患單位。核對病患。向病患解釋過程及目的。	4-1. 以減輕病患焦慮，並取得合作。
5. 請病患張口，勿壓鼻翼，輕輕擤鼻涕。	
6. 協助病患採舒適姿勢：平臥（肩下墊一枕頭）或坐姿（抬高下巴，頭向後仰）。	6-1. 使鼻孔朝上，藥水可順勢流入鼻腔。
7. 搖勻藥液，打開瓶蓋，蓋口朝上放。	7-1. 勿汙染瓶口及瓶蓋。
8. 一手之四指輕壓病患前額並以拇指微上推病患鼻尖。另一手則持鼻滴管取適量藥水，將藥滴入鼻前庭內壁，使藥緩緩流入鼻腔。	
9. 以衛生紙擦拭鼻孔外之藥劑。	
10.請病患維持此姿勢至少5分鐘。	
11. 收拾用物。	
12.洗手並記錄：給藥時間、藥名、病患反應等。	

注意事項

1. 藥水應放置在陰涼處，但勿保存於冰箱內，以免過冷造成病患不適。
2. 若藥水含懸浮液，使用前宜先搖勻。

參考資料

王月琴、王美綺、方妙君、林美惠、洪芸櫻、陳姿妃、楊嬿、楊雅淑、羅惠敏、蘇貞瑛(2021)·於王桂芸總校訂，*基本護理學*（九版）·永大。

台大醫院護理部(2006)·*台大護理技術：基技與專技標準*（二版）·台北市：華杏。

林貴滿、李滿梅、林惠娟、譚蓉瑩、李素貞、陳秀蓉、陳佩英、張惠甄、韓玉蘭、蔡淑梅、曾錦瑋、洪麗珍、陳夏蓮、葉明珍、陳秋慧、顧家恬、古菊梅、鄧崇勵、賴美信…劉波兒(2023)·*內外科護理技術*（十版）·華杏。

許世昌(2013)·*新編解剖學*·永大。

蘇麗智、林靜娟、簡淑真、呂麗卿、潘美蓉、李家琦、李美雲、陳明莉、羅筱芬、林韋君、林淑燕、葉秀珍、歐倫君、林唐愉、黃士滋、林思靜、鄭怡娟、張華蘋…王佳慧(2022)·*實用基本護理學*（九版）·華杏。

deWit, Susan, C. (2001). *Fundamental concepts and skills for Nursing*. W.B. Saunders Company.

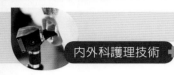

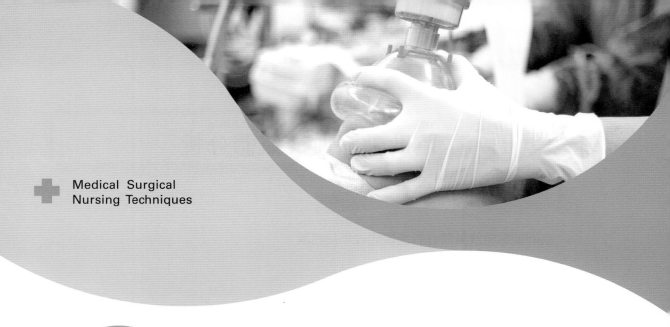

Medical Surgical
Nursing Techniques

07 CHAPTER

呼吸系統功能障礙之護理
The Respiratory System

楊文琪｜著

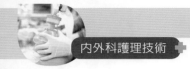

ARTERIAL BLOOD GAS ANALYSIS；ABGs

第一節　協助動脈血液氣體分析

學習目標

協助動脈血液氣體分析檢體的收集及判讀。

目　的

1. 了解氣體交換功能障礙之情形。
2. 了解體內酸鹼平衡情形。
3. 評值相關呼吸治療處置後之效果。

學理與原理

一、酸鹼平衡

血液中pH值的正常範圍是7.35~7.45。pH值代表氫離子(H^+)的濃度；當pH值在正常範圍內，表示身體處於酸鹼平衡的狀態，而此狀態是由化學緩衝系統、腎臟及肺臟兩大系統共同維持，其中化學緩衝系統修正體內酸鹼平衡之速度最快（數秒）、肺臟次之（數分鐘）、腎臟最慢（數小時至數日）。

1. **化學緩衝系統**：人體的緩衝系統包括重碳酸鹽($HCO_3^- - H_2CO_3$)系統、磷酸鹽($H_2PO_4^- - HPO_4^{2-}$)系統、蛋白質及血紅素，其中以重碳酸鹽系統最為重要。

2. **肺臟**：肺臟可快速修正氫離子濃度；當氫離子濃度下降（鹼血症，Alkalosis），呼吸速率會減慢，使身體的二氧化碳(CO_2)滯留，當二氧化碳與水結合，形成碳酸(Carbonic acid; H_2CO_3)，用以修正鹼血症。反之，當氫離子濃度上升（酸血症，Acidosis），呼吸速率增加，排除身體的二氧化碳，藉由防止碳酸的形成，來矯正酸血症。

3. **腎臟**：腎臟則以兩種方式來維持身體的酸鹼。一是藉由再吸收及排泄重碳酸根離子(Bicarbonate; HCO_3^-)來調節酸鹼；另一為分泌氫離子來與磷離子(Phosphate)及氨(Ammonia)結合，形成磷酸(Phosphotic acid; PO_4^{2+})及銨酸(Ammonium; NH_4^+)的方式；腎臟平衡酸鹼的過程所花費的時間較肺臟為長，故為較慢的緩衝過程。

二、動脈血液氣體分析之判讀

藉由抽取動脈血液，從氣體分析中的檢驗值，可得知病患身體的酸鹼情形，並可反映出造成酸鹼不平衡的狀況為何，藉此可作為採取治療措施的依據。

1. **動脈血液氣體分析的項目及其臨床意義（表7-1）。**

◆ **表7-1** 動脈血液氣體分析的項目及其臨床意義

項　目	正常值	臨床意義
酸鹼度(pH)	7.35~7.45	血中酸鹼平衡狀態
動脈二氧化碳分壓($PaCO_2$)	35~45mmHg	病患換氣能力
動脈氧分壓(PaO_2)	80~100 mmHg	動脈血中含氧狀態
重碳酸根離子(HCO_3^-)	22~26mEq/L	血中重碳酸鹽濃度
鹼基(BE)	±2mEq/L	酸鹼平衡狀態
血氧飽和度(SaO_2)	90~100%	血紅素攜氧能力

2. **動脈血液氣體分析之基本判讀**

(1) ABGs之判斷步驟：

a. pH數值判斷酸鹼血症：

(a) pH值小於7.35為酸血症。

(b) pH值大於7.45為鹼血症。

b. 以$PaCO_2$、HCO_3^-決定酸鹼血症的型態：

(a) $PaCO_2$異常為呼吸性：$PaCO_2 > 45mmHg$為呼吸性酸中毒，$PaCO_2 < 35mmHg$為呼吸性鹼中毒。

(b) HCO_3^-異常為代謝性：$HCO_3^- < 22mEq/L$為代謝性酸中毒，$HCO_3^- > 26mEq/L$為代謝性鹼中毒。

c. 決定有無代償：

(a) 有代償：$PaCO_2$、HCO_3^-均在不正常範圍且一呈酸，另一呈鹼。

(b) 無代償：$PaCO_2$、HCO_3^-其一在正常範圍，另一在不正常範圍。

d. 代償程度：pH值。

(a) 部分代償：pH值仍不正常。

(b) 完全代償：pH值回復正常。

(2) ABGs分析結果：將各式酸鹼平衡障礙整理如下（表7-2）。

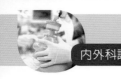

◆ 表7-2　動脈血液氣體分析結果

酸鹼平衡障礙	pH	$PaCO_2$	HCO_3^-
呼吸性酸中毒			
未代償	<7.35	>45mmHg	正常
部分代償	<7.35	>45mmHg	>26mEq/L
完全代償	正常	>45mmHg	>26mEq/L
代謝性酸中毒			
未代償	<7.35	正常	<22mEq/L
部分代償	<7.35	<35mmHg	<22mEq/L
完全代償	正常	<35mmHg	<22mEq/L
呼吸性鹼中毒			
未代償	>7.45	<35mmHg	正常
部分代償	>7.45	<35mmHg	<22mEq/L
完全代償	正常	<35mmHg	<22mEq/L
代謝性鹼中毒			
未代償	>7.45	正常	>26mEq/L
部分代償	>7.45	>45mmHg	>26mEq/L
完全代償	正常	>45mmHg	>26mEq/L

適應症

1. 呼吸系統疾患。

2. 心臟血管系統疾患。

3. 腎臟功能異常。

4. 休克。

用物與設備（圖7-1）

1. 3c.c.或5c.c.空針 1支

2. 1:1000unit/mL之肝素 1瓶

3. 酒精性優碘 1瓶

4. 75%酒精 1瓶

5. 無菌棉棒 1包

6. 手套 1副

7. 無菌紗布 1塊

8. 盛冰塊之容器（免洗杯）........ 1個

9. 冰塊 ....少許

10. 橡皮塞子 1個

11. 橡皮治療巾及治療巾 各1條

12. 治療盤 1個

13. 彎盆 1個

14. 膠布 1捲

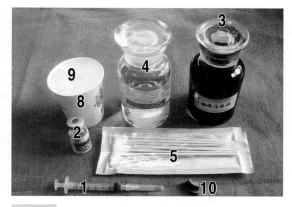

圖7-1

步驟與說明

步　　驟	說　　明
1. 評估病患狀況及核對醫囑。	1-1. 注意病患用藥記錄，尤其抗凝血藥物的治療。
2. 洗手。	
3. 準備用物：以3c.c.或5c.c.空針抽取0.5c.c.或少許1:1000之肝素潤濕整支空針，並將空針內空氣及多餘之肝素排出。	3-1. 使用肝素為預防抽出之血液凝固；將空針內空氣及多餘之肝素排出，以避免影響檢查結果。
4. 攜用物至病患單位，核對病患，解釋過程及目的。	
5. 協助醫師進行動脈穿刺	
(1) 醫師以手觸摸動脈部位，決定預穿刺部位。	(1)-1. 常見穿刺部位：橈動脈、肱動脈及股動脈。如穿刺部位為橈動脈，應在穿刺前做Allen's test。
(2) 協助病患暴露穿刺部位，並予適當支托。可在穿刺部位下，鋪橡皮治療巾及治療巾。	(2)-1. 避免汙染床鋪。
(3) 協助醫師戴手套。	(3)-1. 依感染控制原則，抽血須戴手套。
(4) 協助醫師以無菌棉棒沾酒精性優碘，由內而外環形消毒欲穿刺部位之皮膚；再以酒精性棉棒重複消毒。	

步　驟	說　明
(5) 以相同方式消毒欲觸摸穿刺部位的手指。	
(6) 穿刺動脈，收集1~2c.c.之動脈血。	(6)-1. 依病患動脈深度採取適當角度穿刺，一般穿刺橈動脈時，以45~60度角；股動脈則採90度角。
6. 醫師拔出針頭的同時，協助以無菌紗布加壓穿刺部位，加壓至少5~10分鐘，再予貼上膠布加壓止血。	6-1. 防止穿刺部位血腫的產生。
7. 排除針筒中的氣體（勿反抽），將針頭插入橡皮塞中。	7-1. 排氣過程，針心不可回抽，因反抽之空氣會影響血液中的氣體判讀。將針頭插入橡皮塞中，是為防止空氣進入動脈血的檢體中，影響檢驗結果。
8. 針筒貼上檢體標籤，放在裝有冰塊及水的杯子或器皿內，連同檢驗單立刻送檢。	
9. 收拾單位及用物。	
10. 洗手。	
11. 記錄：穿刺時間、部位、使用氧氣的濃度、穿刺部位的狀況及病患的反應。	

注意事項

1. 動脈穿刺前30分鐘內，避免為病患抽痰、翻身或改變氧氣流速及呼吸器的設定值，以免影響檢驗結果。
2. 經常穿刺動脈者，建議做動脈導管。
3. 穿刺過程嚴守無菌原則。
4. 動脈穿刺的合併症包括：穿刺部位出血或血腫，以及傷害到動脈及周邊組織。

觀看技術影片

OXYGEN ADMINISTRATION

第二節　OXYGEN ADMINISTRATION 氧氣的提供

學習目標

執行正確的給氧方式。

目　的

1. 預防或矯正低血氧（Hypoxemia; PaO_2低於正常）的情形，進而改善組織缺氧(Hypoxia)。
2. 降低呼吸的作功。
3. 降低心臟的工作負荷。

學理與原理

許多因素會干擾呼吸的狀況，像是疾病、外傷及手術；而當呼吸受到影響時，可能導致血中的氧氣含量減少（低血氧）。此時需提供氧氣，以供病患身體代謝活動所需；而氧氣就如同藥物一樣，給予的劑量及方式如未能符合病患生理的需求，可能導致病患身體的傷害，因此氧氣的提供應謹慎小心，且須有醫師的指示。

氧氣療法(Oxygen therapy)是指給予高於大氣壓的濃縮氧氣。空氣中的氧氣濃度為21%，也就是說正常呼吸的狀況下，吸入的氧氣比率(Fraction of inspired oxygen concentration; FiO_2)為0.21(21%)；若在吸入的氣體中增加氧氣的濃度，便可使FiO_2增加。氧氣治療時應有下列概念：

一、氧氣的來源

醫院中氧氣的來源多為中央供氧系統及氧氣桶。

1. **中央供氧系統**：主要的方式，安置於病人單位之牆壁上。
2. **氧氣桶(Oxygen tank)**：為移動式，多用於急救或轉床時，亦可使用於長期用氧者活動時使用。

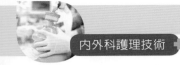

二、氧氣裝置的選擇

氧氣裝置的選擇需考量病患需要多少氧氣、體內動脈氧分壓、氧氣流量、氧氣濃度及氣體是否需要濕化等因素。一般將氧氣的提供分為低流速系統(Low-flow systems)及高流速系統(High-flow systems)兩大類，依照病患不同的需求選擇適當的裝置。

1. **高低流速系統的裝置與概念（表7-3）。**

2. **常見給氧裝置之介紹**

   (1) 低流速系統（表7-4）。

   (2) 高流速系統（表7-5）。

3. **各類給氧裝置之變換（表7-6）。**

   當病患由一種給氧裝置改成另一種給氧裝置時，護理人員應了解如何視情況調整氣體流速，使病患在不同的情境下，仍能獲得合適的氧氣濃度。

◆ 表7-3　高低流速給氧系統

系　統	裝　置	定　義
低流速	■ 鼻套管(Nasal cannula) ■ 單純面罩(Simple mask) ■ 部分再吸入面罩 (Partial rebreathing mask) ■ 非再吸入面罩 (Non rebreathing mask)	1. 此類輸送裝置提供之氣體流速及容量，低於病患吸氣需求的流速，故除輸送裝置所提供之100%純氧外，仍需吸入室內空氣(Room air)來補充。 2. 此類氣體輸送裝置不能提供精確的氧濃度，使用者的呼吸型態會影響吸入的氧氣濃度。此系統所提供的氧氣，會被空氣中的21%氧氣稀釋，故病患所獲得的氧氣濃度(FiO_2)會低於所提供的氧濃度。 3. 適用情況：病患有自發性的規則呼吸型態、潮氣容積(Tidal volume) 300~700mL、及呼吸速率少於25次／分鐘。
高流速	■ 卡德里面罩 (Venturi mask) ■ 氣切罩（或氣切領） (Tracheostomy mask) ■ T型管 (T-piece)	1. 此類氧氣輸送裝置所提供之氣體流速及儲存容量皆足夠病患之最大吸氣流速，不需室內空氣補充。 2. 此類氣體輸送裝置可提供精確的FiO_2，不受病患呼吸型態的影響，全由氣體輸送裝置提供適當的吸入氣體。 3. 適用情況：除低流速系統之情況外。

◆ 表7-4　低流速系統給氧裝置

輸送裝置	特點及其使用注意事項
■ 鼻套管(Nasal cannula) 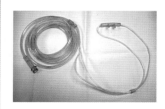	1. 安全、簡單、舒適，不干擾病患進食及說話。 2. 過高之流速會使病患鼻腔黏膜乾燥不適。 3. 鼻腔完全阻塞，不可使用；但當病患鼻腔通暢採張口呼吸時仍可達鼻呼吸之相同氧濃度。 4. 氣體流速超過6 L/min時，鼻腔儲存器已滿，增加流速亦無法提升FiO_2。 5. 常使用於慢性肺部疾病及其他疾病需長期使用氧氣者。
■ 單純面罩(Simple mask) 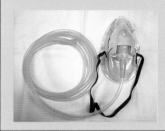	1. 不舒適，會干擾病患進食及說話。 2. 氣體易被濕化，使呼吸道黏膜濕潤不乾燥。 3. 使用時最低流速為5 L/min，因此流速可將病患呼出之二氧化碳排出面罩。 4. 氣體流速超過8 L/min時，鼻腔及面罩之儲存器已滿，增加流速亦無法提升FiO_2。 5. 多使用於短期的氧氣治療及緊急時使用。
■ 部分再吸入面罩 (Partial rebreathing mask) 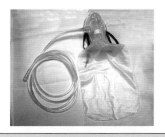	1. 此裝置包含一個有儲存袋的面罩，面罩與儲存袋間無單向瓣膜(One way valve)存在，病患呼出的氣體部分會進入此袋中，在下一次呼吸時會吸入自己呼出之氣體。 2. 使用時需將儲存袋充滿氧氣後才可使用，吸氣時儲存袋至少必須有1/3是充氣的，且儲存袋不能扭曲或折到。 3. 適用於短期（24小時）需高氧治療之病患。
■ 非再吸入面罩 (Non rebreathing mask) 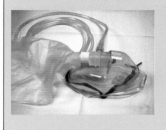	1. 面罩與儲存袋間有單向瓣膜存在，用以防止呼出之氣體進入儲存袋中；因此可提供比部分再吸入面罩高的氧濃度。 2. 位於面罩兩側之排氣孔，亦有單向閥，用以防止室內空氣被吸入面罩中。 　(1) 如使用一側單向閥，則FiO_2較低，為低流速系統。 　(2) 如使用二側單向閥，則FiO_2較高，為高流速系統。 3. 使用時需將儲存袋充滿氧氣後才可使用，吸氣時儲存袋至少必須有1/3是充氣的，且儲存袋不能扭曲或折到。 4. 適用於短期（24小時）需高氧治療之病患，是一種不需插管下提供最高氧濃度的方法。

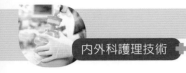
◆ 表7-5 高流速系統給氧裝置

輸送裝置	特點及其使用注意事項
■ 卞德里面罩 (Venturi mask) 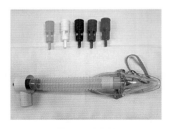 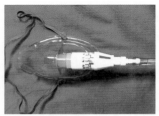	1. 提供高度濕化、穩定及精確之氧濃度。 2. 改變流速不會改變FiO_2；改變噴射嘴(Jet size)及引進孔(Entrainment port)才會影響FiO_2。 3. 使用於慢性CO_2之滯留之病患，如慢性阻塞性肺部疾病。
■ 氣切罩 (Tracheostomy mask) 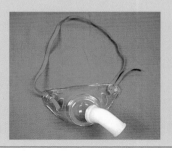	1. 提供高度濕化、穩定及精確之氧濃度。 2. 改變氣體潮濕瓶上之氣體噴氣孔（類似Venturi裝置），以提供精確的FiO_2。 3. 需有一人工氣道，使用於氣切套管留置之病患。
■ T型管 (T-piece) 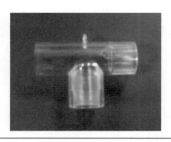	1. 提供高度濕化、穩定及精確之氧濃度。 2. 改變氣體潮濕瓶上之氣體噴氣孔，以提供精確的FiO_2。 3. 需有一人工氣道如氣管內管(Endothracheal tube; ET tube)、橡膠（或矽質）之氣切套管留置之病患。

◆ 表7-6　給氧裝置之變換

輸送裝置	氧氣流速(liter/min)	預期的FiO_2
■ 鼻套管(Nasal cannula)	1	24%
	2	28%
	3	32%
	4	36%
	5	40%
	6	44%
■ 單純面罩(Simple mask)	5	40%
	6	45~50%
	8	55~60%
■ 部分再吸入面罩 (Partial rebreathing mask)	6	35%
	8	45~50%
	10	60%
■ 非再吸入面罩 (Non rebreathing mask)	6	55~60%
	8	60~80%
	10	80~90%
■ 卡德里面罩 (Venturi mask)	4	24~28%
	6	31%
	8	35~40%
	10	50%
■ 氣切罩 (Tracheostomy mask)	＞5	24~100%
■ T型管 (T-piece)	＞5	24~100%

三、氧氣治療的危險性及合併症

1. 助燃

　　氧氣有助燃的特性，因此使用氧氣時，病房中應去除所有可能產生火花的電器用品並嚴禁煙火。

2. 氧氣濃度過高引起之換氣過低(Hypoventilation)

　　出現在慢性阻塞性肺部疾病(COPD)之病患。因此類病患是以周邊的化學接受器感受到氧氣濃度的改變來調整呼吸，當氧氣過高時，會影響其呼吸的驅力（氧氣驅動力降低），而導致換氣過低。故COPD之病患在使用氧氣時，需注意氧氣濃度的給予，一般建議使用FiO_2在24~30%的氧氣裝置，使病患的動脈血氧分壓維持在50~60mmHg，即可避免此一合併症的發生。

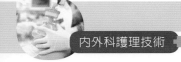

3. 氧中毒(Oxygen toxicity)

一般而言，持續使用超過50%的氧氣24~48小時以上會造成體內的高氧狀態，誘使正常恆定狀態改變而出現氧中毒的現象，氧中毒會導致呼吸系統及中樞神經系統的傷害，病患會出現胸骨下疼痛、咳嗽、呼吸困難、焦慮、感覺異常及疲倦等現象；因此給氧過程需隨時注意氧氣濃度的給予，並監測病患使用氧氣的反應。

4. 吸收性肺擴張不全(Absorption atelectasis)

FiO_2高於50%時易導致此現象，因正常呼吸時，吸入的氣體大部分為氮氣，氮氣不會被肺泡吸收，故可維持肺泡內適當的體積。當使用高濃度的氧氣時，氧氣取代氮氣的體積，但氧氣會被肺內血流吸收，而造成肺泡體積縮小進而塌陷的危險，因此高濃度氧氣應避免持續給予。

5. 黏膜乾燥

氧氣為乾燥的氣體，當高流速給予時（流速大於4 L/min）可將氣體濕化，以避免呼吸道黏膜的乾燥導致出血。

6. 感 染

過多氧氣的使用會抑制呼吸道纖毛的作用及白血球的功能，因此可能較易造成呼吸道感染的情形，因此應注意所有進入呼吸道的氣體及裝置的無菌維持，以避免感染的發生。

適應症

1. PaO_2＜60mmHg或SaO_2＜90%。
2. 慢性阻塞性肺部疾病(COPD)。
3. 呼吸受抑制：藥物或中樞神經系統疾病。
4. 心輸出量過低：心肌梗塞、心律不整、心衰竭等。
5. 急性貧血或一氧化碳中毒。

用物與設備

1. 中央供氧系統或氧氣桶
2. 依醫囑選擇給氧裝置：Nasal cannula、Simple mask、Partial rebreathing mask、Non rebreathing mask、Venturi mask、Tracheostomy mask及T-piece
3. 氧氣流量表 1個

4. 氧氣連接頭（聖誕樹）...1個
5. 氧氣潮濕瓶或廣口潮濕瓶...1個
6. 無菌蒸餾水...1瓶
7. 氧氣導管（延長管）..1條
8. 長短蛇形管...各1條
9. 嚴禁煙火或氧氣使用中之警告牌

■ 步驟與說明

步　驟	說　明
1. 核對醫囑並評估病患缺氧的症狀、徵象以及實驗室的檢查資料。	1-1. 作為提供氧氣治療的基準。
2. 洗手。	
3. 準備用物。	
4. 攜用物至病患單位並核對病患。	
5. 向病患或家屬解釋氧氣治療的目的及用氧的安全注意事項，並除去周圍可燃物。	5-1. 了解目的及用氧之安全需知，可增加病患及其家屬的遵從性及安全性。
6. 掛上嚴禁煙火或氧氣使用標示牌。	
7. 安排舒適臥位。	7-1. 多採半位臥姿勢，此姿勢可利胸部擴張，增加給氧效果。
8. 連接氧氣流量表於氧氣的來源	
(1) 中央供氧：插入氧氣流量表於中央氧氣出口處，確認有氣體流出後，使氧氣流量表在關閉的狀態（圖7-2(a)）。	(1)-1. 以避免氧氣的流失。
(2) 氧氣桶：氧氣流量表連接於氧氣桶之壓力表，使氧氣流量表在關閉的狀態。連接後打開氧氣桶開關，檢視壓力表看氧氣桶中之氧氣是否足夠（圖7-2(b)）。	(2)-1. 檢視氧氣桶之壓力可於準備用物之步驟中進行。

步　驟	說　明

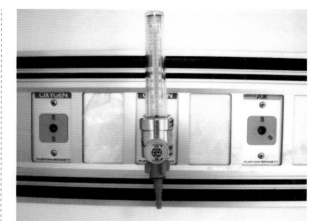

圖7-2(a)

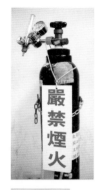

圖7-2(b)

依病患需求連接給氧裝置：分述如下

鼻套管 (Nasal cannula)

9. 將氧氣連接頭（聖誕樹）接於流量表下。

10. 連接鼻套管於氧氣連接頭（流量表－氧氣連接頭－鼻套管）。如氣體需濕化，以無菌技術將無菌蒸餾水倒入氧氣潮濕瓶內至標示線（1/2~2/3滿），將氧氣潮濕瓶與氧氣流量表銜接（圖7-3），再將鼻導管接至潮濕瓶（流量表－潮濕瓶－鼻套管）。

10-1. 濕化(Humidifier)可預防呼吸道黏膜及分泌物的乾燥，但在氧流量小於3 L/min，是可不需使用的。

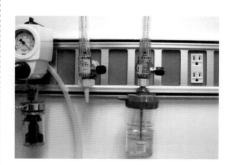

圖7-3

11. 依醫囑調整氧氣之流速。以手背檢視鼻套管之出口，確定有氧氣流出。如使用濕化，要確定蒸餾水有氣泡產生。

步　驟	說　明
12. 鼻套管與病患連接，並觀察鼻套管的功能及給予適當的固定：尖端放入病患鼻孔內，套管調整適當的鬆緊，固定於病患耳朵上（圖7-4）。	12-1. 注意病患鼻孔、臉頰及耳朵附近的皮膚狀況。

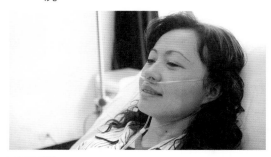

圖7-4

單純式面罩 (Simple mask)

9. 以無菌技術將無菌蒸餾水倒入氧氣潮濕瓶內至標示線（1/2~2/3滿），將氧氣潮濕瓶與氧氣流量表銜接（流量表－潮濕瓶）。	9-1. 濕化(Humidifier)可預防呼吸道黏膜及分泌物的乾燥。
10. 連接單純式面罩於氧氣潮濕瓶（流量表－潮濕瓶－單純式面罩）。	
11. 依醫囑調整氧氣之流速。以手背檢視面罩之出口，確定有氧氣流出或確定潮濕瓶中之蒸餾水有氣泡產生。	11-1. 氧氣流速需≥5 L/min，以避免病患呼出之氣體滯留於面罩中。
12. 單純式面罩與病患連接，並觀察面罩的功能及給予適當的固定：面罩牢固蓋住病患的鼻及口部，調整適當的鬆緊（圖7-5）。	12-1. 選擇適當的面罩大小：面罩下端需卡在病患下顎處，並能緊貼著病患臉部，注意病患鼻孔、臉頰及耳朵附近的皮膚狀況。

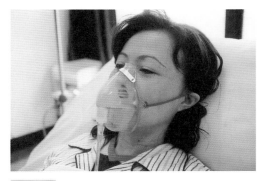

圖7-5

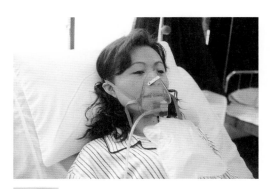

圖7-6

步　驟	說　明

部分再吸入及非再吸入面罩 (Partial rebreathing and Non rebreathing mask)

9. 將氧氣連接頭（聖誕樹）接於流量表下。連接面罩於氧氣連接頭（流量表－氧氣連接頭－面罩）。並以氧氣將儲存袋漲滿。

9-1. 防止病患吸氣時發生陷縮。使用儲存袋型面罩，氣體多不濕化，以避免儲存袋因水分造成黏合而陷縮。

10. 依醫囑調整氧氣之流速。以手背檢視面罩之出口，確定有氧氣流出。

10-1. 氧氣流速需$\geq$5L/min，以避免病患呼出之氣體滯留於面罩中。

11. 將面罩與病患連接，並觀察面罩的功能及給予適當的固定：面罩牢固蓋住病患的鼻及口部，調整適當的鬆緊（圖7-6）。

11-1. 選擇適當的面罩大小：面罩下端需卡在病患下顎處，並能緊貼著病患臉部，注意病患鼻孔、臉頰及耳朵附近的皮膚狀況。

卞德里面罩 (Venturi mask)

9. 以無菌技術將無菌蒸餾水倒入氧氣潮濕瓶內至標示線（1/2～2/3滿），將氧氣潮濕瓶與氧氣流量表銜接（流量表－潮濕瓶）。

10. 連接氧氣導管（延長管）於氧氣潮濕瓶，再連接卞德里面罩裝置於氧氣導管（流量表－潮濕瓶－氧氣導管－卞德里裝置－短蛇形管－面罩）。

11. 依醫囑調整氧氣之流速。以手背檢視面罩之出口，確定有氧氣流出或確定潮濕瓶中之蒸餾水有氣泡產生。

11-1. FiO_2及氧流速應相符。

步　驟	說　明

12. Venturi面罩與病患連接：面罩牢固蓋住病患的鼻及口部，調整適當的鬆緊（圖7-7）。

12-1. 選擇適當的面罩大小：面罩下端需卡在病患下顎處，並能緊貼著病患臉部，注意病患鼻孔、臉頰及耳朵附近的皮膚狀況。

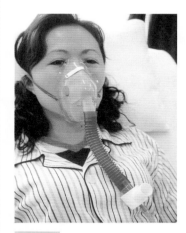

圖7-7

氣切罩 (Tracheostomy mask)

9. 以無菌技術將無菌蒸餾水倒入廣口潮濕瓶內至標示線（1/2~2/3滿），將廣口潮濕瓶與氧氣流量表銜接（圖7-8）（流量表－廣口潮濕瓶）。

10. 連接長蛇形管於廣口潮濕瓶，再連接氣切罩於長蛇形管（流量表－廣口潮濕瓶－長蛇形管－氣切面罩）。

11. 依醫囑調整氧氣之流速。以手背檢視氣切罩之出口，確定有氧氣流出或確定潮濕瓶中之蒸餾水有氣泡產生。

12. 氣切罩與病患氣切套管連接：面罩牢固蓋住病患的氣切套管，調整適當的鬆緊（圖7-9）。

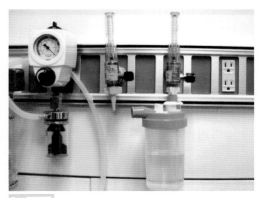

圖7-8

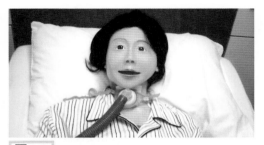

圖7-9

步　驟	說　明

T 型管 (T-Piece)

9.　以無菌技術將無菌蒸餾水倒入廣口潮濕瓶內至標示線（1/2～2/3滿），將廣口潮濕瓶與氧氣流量表銜接（流量表－廣口潮濕瓶）。

10.　連接長蛇形管於廣口潮濕瓶，再連接T-piece及存留短蛇形管於長蛇形管（流量表－廣口潮濕瓶－長蛇形管－T-piece＋存留短蛇形管）。

10-1.　適當蛇形管長度，以利病患活動，避免拉扯氣管內管。

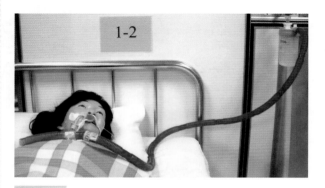

圖7-10

11.　依醫囑調整氧氣之流速。以手背檢視T-piece之出口確定有氧氣流出或確定廣口潮濕瓶中之蒸餾水有氣泡產生。

12.　T-piece與病患氣管內管或塑膠氣切套管緊密連接（圖7-10）。

13.　協助病患採舒適臥位。

13-1.　再次確認姿勢，增加病患用氧舒適。

14.　洗手。

15.　記錄：用氧時間、供氧裝置、氧氣流速及病患反應。

15-1.　開始治療後或改變氧氣濃度後10～15分鐘監測ABGs。

15-2.　如血氧狀況不穩定，可持續以Pulse oximeter監測。

注意事項

1.　嚴禁煙火的衛教與執行。

2.　隨時保持潮濕瓶中足夠之水分，並監測霧氣的產生。

3.　每天更換潮濕瓶內之蒸餾水，並給予鼻部或臉部皮膚護理。

4.　給氧設備定期予以清潔消毒，以避免感染。

5.　給氧過程隨時監測生命徵象的改變及動脈血液氣體的分析數值。

6.　預防及注意合併症的發生。

7.　慢性阻塞性肺部疾病之患者，小心給氧。

TRACHEOSTOMY CARE

第三節　氣管造口之護理

觀看技術影片

學習目標

　　正確執行氣管造口的護理。

目　的

1. 避免氣道阻塞，保持呼吸道通暢。
2. 避免氣管切開處傷口感染。
3. 增加病患舒適。

學理與原理

一、定　義

　　以外科手術的方式於環狀軟骨下方第二至第三個氣管環處作一切口，稱為氣管切開(Tracheotomy)。若於此切口中置入一氣管套管，形成造口以維持呼吸道通暢則稱為氣管造口(Tracheostomy)。適用於下列狀況：

1. 無法治療的上呼吸道阻塞。
2. 意識不清、呼吸肌麻痺或咳嗽反射受損，無力清除下呼吸道分泌物者。
3. 需長時間插管或使用呼吸器者。
4. 無法使用氣管插管的情況，如口或臉部嚴重傷害者。
5. 已產生氣管插管合併症者。

二、氣管套管的種類

　　一般分為金屬與塑膠兩種（圖7-11）。金屬套管多用於需長期使用的病患，包含三部分：外管(Outer cannula)、內管(Inner cannula)及外管插入的導引管（又稱閉孔器；Obturator）。塑膠套管分有內管及無內管二種，在管外有氣囊(Cuff)，可充放氣，多用於緊急狀況。內管可分有孔洞及無孔洞二種，有孔洞用於訓練病患發聲時用。現有矽質氣管套管類似塑膠套管，可長期留置。

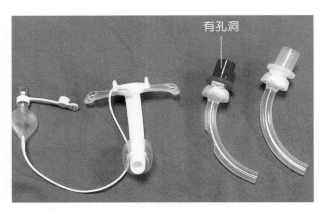

有孔洞

圖7-11 塑膠套管

三、氣管造口的護理

氣管造口的護理(Tracheostomy care)包括了更換內管、清潔、造口的消毒及頸部固定帶的更換。更換內管及清潔是為了維持呼吸道的通暢；而造口的消毒及頸部固定帶的更換則是為了預防感染的問題。

適應症

施行氣管造口術而使用氣管套管者。

用物與設備

1. 氧氣及中央抽吸系統
2. 抽痰管 .... 數條
3. 治療巾及橡皮治療巾 各1條
4. 已消毒的氣切內管 1副
5. 無菌生理食鹽水 1瓶
6. 水溶性優碘溶液 1瓶
7. 3% H_2O_2 .... 1瓶
8. 無菌棉棒 1包

9. 4'×4'無菌Y紗 1包
10. 清潔手套 1副
11. 繃帶剪（備用） 1支
12. 彎盆 1個
13. 聽診器 1支
14. 頸部固定帶 1條
15. 氣切護罩杯 1個

步驟與說明 ·····································

步　驟	說　明
1. 核對醫囑。	
2. 洗手。	
3. 準備用物。	
4. 核對病患，並向病患及家屬解釋過程與目的。	
5. 協助病患採舒適臥位（多採半坐臥姿勢，視情況，不一定要移除枕頭）並將治療巾及橡皮治療巾（或衛生紙）鋪於頸部下，將彎盆置放於易取處，取下氣切護罩杯置放於彎盆內。	5-1. 有助病患呼吸及方便護理工作的進行。
6. 抽痰裝置於病床旁備用，必要時先予病患抽痰。	6-1. 預防內管移除時，導致分泌物阻塞外管；並避免氣管造口護理期間，分泌物自套管中噴出。

更換套管

步　驟	說　明
7. 一手固定頸板，另一手戴清潔手套，旋轉內管與外管的開關，輕輕拿出氣切內管放入彎盆中。	7-1. 固定頸板，以減少氣切外管對氣管的刺激。
8. 取出已消毒之氣切內管，一手固定頸板，輕輕將內管放入外管中，旋轉開關，固定內管。如為塑膠套管，無需更換內管時，省略步驟7與8。	8-1. 如無新內管可用，則盡速清潔消毒內管以繼續使用。

造口的消毒

步　驟	說　明
9. 以戴清潔手套的手取出預更換之造口外Y紗，放入彎盆中，脫除清潔手套。	
10. 觀察造口周圍皮膚狀況及分泌物情形。	
11. 以無菌技術打開棉棒之封口及生理食鹽水的瓶蓋，視造口周圍分泌物狀況取適量棉棒沾生理食鹽水，蓋上瓶蓋。	11-1. 生理食鹽水清潔用以去除造口周圍分泌物，可分解乾燥的痰液及結痂的血漬；視分泌物狀況可增減棉棒數目，分泌物多時，亦可以 3% H_2O_2 清洗。

步　　驟	說　　明
12. 以沾生理食鹽水之棉棒清潔造口傷口及頸板。原則：由內而外、先傷口後頸板，清潔及消毒範圍向外延伸至頸板下造口處外5~10公分（2~4吋）之頸部皮膚，勿來回擦拭。	12-1. 擴大消毒範圍以減少放置Y紗時造成汙染。
13. 同11.及12.之步驟，將溶液改為水溶性優碘溶液。	13-1. 水溶性優碘溶液用以消毒造口及頸板。
14. 停留2分鐘，同11.及12.之步驟，以生理食鹽水棉棒將水溶性優碘擦拭乾淨。	14-1. 停留2分鐘才會產生殺菌效果；以生理食鹽水棉棒將優碘擦拭乾淨，避免水溶性優碘溶液存留造成皮膚的刺激。
15. 以無菌技術取出4'×4'Y紗：左右手分別抓住Y紗缺口之左右角，缺口朝頭部，圍住氣切口，使Y紗切面及內面完全且平整覆蓋住造口（圖7-12）。	15-1. 避免汙染Y紗之切口。 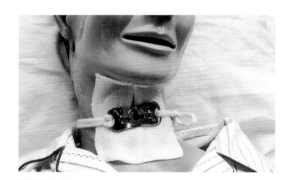 圖7-12

頸部固定帶的更換

步　　驟	說　　明
16. 備一長度正確之氣切頸部固定帶，並置於易取處。	16-1. 長度為可繞病患頸部兩圈，約60~75公分，末端剪成斜角，可助穿過頸版的固定孔。
17. 一手固定頸板，一手解開一端舊固定帶，將新的固定帶一頭穿過頸板的洞口後打結，另一端亦同。再將兩條帶子固定於病患頸部的側面，固定帶與頸部約留一指寬之空隙。	17-1. 固定頸板以避免更換頸部固定帶時，因病患咳嗽或移動，導致氣切套管脫出。

步　驟	說　明
18. 將氣切護罩杯罩在氣切造口上，並予適當固定（圖7-13）。 19. 觀察病患呼吸狀態，協助回復舒適臥位，整理病患單位。	18-1. 避免異物進入呼吸道。 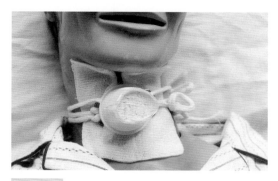 圖7-13

內管的清洗與消毒

20. 戴清潔手套，將內管置於水龍頭下，以棉棒或刷子清潔內管的裡外。若痰液濃稠或已乾燥，可將內管放於3% H_2O_2溶液中浸泡，再以流動的自來水徹底沖洗內管裡外。金屬內管可以開水煮沸、浸泡Cidex 10分鐘或高壓消毒後備用。

21. 洗手。

22. 記錄：更換時間、造口周圍皮膚、分泌物狀況及病患的反應。

注意事項

1. 氣切外管由醫師更換。

2. 外管不慎脫出時，應立即使用止血鉗(Kelly)撐開氣切造口以利呼吸，並通知醫師。

3. 氣管造口護理每天執行一次，但傷口分泌物多或痰液汙染時，隨時更換氣切口敷料。

4. 病患睡覺時，避免被褥蓋住氣切口而阻塞呼吸道。

5. 平時使用氣切護罩杯罩住氣切口，以防異物進入呼吸道。

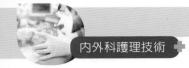

ASSISTING WITH THORACENTESIS (CHEST TAPPING)

第四節　協助胸腔放液穿刺術

學習目標

協助醫師胸腔放液穿刺術的執行。

目　的

1. 診斷疾病。
2. 治療：抽出液體、血液或氣體，注入藥物。

學理與原理

胸腔放液穿刺術可用來引流肋膜腔中的液體、血液或空氣，以恢復肋膜腔的負壓，促進正常呼吸的運作；亦可藉此收集檢體送至實驗室分析，故胸腔放液穿刺術兼具了治療與診斷之二大目的。

適應症

1. 肋膜積水或積血者、氣胸。
2. 為確定胸腔感染或膿胸之原因時。

用物與設備

1. 胸腔穿刺包：治療碗、彎盆、3號刀柄、11號刀片、胸腔穿刺針、洞巾、3'×3'紗布
2. 無菌手套......................................1副
3. 三路活塞......................................1個
4. 酒精性優碘..................................1瓶
5. 75%酒精......................................1瓶
6. 無菌棉棒....................................數包
7. 50c.c.、5c.c.空針....................各1支
8. 2% Xylocaine 1瓶
9. Heparin......................................1瓶
10. 標本瓶......................................數瓶
11. 無切膠布..................................1個
12. 橡皮治療巾及治療巾...............各1條
13. 床上桌

步驟與說明

步　驟	說　明
1. 核對醫囑。	
2. 取得檢查治療同意書。	2-1. 由醫師解釋穿刺目的及過程。
3. 與病患及家屬討論對檢查過程的了解程度。	
4. 洗手。	
5. 準備用物,並將用物攜至病房。	
6. 提供隱私及姿勢的準備	6-1. 多採直立坐姿。
(1) 病患坐於床緣,足部支托,頭及雙手枕於床上桌。	
(2) 反跨坐於靠背椅,頭及雙手枕於椅背上。	
(3) 病患無法坐起,則搖高床頭,並將肩部及患側的手部抬高。	(3)-1. 可使肋間距離加大,減少穿刺過程造成肋間神經的損傷。
7. 露出穿刺部位,如採臥姿以橡皮治療巾及治療巾墊於病患患側身後。	
8. 協助穿刺	8-1. 穿刺過程中告知病患醫師的穿刺過程,以取得病患的合作。穿刺過程隨時評估病患包括呼吸窘迫、心跳速率增加及缺氧徵象等改變。
(1) 打開胸腔穿刺包及協助醫師戴上無菌手套。	
(2) 協助醫師消毒皮膚:以無菌方式給予醫師棉棒,打開酒精性優碘及酒精溶液,協助醫師以棉棒沾取溶液,消毒穿刺部位。	
(3) 協助鋪上無菌洞巾,並予固定。	
(4) 協助醫師抽取2% Xylocaine麻醉穿刺部位的皮膚。	
(5) 衛教病患深吸氣後閉氣,協助醫師穿刺,穿刺後套上三路活塞,並接上50c.c.空針。	

步　驟	說　明
(6) 協助留取標本。 (7) 完畢，針頭取出，以無菌紗布加壓穿刺部，協助以無切膠布採密閉式固定。 9. 協助穿衣並予舒適臥位。 10. 送檢檢體。 11. 整理單位及用物。 12. 洗手。 13. 記錄放液時間、質、量及病患反應。	

注意事項

1. 引流液應避免超過1,000c.c.，因大量液體的抽出可能造成縱隔腔移位，影響呼吸。

2. 依需求準備收集檢體之試管或標本瓶。

3. 檢查中密切觀察病患反應，如出現臉色蒼白、盜汗、脈搏過速等，應立即告知醫師，停止穿刺。

4. 注意穿刺後合併症之症狀：氣胸、出血、急性肺水腫。

觀看技術影片

❤️ 第五節 CLOSED CHEST DRAINAGE
密閉式胸腔引流術

學習目標

協助密閉式胸腔引流的建立及維持。

目 的

1. 移除肋膜腔內之液體、血液及空氣。
2. 重建肋膜腔之負壓($\pm 2\sim10\text{cmH}_2\text{O}$)，保持縱隔腔於正常位置，以促肺部擴張及心肺功能。

學理與原理

正常的呼吸是基於負壓的原理，使氣體可以進入肺中。胸腔的負壓環境會因為外傷、疾病或手術使空氣或液體滲漏至肋膜腔破壞胸腔的負壓，造成呼吸的障礙。胸管的插入及密閉式的胸腔引流即是一種維持胸腔內壓力在一正常範圍($\pm 2\sim10\text{cmH}_2\text{O}$)，以使肺部再次擴張及保持縱隔腔於正常位置的一種呼吸系統的處置。目前使用的胸腔引流系統，多是運用水封(Water-seal)原理，就如同單向瓣的原理，水有封閉的作用，可將空氣與液體從胸腔藉重力引流出來，而空氣不會再進入浸在水中的管端。

一、胸管的插入

因引流物種類的不同，胸管插入的位置也就不同。

1. 因空氣向上的原理，當欲引流氣體時，胸部前面的肺尖處是較常被插入的位置。插入位置為鎖骨中線與第2或第3肋間交接處。
2. 引流物為液體時（包括血液），因重力因素，胸管放置位置為胸部後面或側面的肺底部。插入位置多為腋中線與第8或第9肋間交接處。
3. 有時因為胸腔手術的原因，為防止心臟周圍聚積液體及血液，造成心臟收縮的障礙，會在縱隔腔插入胸管，此插入位置在胸骨下方。

二、密閉胸腔引流系統

有許多不同的型式：單瓶、雙瓶、三瓶等，另有無水系統的引流裝置。現引流裝置多為拋棄式的設計。

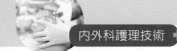
1. **單瓶引流**：最基本的引流方式，主要靠重力引流，單瓶兼具水封及收集瓶兩種功能。若引流液太多，升高的液面會影響引流的效果及病患的呼吸，因此需經常更換引流瓶或採雙瓶引流的方式。

2. **雙瓶引流**：連接病患胸管的第一瓶為收集瓶，第二瓶為水封瓶。

3. **三瓶引流**：三瓶分別為收集瓶、水封瓶及抽吸控制瓶（負壓調節瓶），除重力原理外，尚利用抽吸原理，運用於需引流較多空氣或液體之患者。

4. **無水系統**：具有單向瓣的作用，藉由重力或抽吸力引流，但不需無菌水的設置，多為拋棄式的設計。

三、胸管的拔除

　　當肺部再度擴張即可移除胸管，一般在拔除胸管前會先夾住胸管12~24小時，評估病患是否出現生命徵象的改變、胸痛及焦慮的程度。拔除時病患狀況需符合下列條件：

1. 胸部X光顯示肺部完全擴張。

2. 水封系統停止運作24小時。

3. 引流量24小時少於50c.c.。

4. 叩診胸部呈反響音(Resonance)。

5. 聽診肺部的呼吸音清楚。

適應症

　　氣胸、積水、血胸、開胸手術等情況，導致肋膜腔壓力改變者。

用物與設備

一、胸管插入

1. 胸管插入包：刀柄、10號刀片、鑷子、持針器、3.0Silk縫線、Kelly、組織剪

2. 胸管 1條

3. 引流管及接管 1條

4. 胸腔引流瓶 1個

5. 無菌手套 1副

6. 無菌生理食鹽水或蒸餾水 1瓶

7. 止血鉗(Kelly) 2支

8.　酒精性優碘 1瓶

9.　75%酒精 1瓶

10.　5或10c.c.空針 1支

11.　2% Xylocaine 1瓶

12.　彎盆 1個

13.　無菌凡士林紗布 1塊

14.　Y紗 1塊

15.　4'×4'紗布 1包

16.　無切膠布 1個

17.　安全別針 1個

18.　引流瓶座或掛瓶架 1個

二、更換胸腔引流瓶

1.　止血鉗 2支

2.　胸腔引流瓶 1個

3.　無菌蒸餾水或生理食鹽水 1瓶

4.　無切膠布 1個

三、胸管拔除

1.　縫合包 1包

2.　水溶性優碘 1瓶

3.　無菌手套 1副

4.　無菌凡士林紗布 1包

5.　4'×4'紗布 1包

6.　無切膠布 1個

7.　彎盆 1個

步驟與說明

步　驟	說　明

一、協助胸管插入

1. 醫師向病患或家屬解釋插胸管的目的及過程。

2. 取得病患接受檢查之同意書。

3. 洗手。

4. 準備用物，準備密閉式引流系統。

* 單瓶系統的建立

 (1) 以無菌技術打開引流瓶的蓋子。

 (2) 將無菌生理食鹽水（或蒸餾水）倒入胸腔引流瓶，使引流瓶的長玻璃管埋於液面下2~3公分（約300c.c.）。

 (3) 蓋緊引流瓶蓋，並以無切膠布封緊連接處。

 (4) 直貼膠布於引流瓶外，在水平線上再貼一橫條膠布做記號，並寫上日期、時間、水量及簽名（圖7-14）。

1-1. 獲得病患及家屬的合作。

(2)-1. 水封原理：防止空氣跑入肋膜腔，以保持胸腔引流的密閉與無菌。

(3)-1. 預防連接處鬆脫，造成空氣進入肋膜腔。

(4)-1. 作為基準線，方便計量。

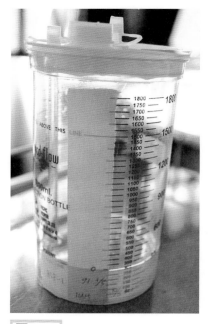

圖7-14

步　驟	說　明
5. 備齊用物至病人單位，核對病患。	
6. 圍屏風。	6-1. 注意病患隱私。
7. 協助病患維持半坐臥姿勢，適當暴露欲插管部位。	
8. 協助醫師胸管的插入：協助醫師消毒皮膚、局部麻醉、插胸管 (1) 醫師戴上無菌手套。 (2) 打開胸管插入包，放入空針及紗布。 (3) 協助醫師以酒精性優碘及酒精消毒皮膚。 (4) 協助醫師抽取麻醉劑，麻醉欲插入之胸壁。 (5) 以無菌技術給予醫師胸管，插入胸管。	8-1. 胸管插入過程監測病患狀況（心臟、呼吸及心理狀況）。 (1)-1. 維持外科無菌。 (4)-1. 減輕插入過程的疼痛不適。 (5)-1. 胸管插入時，醫師會以兩支無菌Kelly夾住胸管，以防空氣進入肋膜腔。
9. 協助以無菌技術將胸管與玻璃接管連接，再將胸腔引流管連接於其上，將引流管與水下引流瓶連接（連接於水下引流瓶的長端）。	
10. 打開短管端與大氣相通。	
11. 使用無切膠布，以跨橋式固定法固定胸管—玻璃管—引流管（圖7-15）。	11-1. 固定胸管避免滑脫，並可觀察引流液的情況。 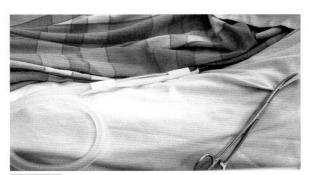 **圖7-15**

步　驟	說　明
12. 協助醫師將胸管縫於皮膚上，插入胸管皮膚上之傷口以無菌凡士林紗布＋Y紗＋2~3塊4'×4'紗布覆蓋，再以無切膠布密閉式固定。	12-1. 固定胸管，並避免空氣及細菌經由傷口進入胸腔。
13. 確定各連接處緊密接合，並以無切膠布黏貼。	13-1. 預防空氣從連接處進入密閉系統及病患的肋膜腔。
14. 放開Kelly，將Kelly置放於病床旁或夾於床單可見之處。	14-1. 用以應付緊急狀況，夾住胸管之用。
15. 請病患咳嗽及深呼吸，觀察引流管是否通暢。	15-1. 病患吸氣時長玻管水面上升，呼氣時下降並有氣泡產生，表示引流系統通暢。
16. 觀察引流量、顏色及病患生命徵象。	
17. 預留足夠長度的引流管，以安全別針固定引流管於床鋪。	17-1. 避免引流管脫垂及扭結，影響引流效果。預留足夠長度引流管，以避免病患牽扯或造成臥床的限制。
18. 將引流瓶置於安全處（引流瓶座或掛瓶架），並保持引流瓶低於胸腔2~3尺之處（圖7-16）。	18-1. 重力引流，或依醫囑接上抽吸器。
19. 整理單位及用物。	
20. 洗手。	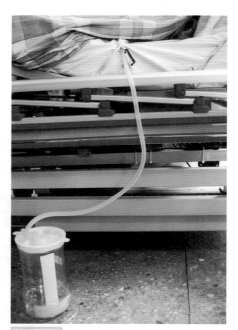
21. 記錄：插管時間、插管過程病患反應、引流物及傷口情形。	
22. 依醫囑送病患做胸部X光攝影，以確定插管位置。	圖7-16

步　驟	說　明

二、單瓶引流瓶的更換

1. 洗手。
2. 準備用物，準備單瓶引流系統。
3. 核對病患。
4. 請病患深呼吸，於吐氣末期用兩支止血鉗夾住胸管（採對夾方式）。

    4-1. 以預防空氣跑入胸腔，造成張力性氣胸。

5. 解開連接胸管與引流管之膠帶，移除舊引流管及引流瓶。
6. 連接胸管、引流管及水下引流瓶，並以無切膠布以跨橋式固定法固定胸管—玻璃管—引流管。
7. 確認各接頭均已緊密固定，鬆開止血鉗，將之夾於床單可見之處。
8. 鼓勵病患深呼吸及咳嗽，觀察引流是否通暢，觀察病患反應。
9. 固定引流管，將引流瓶置於安全處。
10. 整理單位及用物。
11. 洗手。
12. 記錄：引流液性質、量及病患反應。

三、協助醫師胸管的移除

1. 由醫師解釋拔除胸管的情況及過程。
2. 在拔管前30分鐘，依醫囑給予止痛劑。

    2-1. 降低焦慮及促進合作、減輕不適及放鬆。

3. 協助病患躺向床緣或躺向無胸管側。

    3-1. 方便胸管的拔除。

4. 移除過程予生理及情緒支持。

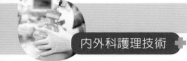

步　驟	說　明
5. 移除胸管插入處的敷料，打開縫合包，協助醫師進行傷口處的消毒，及拆除固定胸管的縫線。	
6. 拔除時要求病患作深呼吸，吸氣後屏住呼吸，進行拔管。	6-1. 預防拔管時，空氣被吸入。
7. 拔除同時以無菌凡士林紗布及4'×4'紗布及棉墊加壓傷口。	7-1. 預防空氣經傷口進入胸腔及保持傷口無菌預防感染。
8. 以彈性膠布(Elastoplast)或無切膠布緊密固定敷料於胸壁。	8-1. 有些醫師會在胸管拔除後縫合胸管插入的傷口，故需協助縫合的進行。
9. 安排病患舒適臥位。	
10. 整理病患單位及用物。	
11. 洗手。	
12. 記錄：引流量、傷口及敷料狀況、病患反應、生命徵象及呼吸評估結果。	
13. 拔除胸管4小時後，作胸部X光檢查，以確定肺部擴張情形。	

注意事項

1. 過程中注意無菌的維持。

2. 各連接處使用無切膠布保護密閉。

3. 引流瓶需固定，以防引流瓶傾倒；引流瓶應保持在低於胸腔約60公分處。

4. 保持引流管通暢，必要時可每小時擠壓(Milking)或以Roller（或濕紗布）擠通(Stripping)胸管，但需取得醫師的同意。

5. 鼓勵病患深呼吸、咳嗽及改變姿勢，有助肺部擴張及引流。

6. 引流量超過100c.c./小時，監測生命徵象並通知醫師。

7. 每3天以無菌技術更換引流瓶及引流管，但如引流量過多影響引流效果或引流物有感染性，則採不定時更換。

8. 由於胸管插入造成胸部疼痛及不適，病患會忽略患側手部及肩膀的運動，因此需協助及衛教病患執行患側肢體的全關節運動。

9. 更換引流系統、接頭鬆脫、引流瓶被打破或懷疑引流系統密閉性受破壞時，應立即以病床旁備用之兩支Kelly夾住胸管，以避免空氣進入胸腔的傷害。

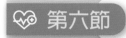

SUCTIONING
第六節 抽痰法

觀看技術影片

學習目標

執行抽痰法。

目　的

清除呼吸道分泌物，以維持呼吸道暢通。

學理與原理

抽痰是為了幫助無法自行咳痰者，協助其將呼吸道的分泌物清除，以促進有效的呼吸型態。下列為進行抽痰過程的原則：

1. 整個抽痰過程保持無菌。
2. 抽痰管之外徑以不超過氣切套管或氣管內管內徑之1/2為原則；成人常用之抽痰管外徑為10~14Fr. (1Fr.＝1French＝0.33mm)。
3. 抽痰前後給予高濃度(100%)氧氣至少1分鐘。
4. 抽痰壓力依裝置不同可分為：
   (1) 中央抽吸裝置：成人可用之抽痰壓力為70~150mmHg，常用之壓力範圍為120~150mmHg。
   (2) 活動式抽痰機器：壓力範圍為7~15cmHg。
5. 抽痰管插入的深度依放入部位不同而有所不同，一般為將抽痰管放到有阻力時（此時到達Carina處）回抽1公分為原則。
   (1) 口鼻抽吸：15~20公分（6~8吋）。
   (2) 氣管內管抽吸：20~30公分（8~12吋）。
   (3) 氣切套管抽吸：10~12公分（4~5吋）。
6. 抽痰時間為5~8秒，最長不可超過15秒。
7. 兩次抽痰時間的間隔至少1分鐘以上，亦即抽痰前的給氧時間。
8. 抽痰的順序：氣管內管或氣切處、鼻部、口部。抽痰管做了口鼻的抽吸後，不可再作氣管內管或氣切的抽吸。

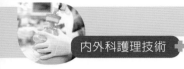
適應症

1. 無法自行將痰咳出者。
2. 分泌物黏稠，需靠抽吸才可移除者。
3. 肺功能受損，干擾咳嗽反射進行者。
4. 身體虛弱，無力將痰咳出者。

用物與設備

1. 中央系統抽痰設備（或活動式抽痰機）（圖7-17(a)(b)）
2. 給氧設備
3. Ambu-bag 1個
4. 聽診器 1副
5. 無菌抽痰管 ....數條
6. 單隻無菌手套 ....數副
7. 清潔瓶內裝清水
8. 彎盆 1個

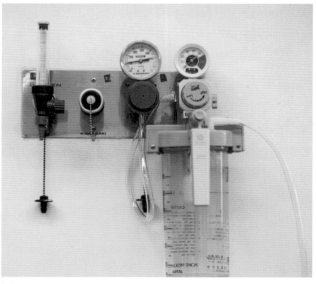

(a)

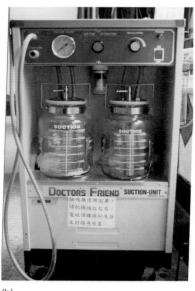

(b)

圖7-17

步驟與說明 ·····························

步　　驟	說　　明
1. 評估病患呼吸音，教導清醒病患做有效的深呼吸及咳嗽，依醫囑予蒸汽吸入或稀釋痰液的藥物，做姿位引流及叩擊。	1-1. 以利抽吸。
2. 核對醫囑。	
3. 洗手。	
4. 準備用物至病患單位。	
5. 核對病患。	
6. 向病患及家屬解釋抽痰目的及過程。	6-1. 減輕害怕及焦慮，並取得其合作。
7. 協助病患採合適臥位。	7-1. 一般採半坐臥姿，促進呼吸及痰液的咳出。
	7-2. 需要時在病患肩部至胸前置放衛生紙或治療巾及橡皮治療巾，以保持病患衣服的乾淨。
8. 給病患100％氧氣1分鐘 (1) 清醒病患予氧氣面罩，衛教做4~5次深呼吸。 (2) 插氣管內管者可使用Ambu-bag接100％氧氣按壓4~5次。 (3) 使用呼吸器者予"Sigh" 4~5次。	8-1. 提高血氧，以降低抽痰時缺氧的危險。
9. 調整抽痰設備上之適當負壓後關上 (1) 中央抽吸系統：70~150 mmHg。 (2) 抽痰機：7~15cmHg。	9-1. 過低之壓力無法達到抽吸的目的，過高的壓力會增加呼吸道黏膜受損的危險性。
10. 打開無菌抽痰管之封口及清水瓶蓋。	
11. 一手戴無菌手套，以無菌方式將無菌抽痰管與抽痰機接合。方法有二	11-1. 注意無菌的維持。

步　驟	說　明

(1) 以戴無菌手套之手，抽出無菌抽痰管，將無菌抽痰管與抽痰機上之橡皮管連接（圖7-18(a)(b)）。

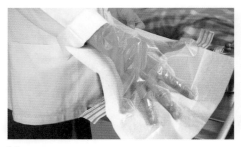
(a)

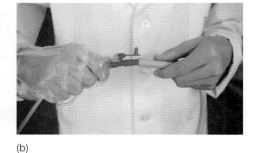
(b)

圖7-18

(2) 將無菌抽痰管與抽痰機之橡皮管連接，戴上無菌單隻手套，以無菌技術抽出抽痰管（圖7-19）。

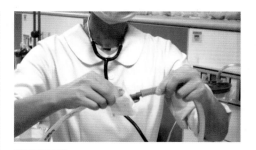

圖7-19

12. 未戴手套的手打開抽痰機開關後，以大拇指按住抽痰管之控制口，檢測抽痰機壓力。

13. 移除氧氣面罩或呼吸器的連接管。

14. 以無菌方式將抽痰管輕柔插入氣切口（或氣管內管、鼻、口處），插入時不按壓力控制口，保持無抽吸狀態。

12-1. 確認抽吸壓力在標準壓力範圍。

14-1. 避免造成呼吸道黏膜的損傷及缺氧。

步　驟	說　明
15. 抽吸時，未戴手套的手之大拇指按住壓力控制口，戴無菌手套之手以輕柔旋轉方式回抽，抽吸過程注意病患反應。	15-1. 抽吸時間以5~8秒最為適宜，勿超過15秒。以避免過多氧氣被抽出，造成缺氧的危險。
16. 抽吸完畢，給予100％氧氣1分鐘。	
17. 抽痰管抽取適量清水。	17-1. 清潔抽痰管及連接管。
18. 關上抽痰機，蓋上清水瓶蓋。	
19. 反脫手套，包住使用過之抽痰管，丟至彎盆中。	
20. 將氧氣濃度回復為醫囑濃度。	
21. 整理病患單位並協助病患恢復舒適臥位。	
22. 監測病患生命徵象並聽診呼吸音。	
23. 洗手。	
24. 記錄：抽痰時間，痰的量、顏色、性質及病患的反應。	

注意事項

1. 任何與病患呼吸道直接接觸的裝置均需是無菌的，以避免肺部甚至全身性的感染。

2. 未汙染之氣管內管或氣切造口的抽吸，於必要時可重複抽吸，但兩次抽吸間隔中需給予100%氧氣至少1分鐘。

3. 已汙染或抽吸過口鼻分泌物之抽吸管，嚴禁再作氣管內管或氣切造口的抽吸。

4. 抽吸瓶應每天清洗，清洗後可在瓶中放入100~200c.c.的清水，並加入少許3%Lysol。

5. 監測氣管抽吸術合併症之症狀，合併症包括：低血氧、心律不整、支氣管痙攣、呼吸道創傷、感染及肺擴張不全。

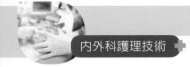

ASSISTING WITH AEROSOL THERAPY

第七節　協助噴霧治療

觀看技術影片

學習目標

協助噴霧治療的進行。

目　的

1. 供給水分及濕氣，稀釋呼吸道分泌物，使其易於排出。
2. 減輕局部刺激、充血及疼痛。
3. 給藥：抗生素、解除或預防之氣管痙攣的藥物。

學理與原理

一、定義

　　噴霧療法(Aerosol therapy)是指利用氣流或超音波原理，將水分子震盪形成噴霧狀，使霧氣粒子可深入支氣管中，以補充額外的水分、稀釋黏稠之分泌物及給藥的呼吸道治療方法。臨床上之霧氣通常由水溶液形成，包括蒸餾水、食鹽水及含藥溶液。

二、種類

　　可分為超音波與氣動式兩種：

1. **超音波噴霧器(Ultrasonic nebulizer)：**利用高頻率聲波震動液體，以製造微小粒子形成噴霧。其粒子較氣動式噴霧器更細，但機器昂貴，且病患間共同使用易造成交互感染。

2. **氣動式噴霧器(Steam inhalation)：**利用氣流的力量驅動噴霧器的原理。當氣體自下方噴氣口噴出時，由於高流速的關係，會在噴氣口處產生低壓及一股吸引力（此稱卡德里裝置；Venturi device）。再配合瓶身的毛細現象，液體便沿著毛細孔上升至噴氣口，在噴氣口處與氣流相遇，而被擊碎成微粒，接著這些微粒再被阻板進一步打碎成噴霧。有以下兩種：

   (1) 高體積噴霧器(Large volume reservoir nebulizer)：多用於濕化空氣，如氧氣治療時潮濕瓶的使用。

   (2) 小量噴霧器(Small volume nebulizer)：多用於給藥。

適應症

1. 痰多且稠，無法自咳者。
2. 支氣管痙攣者，如氣喘病患。
3. 喉頭水腫者。
4. 使用氧氣需濕化氣體者。

用物與設備

一、超音波噴霧器

1. 超音波噴霧裝置（圖7-20）
2. 治療盤鋪治療巾
3. 0.45% Saline（或蒸餾水、生理食鹽水）
4. 醫囑藥物
5. 治療巾及橡皮治療巾
6. 噴霧面罩
7. 衛生紙

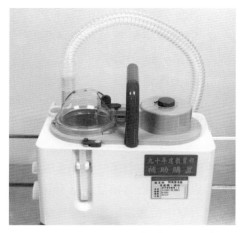

二、小量氣動式噴霧器

1. 中央系統氧氣或氧氣筒
2. 氧氣流量表
3. 嚴禁煙火牌
4. 氧氣接頭（俗稱聖誕樹接頭）
5. 氧氣雙接管
6. 噴霧器組（噴霧器之藥杯、T型管、短蛇形管）
7. 依病患需要選擇口含器、氧氣面罩或 T-piece
8. 醫囑藥物及稀釋用溶液（0.45%、0.9%食鹽水或蒸餾水）
9. 3M紙膠或布膠

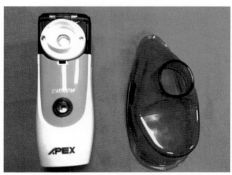

圖7-20

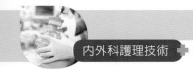
▍步驟與說明

步　驟	說　明

▍一、協助超音波噴霧器的使用

1. 核對醫囑。
2. 洗手。
3. 準備用物
   (1) 噴霧器底部水槽加入蒸餾水。
   (2) 依醫囑將藥物加入藥物置放槽中，並予稀釋。
   (3) 插上電源插頭，確定機器功能良好。

　(1)-1. 使用蒸餾水可避免機器受損，延長使用期限。
　(2)-1. 如無藥物的使用，超音波噴霧器亦可單純使用溶液，噴霧常用的溶液為蒸餾水、低張及等張食鹽水。上述溶液亦可作為藥物的稀釋液，一般藥物及稀釋液的比例為1:1。

4. 將用物攜至病患單位，核對病患並解釋目的。
5. 協助病患採取舒適臥位，多採坐姿或將床頭抬高45度之半坐臥。

　5-1. 有利病患呼吸。

6. 將治療巾及橡皮治療巾鋪於病患胸前。

　6-1. 避免治療期間弄濕病患衣物。

7. 將衛生紙放於病患隨手可得之處。
8. 衛教並示範腹式呼吸：以口採緩而深的吸氣，以鼻慢慢呼氣。

　8-1. 使霧氣可達肺臟之深部。

9. 打開噴霧器開關，並調整噴霧量的大小。
10. 協助病患戴上噴霧面罩或將噴霧口對向病患，觀察病患反應。

　10-1. 病患有異狀或不適應立即停止。

11. 噴霧結束，關閉機器開關，取下面罩。

　11-1. 治療過程約15~20分鐘。

12. 擦拭病患臉部的水分，移除治療巾及橡皮治療巾。
13. 依病患狀況，使用促進呼吸道分泌物移除的治療。

　13-1. 包括胸腔物理治療及抽痰等治療。

步　驟	說　明
14. 整理用物。	14-1. 依噴霧器之使用說明予以清潔、消毒及保養。
15. 洗手。	
16. 記錄：日期、時間、藥物使用、病患反應等。	

二、協助小量氣動式噴霧器的使用

1. 核對醫囑。
2. 洗手。
3. 準備用物。
4. 攜用物至病患單位，核對病患並解釋目的及過程。
5. 除去環境周圍易燃物，並掛上嚴禁煙火或氧氣使用標示牌。

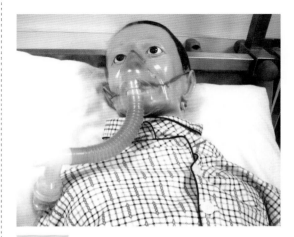

圖7-21

6. 協助病患採坐姿或半坐臥姿。
7. 將流量表接於供氧系統。
8. 以氧氣接頭連接氧氣連接管與供氧系統。
9. 連接噴霧組裝置。

氧氣面罩

T形管一端以3M紙膠封閉，另一端接短蛇形管再與氧氣面罩（單純式面罩或氣切罩）連接。

T-piece

T形管一端以3M封閉，一端接短蛇形管再與T-piece連接；T-piece另一端接另一短蛇形管。

6-1. 易於呼吸。

7-1. 中央供氧系統或氧氣桶。

＊ 意識不清由口鼻呼吸（或氣切套管）病患使用（圖7-21）。

＊ 氣管內管或塑膠氣切套管病患使用（圖7-22）。

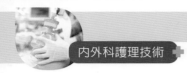

步　　驟	說　　明

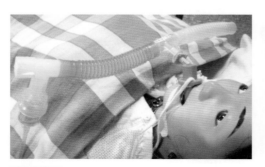

圖7-22

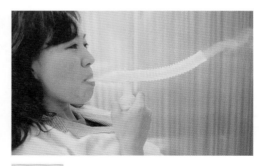

圖7-23

口含器

T形管一端連接短蛇形管，另一端連接口含器。

10. 將噴霧組之藥杯與氧氣連接管連接，將醫囑藥物加入噴霧器之藥杯中。

11. T形管與藥杯連接，並確定轉緊連接處。

12. 打開氧氣流量表之開關，直至白色煙霧從噴霧器噴出。

13. 將噴霧組裝置與病患連接。（圖7-21、7-22、7-23）

14. 治療期間觀察病患反應。

15. 白色煙霧消失，關閉氧氣流量表。

16. 依病患狀況，使用促進呼吸道分泌物移除的治療。

17. 整理用物及單位。

18. 洗手。

19. 記錄：治療起訖時間、使用的藥物、病患的反應。

＊ 意識清楚由口鼻呼吸之病患使用（圖7-23）。

10-1. 若有兩種以上的藥物，先使用支氣管擴張劑，再使用化痰劑；間隔至少5分鐘。

12-1. 通常於氧氣流量5~7L/min產生。

13-1. 如為意識清楚以口鼻呼吸之病患，教導以口含住手握式噴霧之口含器，以口部緩慢深吸氣，閉氣數秒中後再呼氣。如病患無法以口含住口含器，亦可將口含器置於病患之口鼻間使用。

15-1. 治療過程約10分鐘。

注意事項

1. 治療前、中、後予病患進行呼吸系統的檢查及評估。
2. 進行治療時，停留病床旁觀察病患的反應，如需離開提醒病患紅燈線的使用。
3. 治療後應使用清水清洗噴霧裝置，甩乾後晾乾備用，以免藥物殘留或孳生細菌。
4. 每位病患宜有個人使用之噴霧器組，以免交互感染。

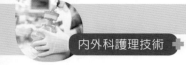
♥✚ 第八節　胸腔物理治療

CHEST PHYSIOTHERAPY (CPT)

學習目標

正確執行姿位引流、叩擊及震顫之胸腔物理治療技術。

目　的

降低及預防呼吸道的阻塞與換氣的障礙。

學理與原理

　　運用胸腔物理治療可促進周圍呼吸道的分泌物移至中央的大氣道，再使用有效性咳嗽或抽吸的方式將分泌物移除，進而可達到預防肺部合併症及促進或改善肺部功能的目的。一般胸腔物理治療包括了姿位引流、叩擊及震顫。

1. **姿位引流(Postural drainage)**：協助病患採不同姿勢，依肺部各肺葉及肺節的解剖位置，將欲引流的部位擺放在最高位置，利用重力原理使小呼吸道內之分泌物引流至較大之呼吸道，使分泌物易於排出。姿位引流時，每一姿勢至少維持5分鐘以上，視臨床狀況可延長時間。整個姿位引流的過程，病患需採深呼吸及嘬嘴吐氣的方式；更換姿勢時，需先請病患咳嗽或抽痰，並在過程中加上叩擊或震顫來加速痰液的移除。

2. **叩擊及震顫(Percussion & vibration)**：運用雙手節律性的叩擊或震動胸壁，鬆動附著於呼吸道上的分泌物，使分泌物易於排出。

適應症

　　痰液濃稠或呼吸道深部積痰者，包括慢性阻塞性肺部疾病、肺炎、肺擴張不全、支氣管擴張等。

用物與設備

1. 聽診器 1副
2. 衛生紙及汙物袋............................數張
3. 枕頭 ....數個
4. 叩擊器(Fibrator) 1個
5. 電動性震顫器（圖7-24）.................1支
6. 屏風 1個
7. 毛巾 1條
8. 抽痰設備

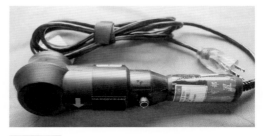

圖7-24

步驟與說明

步　驟	說　明
1. 核對醫囑。	
2. 洗手。	
3. 準備用物。	
4. 至病患單位，核對病患並向病患解釋目的及過程。	4-1. 增加病患的配合度。
5. 關門、拉上布簾或使用屏風。	
6. 利用聽診、觸診及胸部X-ray找出分泌物積聚之處。	6-1. 確定治療的部位。聽診時可使用聽診器之隔膜面，聽高頻率的呼吸音。
7. 測量生命徵象及觀察膚色。	
8. 抽痰設備備用。	
9. 執行姿位引流(Postural drainage) (1) 衛生紙及汙物袋置於病患易取處。 (2) 依分泌物積聚之處，安排姿勢，利用枕頭維持姿勢。 (3) 每一個姿勢至少維持5分鐘。 (4) 衛教姿位引流過程執行深呼吸及咳嗽。	(2)-1. 協助病患採舒適、放鬆的姿勢。常見姿位引流的姿勢（圖7-25）。

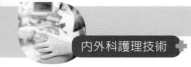
步　驟	說　明

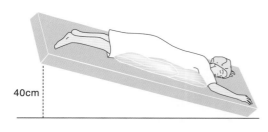 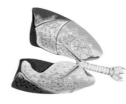

(a) 後底節
(Posterior basilar segments)

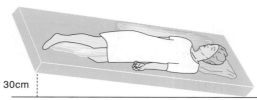 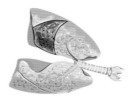

(b) 中葉
(Middle lobes)

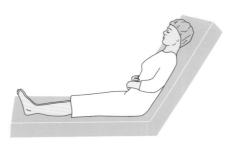 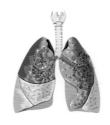

(c) 上葉頂節
(Apical segments of upper lobes)

圖7-25　常見姿位引流的姿勢

10. 執行叩擊(Percussion)

　　(1) 叩擊部位覆蓋毛巾。

　　(2) 叩擊引流部位：手指合併彎曲成杯狀或使用叩擊器，規律叩擊3~5分鐘。

11. 執行震顫

　　(1) 將雙手手掌交疊平放於欲震顫部位，保持手臂及肩膀的平直。

　　(2) 衛教病患以鼻緩慢吸氣，以口緩慢呼氣。

(1)-1. 防止皮膚直接受刺激。

(2)-1. 叩擊頻率約為2~3次／秒，每分鐘120~180次。

步　　驟	說　　明
(3) 在病患呼氣時執行快速交替收縮和放鬆手部及肩膀（等長運動），雙掌呈反方向微細抖動之震顫動作8~10秒，病患吸氣時放鬆手臂及肩膀（或使用電動性震顫器）。	(3)-1. 每一部位重複做3~4次。
(4) 約進行2~5分鐘，視病患的耐受性及分泌物的量而定。	
12. 協助病患深呼吸及咳嗽將痰咳出。無力自咳者，以抽痰協助之。	12-1. 通常整個胸腔物理治療時間為20~30分鐘，以不超過45分鐘為原則。
13. 於胸腔物理治療後再次評估病患狀況，必要時再次執行治療。	
14. 協助採舒適臥位。	
15. 予口腔護理。	15-1. 增進病患的舒適。
16. 打開布簾或屏風。	
17. 測量生命徵象及膚色。	
18. 整理用物及環境。	
19. 洗手。	
20. 記錄：引流時間、引流物的質及量、治療期間病患的反應。	

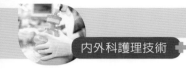

注意事項

1. 胸腔物理治療之前、中、後，監測生命徵象及心電圖。
2. 執行時間為睡前、飯前1小時及飯後2小時後（兩餐之間）。
3. 治療前依醫囑給予支氣管擴張劑、化痰劑或噴霧治療，有增加分泌物排出的功效。
4. 整個治療過程以不超過45分鐘為原則，依病患的體力狀況，一天可行2~4次。
5. 治療過程中，病患有任何不適，包括呼吸困難、臉色蒼白、發紺、心悸、嚴重疼痛等現象應立刻停止治療。
6. 執行胸腔物理治療的禁忌症
   (1) **姿位引流**：頭部外傷或顱內壓升高者、嚴重高血壓者、急性心肌梗塞、肺水腫、急性肺部梗塞、呼吸道出血、急性肺部創傷合併肺實質受損或連枷胸、有病理性骨折或出血傾向者。
   (2) **叩擊及震顫**：已知或懷疑胸腔惡性腫瘤者、有出血或抽搐現象者、有骨質疏鬆傾向者。胸骨、脊椎、肝臟、腎臟、脾臟及乳房等部位應避免叩擊。

參考資料

王瑋等(1994)・*榮民總醫院護理技術標準—護理技術手冊*・華杏。

台大醫院護理部編著(2001)・*台大護理技術*・華杏。

洪麗珍、陳夏蓮、葉明珍(2018)・呼吸系統病人之護理・於林貴滿等著，*內外科護理技術*（九版）（220-290頁）・華杏。

陳冠如、羅彩鳳、陳慧容、王文玲(2004)・抽痰技術現況之探討・*長庚護理，15*(1)，58-63。

陳敏麗、倪麗芬、張玉珠、吳秋燕、陳麗華、柳秋芳、劉菜、鄭惠珍、阮淑萍、曾明晰、黃翠媛、羅淑玲、何昭中、姜如珊、李惠玲、戴秀珍、蔡素珍、王俞蓉、王瑜欣…唐心如(2021)・於陳敏麗校閱，*內外科護理技術*（六版）・新文京。

Ashurst, S. (1995). Oxygen therapy. *British Journal of Nursing, 4*(9), 508-515.

Carroll, P. (1995). Chest tube made easy. *RN, 58*(12), 46-55.

DeWit, S. C. (1998). *Essentials of medical - surgical nursing*. W. B. Saunders Company.

Dunn, D., & Chisholm, H. (1998). Oxygen therapy. *Nursing Standard, 13*(7), 57-64.

Earnest, V. V. (1993). *Clinical skills in nursing practice*. J. B. Lippincott Company.

Elkin, M. K., Perry, A. G., & Potter, P. A. (1996). *Nursing interventions and clinical skills*. Mosby-Year.

Ellis, P. A., & Harbin, B. R. (1995). *Clinical nursing skills*. W. B. Saunders Company.

Fell, H., & Boehm, M. (1998). Easing the discomfort of oxygen therapy. *Nursing Times, 94*(38), 56-58.

Ignatavicius, D. D., Workman, M. L., & Mishler, M. A. (1999). *Medical-surgical nursing across the health care continuum*. W. B. Saunders Company.

Luckmann, J. (1997). *Saunders manual of nursing care*. W. B. Saunders Company.

Perry, A. G., & Potter, P. A. (1998). *Clinical nursing skills & techniques*. Mosby-Year.

Pruitt, W. C., & Jacobs, M. (2003). Basics of oxyqen therapy. *Nursing, 33*(10),43-45.

Rosdabl, C. B. (1999). *Textbook of basic nursing*. Lippincott.

Timby, B. K., Scherer, J. C., & Smith, N. E. (1999). *Introductory medical-surgical nursing*. Lippincott.

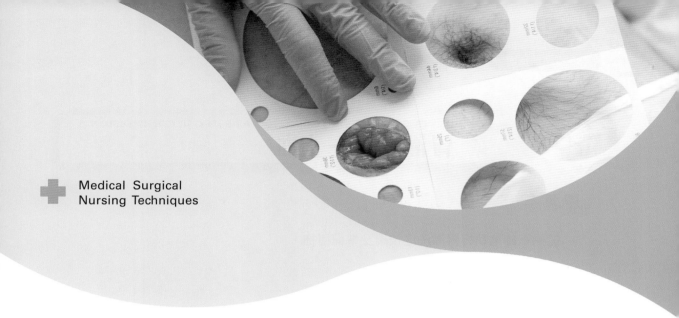

Medical Surgical
Nursing Techniques

08 CHAPTER

消化系統功能障礙之護理

The Gastrointestinal System

胡綾真｜著

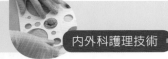

GASTRIC IRRIGATION FOR HEMOSTASIS ; N-G DECOMPRESSION

第一節 胃灌洗法—止血

學習目標

能夠正確地執行胃灌洗之技術及準備用物。

目 的

胃灌洗係洗出胃內容物，並促進消化道血管使其收縮，減少胃潰瘍或十二指腸潰瘍出血。減緩腸胃吸收有毒物質。

學理與原理

一、腸胃道出血之症狀與程度

上腸胃道出血是指十二指腸以上之消化道出血。造成的病因有食道、胃、靜脈曲張破裂、潰瘍、幽門桿菌造成胃感染之消化性潰瘍；病患會有吐血、解血便（或黑褐色）現象及依出血嚴重程度出現低容積徵象（暈眩、低血壓、意識改變、呼吸急促等）。

依出血量可分為輕度（出血量500c.c.以內）、中度（出血量為500~1,000c.c.）及重度程度（大於2,000c.c.以上）。

二、醫療處置與護理原則

1. 評估出血量：為病患緊急置入鼻胃管引流胃中之血塊，以評估出血部位及出血量，同時，進行胃灌洗；醫護人員會記錄嘔吐及解出的血量、性質、顏色及頻率。抽血檢驗血紅素值(Hemoglobin level；Hb)、尿素(Urea)、肌胺酸酐(Creatinine)、電解質(Electrolytes)、肝功能及凝血功能等，以做為體液補充之參考值。

2. 復甦術(Resuscitation)：除顧及C（血液循環狀況）、A（維持呼吸道通暢）及B（呼吸狀況、氧合治療）等過程，請病患禁止由口進食(NPO)，建立病患中央或周邊的靜脈輸液管徑，以作為體液及輸血準備。

3. 醫療人員必須注意自身的安全，為避免血液接觸感染，醫療人員盡可能穿戴手套、隔離衣及護目鏡。

　　一般病患發生中度到重度出血的前12~24小時，病房醫療人員會先將病患的生命徵象維持穩定，再迅速安排內視鏡檢查及止血治療。所以，胃灌洗可排除胃、食道內之異物（血塊、藥物），以減輕病患嘔吐不適，避免吸入；另外，藥物中毒時，減緩中毒藥物進入消化道而被吸收。

適應症

1. 藥物中毒（如安眠藥、農藥、刺激性化學藥物）。
2. 胃出血。
3. 進行消化道內視鏡治療前，確定出血原因。

用物與設備

1. 治療碗內盛依醫囑指定之溶液〔冰水或生理食鹽水(0.9% NaCl)〕
2. 彎盆 1個
3. 50c.c.灌食空針 1支
4. 治療巾與橡皮治療巾 1副
5. 無菌手套 1副
6. 量杯 1個
7. 聽診器 1副

步驟與說明 ···

步　驟	說　明
1. 核對醫囑。	
2. 準備用物。	
3. 洗手。	
4. 核對病患，並向病患解釋目的及過程。	
5. 準備病患	
(1) 若病患有活動式假牙時，需協助取下。	
(2) 採半坐臥位。	
(3) 鋪治療巾與橡皮治療巾於病患胸前。	
6. 戴無菌手套。	
7. 確認鼻胃管位置，接上50c.c.灌食空針於鼻胃管的末端，反抽胃液或快速打入10~20c.c.的空氣，同時，放置聽診器於左上腹，可聽到空氣流動的聲音，表示胃管於正確位置。	
8. 灌入依醫囑指定溶液，緩慢注入胃內（圖8-1）。	8-1. 每次注入200c.c.的溶液，不可用力太猛，以免損傷胃黏膜。 8-2. 注意病患反應、生命徵象與血壓之變化。

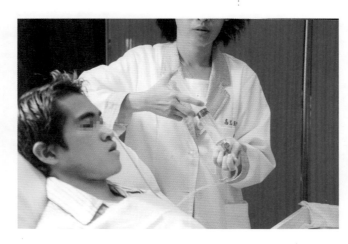

圖8-1　灌入依醫囑指定溶液〔冰水或生理食鹽水（0.9% NaCl）〕，緩慢注入胃內

步　驟	說　明
9. 等待30秒後，再以50c.c.灌食空針反抽出胃內容物（圖8-2）。	9-1. 觀察反抽液的顏色、量、性質。

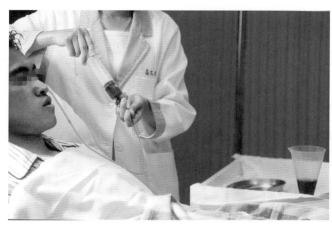

圖8-2　等待30秒後，再反抽胃內溶液，直至反抽液體呈清澈為止。灌洗反抽液需使用量杯計量，將反抽總量扣除灌入量，以概括推估出血量

步　驟	說　明
10. 反覆操作步驟8.、9.，直至反抽液體呈清澈液為止。	10-1. 灌洗後，將胃管末端塞子塞住，以達存留。 10-2. 醫囑需要自然引液(Free drainage)，則接上引流袋（圖8-3）。 10-3. 需予以口腔護理。

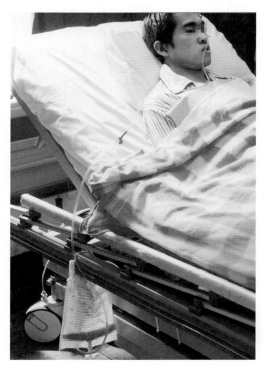

圖8-3　灌洗後，將胃管末端接上引流袋，以達自然引流 (Free drainage)

步　　驟	說　　明
11. 灌洗完畢後，移除治療巾與橡皮治療巾。	
12. 協助病患恢復舒適姿位。	
13. 整理用物 　(1) 將50c.c.灌食空針洗淨，置於彎盆中。 　(2) 灌洗反抽液使用量杯計量後，倒於汙水處理槽。	13-1. 將反抽液總量扣除灌入量，以概括推估出血量。
14. 洗手。	
15. 記錄：灌洗時間及灌洗溶液量、反抽量、性質、病患之反應及生命徵象。	

注意事項

　　冰的生理食鹽水初期可刺激迷走神經，造成胃酸的分泌增加、胃蠕動的增加及刺激出血點；室溫下的生理食鹽水，可預防電解質快速的流失；清水則適用於限鈉的病患。

♥ 第二節　胃食道球管之使用法

學習目標

1. 了解胃食道球之結構及其功能。
2. 能夠協助醫師正確地將胃食道球置入適當位置。
3. 能夠正確地測量胃食道球的壓力及其監測。
4. 學習置留胃食道球病患之照護活動。

目　的

　　直接施加壓力於胃和食道靜脈曲張（瘤）破裂出血部位，以達到止血作用。對破裂的胃和食道靜脈曲張，施以壓力。

學理與原理

一、食道靜脈出血 (E-V bleeding)

　　食道靜脈出血是門脈高壓對病患構成威脅的主要合併症。正常門脈壓力為60~140 mmH$_2$O(4~100mmHg)，當肝臟之門脈壓力升高（大於200mmH$_2$O＝160mmHg）時，上端的直腸靜脈、腹壁靜脈及食道胃靜脈隨之擴張和膨脹，此稱為靜脈曲張（瘤），即造成內外痔、臍靜脈曲張、食道胃靜脈瘤。

二、腸胃道出血的治療

　　非手術的方法有藥物（如：Pitressin、Sandostatin）、內視鏡硬化療法(Endoscopic injection sclerotherapy; EIS)、內視鏡靜脈結紮法(Endoscopic variceal ligation; EVL)、壓力性食道球填塞治療法(Sengstaken-Blakemore tube tampond)。當門脈高壓引起食道靜脈曲張破裂(Esophageal various vein rupture)出血時，為了使出血停止，醫護人員將緊急先置入食道球止血，待出血點暫時減少出血，再安排內視鏡治療或外科手術法，胃食道球留置於病患體內不宜超過48~72小時(McEwen, 1996)。

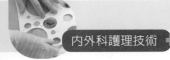
三、胃食道球管之簡介

1. **Sengstaken-Blakemore tube之結構及功能**：是一具有胃球、食道球及胃引流等三管腔管，胃球與食道球二個壓力球為壓迫出血點，胃引流管可做為胃內異物引流及給藥途徑；但來自食道的出血或分泌物無法流入胃內經由胃引流管排出，需從另一個鼻孔置入一條鼻胃管，以作為引流食道分泌物的管徑。

2. **Minesota tube之結構及功能**：是將S-B tube改進為一具有四管腔、二個壓力球，額外多具備有食道引流管徑（圖8-4(a)(b)）。

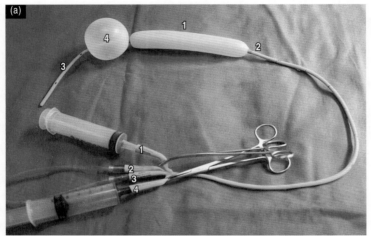

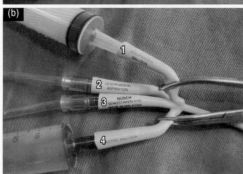

圖8-4　Minnesota tube
為改良式的胃食道球管具
有四管腔

1.食道球

2.食道引流管徑

3.胃引流管徑

4.胃球

適 應 症

胃和食道部位發生靜脈曲張（瘤）破裂出血。

用物與設備

1. 胃食道球管 1副
2. 50c.c.灌食空針 1個
3. 50c.c.空針 1個
4. 水溶液潤滑劑（K-Y jelly或2% Xylocaine jelly）............數包
5. 引流袋 2個
6. 三路活塞接頭 1個
7. 血壓計 1台
8. 衛生紙 1包
9. 彎盆 1個
10. 治療巾與橡皮治療巾 1副
11. 剪刀 1把
12. Kelly 2支
13. 無菌手套 1副
14. 膠布 1卷
15. 紗布繃帶 1卷
16. 生理食鹽水500c.c. 1瓶
17. 點滴架 1支
18. 備有抽痰、給氧設備

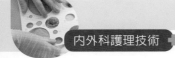

步驟與說明 ‧‧‧

步　驟	說　明
插入胃食道球管	
1. 核對醫囑。	
2. 準備用物，檢查食道球與胃球的完整性，無漏氣。	2-1. 以50c.c.空針將胃球及食道球各打入100c.c.空氣，以測試是否無漏氣情形，再抽出空氣。
3. 洗手。	
4. 核對病患，並向病患解釋目的及過程。	4-1. 解釋置入胃食道球管後，無法吞嚥。
5. 準備病患	
(1) 若病患有活動式假牙時，需協助取下。	
(2) 採半坐臥位（床頭搖高30度或左側臥）。	(2)-1. 此姿勢可促進胃的排空及預防吸入。
(3) 鋪治療巾與橡皮治療巾於病患胸前。	
(4) 進行插管前，先將病患口腔的血液（分泌物）抽吸清除。	
6. 協助醫師插入胃食道球管	
(1) 醫師戴上無菌手套。	
(2) 以水性潤滑劑潤滑胃食道球管。	(2)-1. 可給予少許開水，以利做吞嚥動作。
(3) 測量插管之長度（圖8-5）。	(2)-2. 鼻－耳－胸骨劍突長度約為45~50公分。
(4) 鼓勵病患做吞嚥動作。	
(5) 以灌食空針由胃引流管反抽胃內容物或注入10~20c.c.空氣，以確定胃食道管於正確位置。	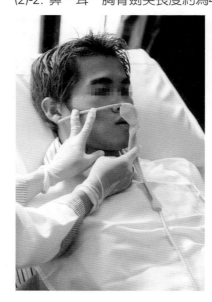 圖8-5　測量胃食道管插管之長度，鼻－耳－胸骨長度約為45~50公分

步　驟	說　明
(6) 充氣胃球：以50c.c.空針由胃球管注入200~250c.c.的空氣，以止血鉗夾住管口，拔出空針，然後將胃食道球管向外牽拉至出現阻力，表示胃球已頂住賁門處，在管子與鼻孔外側作記錄（圖8-6）。	(6)-1. 隨時注意病患是否出現呼吸困難、胸悶等情形。 (6)-2. 於病患鼻孔外側處以膠布標示胃食道球管插入深度，以利隨時觀察其位置之正確性。

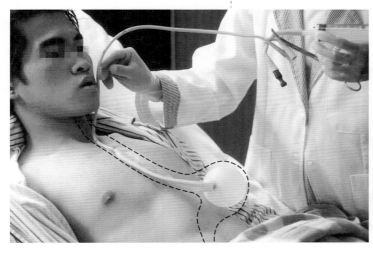

圖8-6　充氣胃球，以50c.c.空針由胃球管注入200~250c.c.的空氣，並且以止血鉗夾住管口；將胃食道球向外牽拉，使胃球頂住賁門處

(7) 充氣食道球：將食道球管口與三路活塞接頭相連接，以打氣球端注入35~45mmHg的空氣至食道球，再以止血鉗夾緊管口，以維持壓力（圖8-7）。	(7)-1. 食道球壓力為35~45mmHg，不可超過45mmHg (Kerber, 1993)。

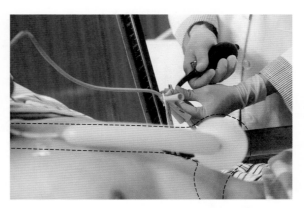

圖8-7　充氣食道球，將食道球管口與三路活塞接頭連接，以打氣端注入35~45mmHg的空氣，並且以止血鉗夾住管口；將胃食道球管向外牽拉，使胃球頂住賁門處

步　　驟	說　　明
(8) 牽引胃食道球管：以紗布繃帶一端綁於胃食道球管外端，另一端紗布繃帶繫於生理食鹽水500c.c.點滴瓶的牽引重量，直接垂吊於點滴架上，紗布繃帶避免纏繞（圖8-8）。鼻孔擦拭潤滑液，以同鼻胃管膠布固定法，固定胃食道球管於病患的鼻樑處。	(8)-1. 生理食鹽水500c.c.點滴瓶重量約0.5kg。實行牽引治療，以維持胃球能壓迫賁門食道交接處，以達到止血目的，並預防球體移位。 (8)-2. 海綿製造的鼻套可固定於鼻孔，預防食道球管壓迫鼻孔造成壓瘡。

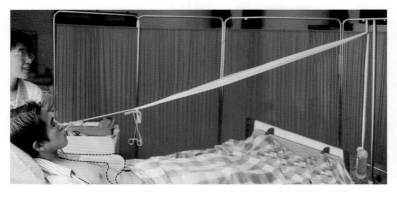

圖8-8　牽引胃食道球管，以紗布繃帶一端綁於胃食道球管外端，另一端紗布繃帶繫於生理食鹽水500c.c.點滴瓶的牽引重量，直接垂吊於點滴架上，紗布繃帶避免纏繞

步　　驟	說　　明
(9) 引流胃內容物：胃引流管銜接引流袋。可以生理食鹽水灌洗成清澈液，觀察置入後引流情形，以做為加壓止血之成效評估。 (10) 引流食道內容物：病患另一個鼻孔需再置入鼻胃管，以引流食道內的分泌物或出血塊，預防吸入性肺炎的危險。 (11) 必要時，照X光檢查位置是否正確。	(9)-1. 引流袋可觀察食道及胃出血情形，需隨時注意引流物之量及性質，以作為病患出血量的評估。 (10)-1.若為Minnesota tube胃食道球管，因本身具有食道引流管，則不需要再置放鼻胃管，只需於食道引流管銜接引流袋即可。

步　驟	說　明
7. 胃食道球管留置之護理 (1) 協助病患採半坐臥勢。 (2) 每8小時需檢測食道球壓力及確認插入深度。 (3) 依醫囑由「胃引流管」處執行胃灌洗。 (4) 保持鼻腔、口腔之清潔。 (5) 隨時觀察病患出現呼吸困難之徵象。病患單位應放置一把剪刀及50c.c.空針，以備緊急使用。 8. 拔除食道球之護理 (1) 當出血已控制後，24~48小時內，依醫囑拔除胃食道球管。放氣的依序，需先使食道球消氣後，再抽出胃球內的空氣。 (2) 移除前，先給予病患喝水溶性潤滑液，以避免食道壁造成損傷。 9. 整理病患單位及清洗胃食道球管。 10. 洗手。 11. 記錄：記錄插入胃食道球管的時間及其深度，食道球、胃球的壓力，插管期間病患的反應、生命徵象及引流出血情形等。	(2)-1. 插置24小時後，依醫囑每8小時將食道球放氣10~15分鐘，再重新加壓。 (3)-1. 胃灌洗是為了防止吸入性肺炎、呼吸道阻塞的危險性及管徑凝固血塊造成阻塞。 (4)-1. 置胃食道球期間，病患需禁食(NPO)及注意口腔黏膜的完整性。由於食道球充氣後，阻塞食道，病患無法吞嚥，鼻腔的分泌物積聚於食道球上方，易導致吸入性肺炎及口腔黏膜完整性的受損。 (5)-1. 觀察有無呼吸困難之徵象（呼吸短促、無法換氣、發紺）。病患單位應放置一把剪刀，若胃球漏氣、破裂或充氣不足，造成食道球向外回抽移位，壓迫到咽部阻塞呼吸道時，需立即將管道剪斷，以利管腔迅速放氣，拔除至體外。 (1)-1. 當胃食道球使用24~48小時，若未再出血，依醫囑先將食道球放氣12~24小時後，若仍未再出血，再將胃球放氣，經12~24小時仍無出血現象，再依醫囑拔除胃食道管。

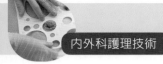
注意事項

一、合併症

1. 口腔異物吸入造成吸入性肺炎。

2. 食道球壓力過大和壓迫太久，造成食道的水腫、潰瘍或壞死。

3. 胃食道球外滑導致呼吸道阻塞、急性呼吸窘迫。

4. 胃球滑脫，導致食道撕裂傷。

5. 胃食道球長期壓迫鼻腔，造成鼻黏腔壞死。

二、禁忌症

1. 食道有潰瘍或壞疽(Necrosis)：懷疑病患食道壓力性潰瘍的發生，醫師會要求護理人員每8小時放氣食道球30~60分鐘(Matloff, 1992)，同時會緊急安排內視鏡治療（EIS或EVL）。

2. 曾經動過食道手術者。

3. 胃或食道腫瘤者。

4. 胃或食道穿孔、撕裂者。

三、拔除後注意事項

　　胃食道球拔除後，護理人員需注意病患生命徵象及觀察再出血現象（解便情形、低血氧表徵）；若12~24小時未再出血，開始進食，由流質飲食開始攝取。

第三節　協助肝臟活體組織切片

學習目標

1. 能夠正確地準備肝臟活體穿刺所需用物。
2. 能夠協助病患採適當姿勢及教導病患呼吸動作，以利安全進行此技術。
3. 學習肝臟活體穿刺後，所需之護理照護活動。

目　的

抽取肝臟組織作病理學檢查，以確立肝臟病變診斷。

學理與原理

活體組織切片檢查是唯一且最重要的診斷檢查，可經由開放式或密閉式的步驟進行。開放式的活體組織切片檢查必須全身麻醉及經剖腹手術過程；密閉式或經皮活體組織切片檢查(Percutaneous biopsy)方式，係藉由肝臟超音波引導下，經由針頭吸取一小塊懷疑肝臟病灶處的局部組織，以作為組織學研究。

適應症

肝、脾腫大，懷疑原發性或轉移性肝腫瘤，肝功能異常。

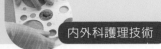
用物與設備

1. 肝臟穿刺包 1副
   (1) 肝穿刺針（14~18號）
   (2) 無菌洞巾
   (3) 治療巾
   (4) 彎盆
   (5) 鑷子
2. 皮膚消毒用物
   (1) 大棉棒 ....數包
   (2) 酒精性優碘 1瓶
   (3) 75%酒精(Alcohol) 1瓶
3. 治療巾與橡皮治療巾 1副
4. 無菌空針及針頭 2支
5. 2% Xylocaine 1瓶
6. 生理食鹽水 ....1 vial
7. 無菌手套 1副
8. 濾紙條或玻片 ....數套
9. 10%福馬林標本瓶 1瓶
10. 3'×3'無菌紗布 1包
11. 寬膠布 1卷
12. 砂袋（1公斤） 1個
13. 血壓計、聽診器 1副

步驟與說明 ··

步　驟	說　明

一、穿刺前

1. 經醫師向病患解釋檢查目的及過程。
2. 填寫檢查同意書。
3. 抽血檢查病患的出血時間(Bleeding time)、凝血時間(Cloting time)、凝血酶原時間(PT、APTT)。
4. 禁食(NPO)至少6小時。
5. 排空膀胱。

　5-1. 因穿刺後，需臥床休息，解尿不易。

二、穿刺時

1. 備齊用物至檢查室（或病患單位）。
2. 核對病患。
3. 協助病患採適當臥位。要求病患仰臥，右手高舉過頭且伸展到左肩，置於腦後，頭轉向左側。

　3-1. 肝臟位於右上腹第6~10肋間。此臥位可讓右肋間距擴展到最大。

4. 將治療巾及橡皮治療巾鋪於穿刺部位下方。

　4-1. 穿刺部位通常是右腋前線肝濁音最大之肋間，即第8~9肋間（圖8-9）。

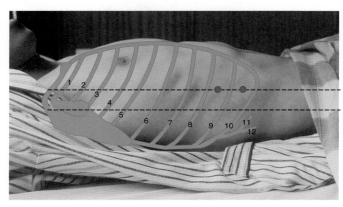

腋前線
腋中線

圖8-9 肝臟切片穿刺部位通常是右腋前線第8~9肋間

步　驟	說　明
5. 消毒穿刺部位皮膚。 6. 協助醫師穿戴無菌手套及打開肝臟穿刺包。 7. 醫師鋪上無菌洞巾於穿刺部位上。 8. 協助醫師採無菌方式，以2支10c.c.空針，各抽取2% Xylocaine及6c.c.生理食鹽水。 9. 將2% Xylocaine瓶蓋消毒後，以無菌方式協助醫師拿10c.c.空針，抽取作為局部麻醉用。 10. 同法另取6c.c.生理食鹽水，醫師將以穿刺針接換上此針筒，以行肝臟穿刺。 11. 協助醫師行肝臟切片，教導病患深呼吸，在呼氣時，摒住呼吸5~10秒，以防穿刺到橫膈；速將穿刺針插入肝臟組織，吸取組織，迅速回抽（圖8-10）。 12. 穿刺後，以無菌紗布覆蓋穿刺部位，寬膠固定。	11-1. 吸氣時，橫膈下降至第12胸椎；呼氣時，橫膈上升至第10胸椎。 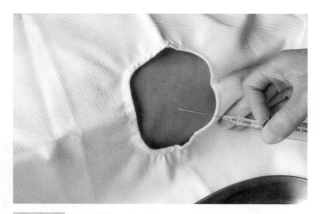 **圖8-10**　醫師進行肝臟切片，教導病患深呼吸，在呼氣時，摒住呼吸5~10秒，醫師速將穿刺針插入及吸取肝臟組織

步　驟	說　明
13.協助病患右側臥，以砂袋墊於傷口下，固定不動，臥床6小時。 14.協助醫師將針管內肝臟組織切片放於濾紙上，再置於福馬林標本瓶內以送病理室檢查。 15.教導病患右側臥直接砂袋加壓6小時及絕對臥床休息24小時（圖8-11）。	13-1. 此姿勢可壓迫肝臟穿刺部位，減少血液、膽汁自穿刺處流出。 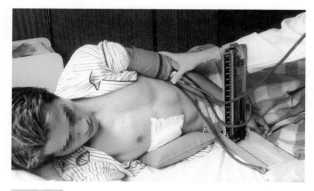 **圖8-11**　肝臟穿刺後，教導病患採右側臥，以砂袋墊於傷口下，加壓止血，固定不動，臥床6小時且隨時監測生命徵象

三、穿刺後

1. 依醫囑監測生命徵象、出血及腹膜炎之徵象。	1-1. 檢查後2小時內，每15分鐘測量一次；之後2小時，每30分鐘測量一次；之後2小時，每1小時測量一次；之後每4小時測量一次，達24小時。
2. 監測病患是否出現內出血之症狀。	2-1. 出血症狀：如呼吸、脈搏加快、血壓下降、臉色蒼白、盜汗、反彈性腹痛等。有些病患會感到右上腹及右肩微疼痛，若出現立即性嚴重疼痛，需立即告知醫師。
3. 記錄：檢查時間、病患反應、穿刺後之生命徵象變化。	

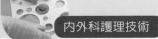

注意事項

一、禁忌症

1. **不合作病患**：無法配合暫時呼吸摒氣動作。
2. **凝血機轉不正常者**：血小板數目小於8萬/mm³；凝血酶原時間(Prothrombin time; PT)、活化部分凝血活酶原時間(Activated partial thromboplastin time; APTT)延長；出血時間延長大於3分鐘。
3. **嚴重腹水**：顧及腹膜炎之發生。
4. **感染**：腹膜炎、右下葉肺炎。
5. **肝外膽道阻塞**：易造成膽汁性腹膜炎。

二、合併症

1. **局部疼痛**：若膽汁漏於膽囊外面會造成右上腹疼痛；若橫膈下積血液或膽汁外漏時，會導致右肩疼痛。
2. **出血**：因為穿刺到肝臟的大血管或肝腫瘤破裂造成腹內出血，此為最嚴重的合併症。
3. **膽汁性腹膜炎**：易發生於黃疸嚴重病患身上，穿破病患肝內導管，引起膽汁滲漏導致腹膜炎。
4. **氣胸(Pneumothorax)**：穿刺位置不正確所引起。
5. **其他**：傷及肝臟附近器官，傷及腎、結腸，此較少見。

第四節 協助腹腔放液術

學習目標

1. 能夠正確地準備腹腔放液術所需用物。
2. 能夠協助醫師操作腹腔放液技術。
3. 學習腹腔放液進行中及放液後病患之照護活動。

目 的

1. 抽取腹水，協助診斷，項目可包括：生化(Biochemical)、細胞學(Cytology)、病理(Pathology)及培養試驗(Culture)。
2. 排除腹水，減緩腹水壓迫所致的症狀，如腹脹、呼吸困難。

學理與原理

　　腹水係因門脈高壓(Portal hypertension)、低白蛋白血症(Hypoalbuminemia)及留鹽激素過多症(Hyperaldosteronism)，引起門脈靜脈系統內的液體靜壓(Hydrostatic pressure)升高的現象，液體留滯於第三腔室。

　　身體評估過程中，視診可觀察腹部膨出、肚臍凸出及測量腹圍，聽診呈正常腸音，叩診可測濁音移位法(Shifting dullness)，觸診呈液體波動法(Fluid wave)。

適應症

　　凡因疾病導致腹水之病患，如肝硬化、右心衰竭、癌症及胰臟炎、結核性腹膜炎的合併症。

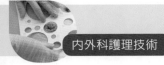

用物與設備

1. 皮膚消毒用物
    - (1) 無菌大棉棒 .... 數包
    - (2) 75%酒精及酒精性優碘 各1瓶
2. 局部麻醉劑(2% Xylocaine) 1瓶
3. 無菌手套 1副
4. 無菌洞巾 1條
5. 無菌空針2c.c.、20c.c.或50c.c. 各1支
6. 16或18號留置軟針 1副
7. 普通靜脈輸液套（需大量放液時，可採輸血輸液套） 1套
8. 真空引流瓶(500c.c.) .... 依醫囑準備數瓶
9. Y紗 1個
10. 3'×3'無菌紗布 1包
11. 無菌試管（貼上病患標籤） .... 數管
12. 膠布 1卷
13. 治療巾及橡皮治療巾 1副
14. 彎盆 1個
15. 浴毯（病患單位） 1條

步驟與說明 ‧‧

步　驟	說　明
1. 經醫師向病患解釋檢查治療目的及過程。	
2. 填寫同意書。	
3. 協助排空膀胱，並測量腹圍、重量及最近一次生命徵象，以利比較。	
4. 準備用物。	
5. 洗手。	
6. 核對病患。	
7. 準備病患	
(1) 圍屏風。	
(2) 採坐姿或坐在椅子上或側臥姿，床頭搖高60~90度，協助病患側移至床緣，可側倚靠床上，病患背部以枕頭支托。	(2)-1. 直立坐姿可使腸道偏向後側，可預防插入時造成腸道受損。
(3) 適度暴露病患的腹部，以浴毯覆蓋腰及腳部，橡皮治療巾及治療巾覆蓋於浴毯上。	
8. 皮膚消毒：協助醫師以沾拭酒精性優碘及75％酒精的大棉棒環狀消毒欲穿刺的部位之周圍皮膚，各消毒三次。	
9. 由醫師戴上無菌手套，並鋪上無菌洞巾，布置無菌區，護理人員以無菌技術將無菌空針、靜脈留置針、紗布放入無菌區。	
10. 以無菌方式抽取2％ Xylocaine進行局部麻醉。	
11. 由醫師進行腹腔穿刺，並收集檢體（圖8-12）。	11-1. 觀察腹水的顏色、性質。正常腹水為清澈、淡黃色。

步　驟	說　明

12. 護理人員先關緊靜脈輸液套開關，再將真空引流瓶及靜脈輸液套管接好，並將接頭輸液套以無菌方式接於靜脈留置針上，以引流腹水，調整適當滴數，並隨時觀察病患反應。

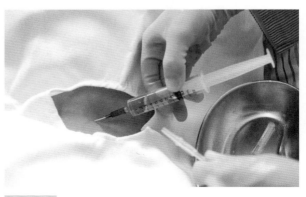

圖8-12　醫師進行腹腔放液穿刺，並收集檢體。護理人員以無菌技術將輸液套接於靜脈留置針上，以引流腹水

13. 用Y紗及膠布固定好針頭及輸液管，以防留置軟針滑脫（圖8-13）。

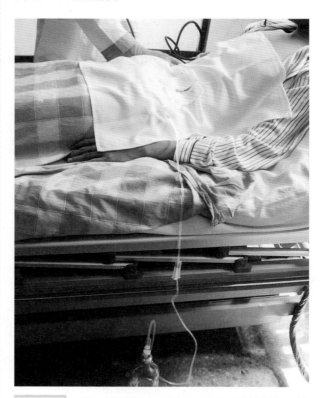

圖8-13　用Y紗及膠布固定好針頭及輸液管，放液期間，需隨時監測病患之生命徵象及放液情形

步　　驟	說　　明
14. 放液期間的護理：需隨時監測及觀察病患的生命徵象及低血容積性休克徵象。	14-1. 注意觀察低血容積休克之徵象（脈搏快且弱、血壓下降、呼吸淺快、頭暈、臉色蒼白、四肢冰冷），故腹腔放液的速度不可過快，量不可過多，一般一次放液不可超過2,000~3,000c.c.。
15. 依醫囑放液腹水量，待放液完畢，以無菌紗布加壓並用膠帶固定。	15-1. 過程中，必須遵守無菌原則以減少及預防造成感染途徑。
16. 協助恢復病患的衣物及臥位。	
17. 整理病患單位並送出檢體。	17-1. 腹水具有高度傳染性，需視為傳染性廢棄物丟入廢棄水槽。
18. 洗手。	
19. 記錄：放液時間及腹水之量、性質、病患之反應及生命徵象等。	
20. 注意傷口是否有滲液或出血的情形。	20-1. 若傷口滲濕紗布，需立即更換，以防腹膜炎。

注 意 事 項

合併症

1. **低血容積、休克**：一般腹腔放液後，會補充白蛋白(5% Human albumin)或新鮮血漿(Flesh frozen plasma; FFP)及利尿劑(Lasix)，以增加血液容積，拉出第三腔室的水分。

2. **腹膜炎**(Spontaneous bacterical peritonitis; SBP)：腹腔放液過程及傷口護理未遵守無菌原則，造成感染來源。

第五節 T-TUBE CARE T型管引流護理

學習目標

1. 能夠了解病患置放T型管之目的。
2. 學習T型管引流物之正常及異常特性。
3. 學習置放T型管病患之照護活動。

目的

觀察照護病患T型管引流時，正常與異常情形。

學理與原理

病患行膽囊切除術後，造成膽道水腫，需將來自肝管的膽汁暫時引流到體外，預防膽汁滲液造成腹膜炎，待膽管癒合或未阻塞時（約7~14天），膽汁可順暢進入十二指腸消化食糜，再拔除T型管。

適應症

經膽囊切除術(Cholecystectomy)後或膽囊管造瘻術(Cholodochostomy)後。

用物與設備

1. 量杯 1個
2. 清潔手套 1副
3. 無菌手套 1副
4. 無菌引流袋 1個
5. 皮膚消毒用物
   (1) 無菌棉棒　　　　　　　　　　(4) 4'×4'Y紗
   (2) 生理食鹽水(0.9% NaCl)　　　　(5) 4'×4'無菌紗布
   (3) 水溶性優碘　　　　　　　　　(6) 3M膠布

▌步驟與說明 ··

步　　驟	說　　明
1. 洗手。	
2. 準備用物。	
3. 向病患解釋觀察、記錄引流量之目的。	
4. 排空引流量	4-1. 醫院常規為每班排空一次。
(1) 穿戴清潔手套。	4-2. 教導病患居家照護為每天至少一次。
(2) 打開引流袋下方的管夾開關，讓膽汁流入量杯。測量並記錄於輸出入量表單上的排出物欄內。	4-3. 觀察膽汁的性質、量、味道。正常膽汁為棕綠色、黏稠液。每天正常的分泌量為500~1,000c.c.／天。
(3) 將膽汁倒入感染性廢棄物汙水槽，移除清潔手套。	
5. 更換引流袋	
(1) 穿戴無菌手套。	
(2) 以無菌方式更換引流袋接頭，並將引流袋固定於病患引流傷口水平以下。	(2)-1. 醫院規定7天需更換引流袋，若引流袋已髒或袋內容物黏稠不易倒出，皆可更換引流袋。
	(2)-2. 固定方式
	★ 病患臥床休息時，引流袋可掛於床欄。
	★ 病患下床活動時，引流袋可固定於大腿內側，需低於傷口部位。絕對不可放置於地面上。
6. 更換傷口敷料	
(1) 穿戴清潔手套。	
(2) 移除舊的敷料紗布，並除去手套。	
(3) 觀察傷口是否有感染、滲液、出血或縫合線鬆脫情形。	(3)-1. 若傷口周圍有膽汁滲液時，需告知醫師，疑引流管阻塞。傷口為紅、腫、熱、痛，滲液呈黃綠、惡臭味，疑似綠膿桿菌感染。
(4) 消毒皮膚的傷口	

步　驟	說　明
a. 以無菌棉棒沾生理食鹽水清洗傷口及T型管，採環狀方式由內往外，直徑為5~10公分（2~4吋）。	
b. 以水溶性優碘棉棒消毒傷口及T型管，同步驟(4)a。	
c. 以生理食鹽水棉棒擦拭傷口及T型管，同步驟(4)a。	
d. 待傷口乾拭後，以4'×4'Y紗覆蓋傷口及T-型管，再以4'×4'紗布覆蓋，並以膠布固定。	

7. 洗手。
8. 記錄：膽汁每日之引流量、性質、傷口情形及生命徵象。

注意事項

1. 一般正常人每天的膽汁分泌量為500~1,000c.c.／天。手術後，T型管引流膽汁量為500c.c.／天，術後4天後，引流膽汁減為200c.c.／天以下。

2. 依醫囑於進食前、後各1小時，使用管夾或橡皮筋將管子暫時關緊，讓膽汁進入十二指腸來幫助脂肪消化。

3. 病患居家照護T型管之重點
   (1) 每日記錄膽汁引流量。
   (2) 觀察並保持皮膚清潔。
   (3) 每日更換傷口敷料。
   (4) 7天更換引流袋及其固定方式。
   (5) 進餐前、後1小時內，夾住T型管。
   (6) 注意膽管阻塞徵象：畏寒、發燒、心悸、噁心、右上象限腹脹、腹痛、黃疸、茶色尿、黏土色大便。

COLOSTOMY IRRIGATION

💚 第六節 結腸造瘻灌洗

學習目標

1. 能夠了解結腸造瘻灌洗之目的。
2. 能夠以熟練的技術執行結腸造瘻灌洗。
3. 學習結腸造瘻病患之照護活動及其出院衛教。

目 的

　　失去直腸及括約肌功能之結腸造瘻病患，需經由每天安排適宜時間，養成定期排便習慣，以清除腸道內之糞便、細菌、雜質及排除氣體，維持腸道的順暢。

學理與原理

一、常見造瘻口種類及引流物性質

　　當病患因腸道疾病或病變造成腸道阻塞或穿孔時，經手術治療所建造的人工開口（造瘻口），正常的造瘻口為鮮牛肉色，而不同部位的造瘻口，其排泄物性質：

1. 迴腸造瘻口(Ileostomy)：位於右上象限，術後24~48小時將會有排泄物由造口排出，排泄物性質為流質狀，有些臭味，隨時會有排泄物流出，需隨身佩帶引流袋。

2. 升結腸造瘻口(Ascending colostomy)：位於肚臍右側附近，排泄物性質為泥稠狀，隨時會有排泄物流出，需隨身佩帶引流袋。

3. 橫結腸造瘻口(Transerve colostomy)：位於肚臍上側附近，排泄物性質為半成形狀，隨時會有排泄物流出，需隨身佩帶引流袋。

4. 降結腸造瘻口(Descending colostomy)：位於左側或左下象限，排泄物性質為成型軟便，可經由結腸造瘻灌洗的訓練，安排每天固定時間排便，平時以紗布覆蓋即可。

二、執行時間

　　手術後約2~5天會排出糞便，第一次灌腸約在手術後4~5天由結腸造瘻組之專科護理師執行；病患與其家屬需於出院前學習結腸造瘻灌洗之居家照護。

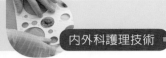

適應症

降結腸造瘻或乙狀結腸造瘻手術後。

用物與設備

1. 人工肛門灌洗包（圖8-14）...1包
2. 溫水 1壺
3. 點滴架 1支
4. 衛生紙 ....數張
5. 彎盆 1個
6. 塑膠袋 1個
7. 治療巾 1個
8. 橡皮中單及布中單...各1條
9. 清潔手套 2雙
10. 貼人工造口袋設備...1副

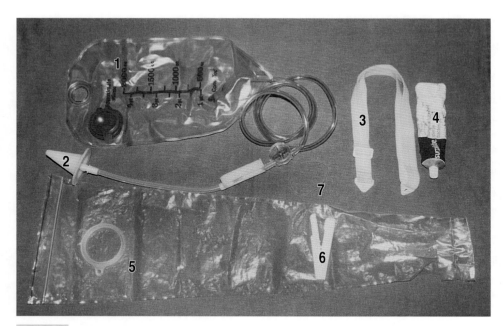

圖8-14 人工肛門灌洗包之內容物

1.盛水袋500~2,000c.c.；2.灌洗圓錐頭；3.繫腰帶；4.潤滑劑；5.灌洗袋（左手邊的洞口需與人工肛門皮之洞口相吻合；左手邊的袋子開口是一拉鏈口設計，右手邊的袋子開口是開放端）；6.袋夾；7.橡皮筋

▌步驟與說明 ···

步　驟	說　明
1. 核對醫囑。	
2. 洗手。	
3. 備物。	
4. 核對病患，並解釋灌洗目的及過程。	
5. 圍屏風。	
6. 將盛水袋（約500~1,000 c.c.）、導管、控制鈕及圓錐頭連接妥當掛於點滴架上（距造口處45~60公分；約1個半手肘的長度）。	6-1. 清水溫度為37.5~40.5℃，溫度太冷易引起呼吸困難情形，溫度太熱會傷害造瘻口及腸黏膜。
7. 安排姿勢：半坐臥。	
8. 鋪橡皮中單及布中單於造口下方，彎盆及垃圾袋放於易取處。	
9. 適當暴露病患之造口。	
10. 戴清潔手套。	
11. 取下原人工肛門袋，置於彎盆內，以衛生紙輕拭造瘻口周圍皮膚及造瘻口，丟於垃圾袋。	11-1. 同時，觀察（圖8-15） ★ 造口黏膜是否紅腫、壞死、內縮、疝氣。 ★ 周圍皮膚有無破損。
12. 脫換手套。	
13. 協助將灌洗袋扣上於繫腰帶，及灌洗袋末端夾緊（或用橡皮筋紮緊），同時，協助病患繫上繫腰帶。	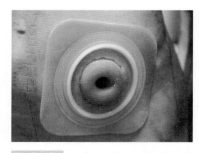 **圖8-15**　觀察造口黏膜是否紅腫、壞死、內縮、疝氣，以及周圍皮膚有無破損
14. 打開控制鈕，排除導管內的空氣。	
15. 戴上清潔手套，於錐狀灌洗頭處塗上潤滑劑（食指）。	16-1. 此方法可使造瘻口附近的糞便鬆脫。
16. 以小拇指或食指沾潤滑劑輕輕轉入造口約5公分，需停留1~2分鐘，以擴張腸壁。	

步　驟	說　明
17. 將灌洗圓錐頭伸入造口5~10公分，以戴手套之手輕壓固定，使其密合。	
18. 打開控制鈕，讓水緩慢流入，灌洗中，觀察病患反應：是否腹痛或不適（圖8-16）。	18-1. 避免快速水流造成腸道壓力。 18-2. 灌洗時，若病患感覺腹部疼痛，立即將開關壓緊，但勿移除灌洗圓錐頭，休息數分鐘後，疼痛緩解，再以緩慢速度將水注入。

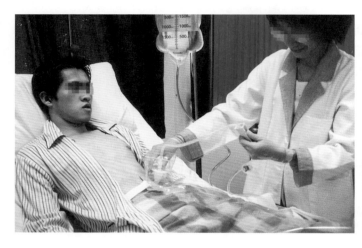

圖8-16　結腸造瘻口灌洗時，一手輕壓固定灌洗圓錐頭，一手打開控制鈕，讓水緩慢流入

步　驟	說　明
19. 灌完後，圓錐頭停留3~5分鐘後再移除，圓錐頭置於彎盆內，使排出液順著灌洗袋流出，脫手套。	19-1. 讓清水於腸道內滯留數分鐘再排出。
20. 在病患腹部做順時鐘按摩或鼓勵翻身，以等待灌洗液完全流出，約需30~60分鐘。	
21. 等糞液完全排出後，穿戴清潔手套，協助移除繫腰帶及灌洗袋，暫放於垃圾袋內。	

步　驟	說　明
22. 以衛生紙擦拭造口處及周圍皮膚，套上新的人工肛門袋；請觀察人工皮是否因脫落而需更換（圖8-17）。 23. 由繫腰帶卸下灌洗袋，並將灌洗袋置於垃圾袋內，脫手套（由內往外）。 24. 整理病患之衣物，採舒適姿勢。 25. 整理用物（灌洗用具以清水洗淨且晾乾）及單位。 26. 洗手。 27. 記錄：灌洗時間及量、排出物性質及量、病患之反應、造口及周圍皮膚的情形。	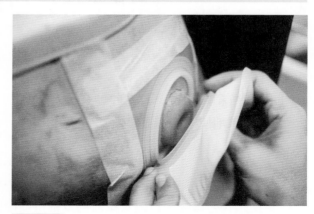 **圖8-17** 由下往上套上新的人工肛門袋

注意事項

1. 當病患感到身體虛弱、噁心、嘔吐情形，需立即停止灌洗。

2. 病患若出現腹瀉情形，需停止灌洗，並與醫師或造口治療師討論。

3. 病患出院衛教重點
   (1) 造瘻口周圍皮膚完整性與正常現象。
   (2) 病患自我照顧能力。
   (3) 造瘻口氣味的處置。

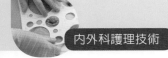

第七節 結腸造瘻袋使用方法

學習目標

1. 能夠了解結腸造瘻袋之功能。
2. 學習正確地使用結腸造瘻袋。

目　的

　　更換結腸造瘻袋，以收集排泄物及維持造瘻口周圍皮膚之完整性，避免鹼性的糞便滲液浸潤於造瘻口及其周圍皮膚，造成皮膚破損。

學理與原理

　　結腸造瘻袋基本上需具備有收集排泄物的造瘻袋及保護皮膚之人工肛門皮，可分為單一型(One-piece appliances)及雙片型(Two-pieces appliances)，前者使用簡便、手續簡單，每片可使用3~7天，適用於病患的手部操作或視力受限制者；後者造瘻袋可隨時取下更換清洗，但病患之皮膚易流汗時，人工肛門皮黏著貼紙易脫落，所以，適用於皮膚能夠維持黏著性較持久者。

適應症

　　手術後24~48小時後，第一次造瘻口照護由造瘻口護理人員執行，因為造瘻口水腫，腸道蠕動不穩定造成造瘻口口徑多變化，需於術後6週後，才可使用較特殊的結腸造瘻袋。

用物與設備

1. 造口袋（圖8-18）...1副
2. 剪刀...1支
3. 筆...1支
4. 造口尺寸表...1支
5. 清潔手套...1副

6. 皮膚保護粉 1瓶

7. 皮膚保護膠劑(Paste) 1條

8. 沖洗棉棒 1包

9. 無菌生理食鹽水（或清水） 1瓶

10. 透氣膠帶 1卷

11. 衛生紙 .... 數張

12. 彎盆 1個

13. 汙物袋（垃圾袋） 1個

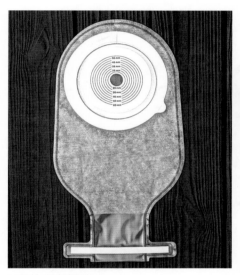

(a)單片式造瘺口袋

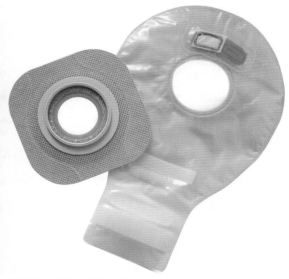

(b)雙片式造瘺口袋及人工肛門皮

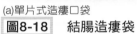

圖8-18 結腸造瘺袋

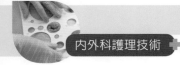

▌步驟與說明 ·

步　驟	說　明
1. 核對醫囑。	
2. 準備用物。	
3. 洗手。	
4. 核對病患，並向病患解釋更換造瘻袋的目的及過程。	4-1. 減少皮膚破損及感染的發生。 4-2. 造瘻袋3~7天更換一次。
5. 圍屏風。	
6. 準備病患 　(1) 採半坐臥位或站立。 　(2) 適當暴露身體。	6-1. 使皮膚及造瘻袋之黏貼可較平貼。
7. 戴清潔手套。撕除舊的造瘻袋：一手固定皮膚，一手由上往下撕除舊的造瘻袋，棄置汙物袋（垃圾袋）中。脫除手套。	7-1. 造口袋內容物約於1/3~1/2時應更換，以免黏貼面鬆脫或排泄物逆流浸濕皮膚引起潰瘍。 7-2. 由上往下撕除可防袋內汙物流出。
8. 以沾適量生理食鹽水的棉棒，將造瘻口與周圍皮膚，由內往外擦拭乾淨，或取衛生紙以按拍方式，由內往外擦拭造瘻口周圍皮膚，必須讓皮膚晾乾。	8-1. 周圍皮膚若有黏貼痕跡，可沾以石油苯擦拭去除之。 8-2. 當造瘻成形後，可以溫水取代生理食鹽水。
9. 使用皮膚保護粉直接噴灑於造瘻口周圍皮膚上，再使用棉棒掃除多餘的粉末，留下薄薄一層，以形成保護膜（圖8-19）。	9-1. 皮膚保護粉劑避免噴於造瘻口上。 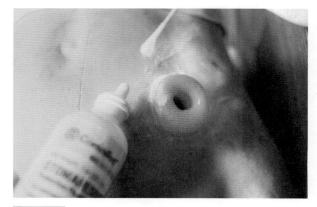 **圖8-19**　使用皮膚保護粉直接噴灑於造瘻口周圍皮膚上，再使用棉棒掃除多餘的粉末，留下薄薄一層，以形成保護膜

步　驟	說　明
10. 以造瘻口尺寸表測量造口正確大小（圖8-20）。	10-1. 應大於造口直徑1.5~3mm（1/8~1/4吋），預防與造瘻口摩擦損傷，尺寸太大則排泄物易浸出及侵蝕皮膚。 10-2. 手術後一年內，造口大小會改變，所以，手術後2個月內，每週需再測量一次；手術後2~4個月內，每2週測量一次；1年內約每個月再測一次。

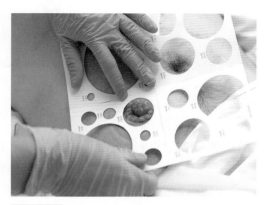

圖8-20 測量造口正確大小，應大於造口直徑 1.5~3mm

步　驟	說　明
11. 依照尺寸於造瘻口袋或人工肛門皮剪出正確造瘻口大小（圖8-21）。	

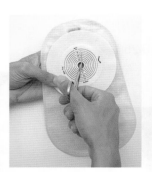 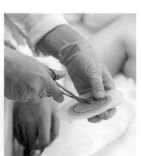

(a)單片式　　　　　　　(b)雙片式

圖8-21 依造口尺寸大小剪出造瘻口大小

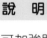

步　驟	說　明
12. 撕開背膠貼紙，沿著貼紙塗上一圈的皮膚保護膠劑(Paste)（圖8-22）	12-1. 皮膚保護膠劑可加強貼著功能，同時，填平皮膚上的皺摺，以利人工肛門皮或造口袋之黏貼。

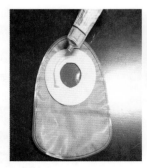 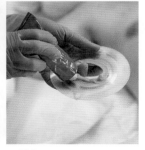

(a)單片式　　　　　　　　　(b)雙片式

圖8-22　　塗上一圈的皮膚保護膠劑(Paste)

步　驟	說　明
13. 將造口袋或人工肛門皮之洞口對準造瘻口。請病患深吸氣，使腹部用力脹出，造口袋由下往上輕輕緊密貼於皮膚口（圖8-23），壓緊1~2分鐘，保持造口袋的尾端朝向膝蓋方向（圖8-24）。雙片式造口袋則扣上人工肛門皮（圖8-25）。	13-1. 袋子與皮膚相接四周，可貼透氣膠帶，以加強固定及防洗澡時，水由四周滲進。 13-2. 排泄物依重力原理往下流，避免反流，以減少糞便與造瘻口接觸。

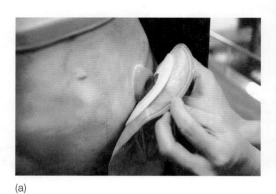 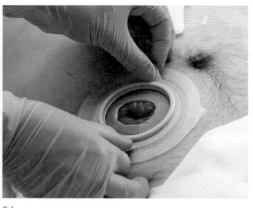

(a)　　　　　　　　　　　　　　　(b)

圖8-23　　貼上造口袋或人工肛門皮

步　驟	說　明

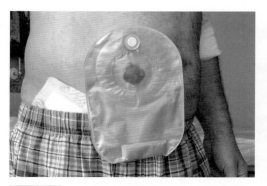

圖8-24 造口袋的尾端朝向膝蓋方向

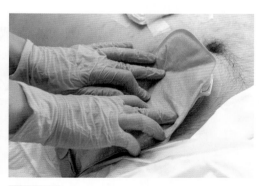

圖8-25 扣上造口袋

14. 整理病患衣物及用物，協助恢復舒適姿位。

15. 洗手。

16. 記錄：造口處及周圍皮膚之異常情形，排泄物之性質、顏色、量，病患之反應及接受情形等。

注意事項

一、若病患排便時間已固定時，可免去使用造口袋，造口處可以紗布覆蓋。

二、合併症

1. **壞死**(Necrosis)：腸道造瘻口缺血，呈發黑、紫色現象。

2. **狹窄**(Stenosis)：當糞便移動排出時，會產生劇痛，可能因為結痂組織、手術技術不佳或黏膜與皮膚分離造成骨盆感染、菌血症。需以手指擴張造瘻口或讓糞便變軟，使大便易排出及易於手術治療。

3. **回縮**(Retraction)：當腸子固定於腹壁之力量不足或腸子術後實質體重增加。

4. **疝氣**(Herniation)：當腸肌壁突出腹膜，造成腸子嵌入造成絞痛而壞死。

5. **皮膚黏膜分離**(Mucocutaneous seperation)：造瘻口周圍皮膚與造瘻口因骨盆感染發炎所導致的分離。

6. **腸子脫出**：常見於環形結腸造瘻術(Loop colostomy)。

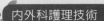

三、臭味處置：可先用溫水沖洗

1. 便袋有臭味，無法清洗掉，可以用2分水加1分醋混合後，加以清洗，可以除臭。
2. 更換造瘻袋時間可以安排於
   (1) 餐前－避免飯後腸道蠕動增加，改變造口大小。
   (2) 洗澡、淋浴時更換。

參考資料

李素貞、陳秀蓉編(2023)·消化系統病人之護理·於林貴滿等著，*內外科護理技術*（十版）·華杏。

陳敏麗、倪麗芬、張玉珠、吳秋燕、陳麗華、柳秋芳、劉棻、鄭惠珍、阮淑萍、曾明晰、黃翠媛、羅淑玲、何昭中、姜如珊、李惠玲、戴秀珍、蔡素珍、王俞蓉、王瑜欣…唐心如(2021)·於陳敏麗校閱，*內外科護理技術*（六版）·新文京。

Erwin-Toth, P. (2000). Prevention and management of peristomal skin complication. *Advances in Skin & Wound Care, 13*(4 Pt 1), 175-9.

Hudson, J., & Goldthorpe, S. (1999). Gastrointestinal bleeding. *Nursing Time, 95*(17), 46-49.

Kerber, K. (1993). The adult with bleeding esophageal varies. *Critical Care of North America March, 5*, 157.

Loeb, S. (1993). *Performing advanced procedures*. Springhouse Co..

Metcalf, C. (2001). Stoma care-6(a) complications. *Nursing Times, 97*(21), 45-46.

Metcalf, C. (2001). Stoma care-6(b) complications. *Nursing Times, 97*(23), 43-44.

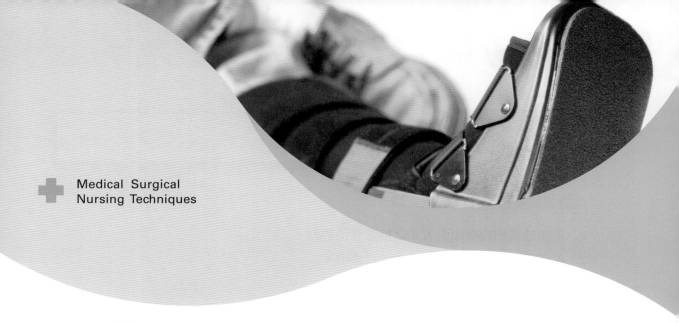

Medical Surgical
Nursing Techniques

09
CHAPTER

骨骼肌肉系統功能障礙之護理
The Musculoskeletal System

蔡家梅｜著

▶ 本章大綱

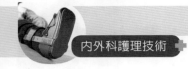

SKIN TRACTION
第一節 皮膚牽引

學習目標

1. 能正確說出皮膚牽引方式之適應症及目的。
2. 能正確說出皮膚牽引方式之注意事項。

目 的

1. 暫時性運用在骨折固定部位做局部固定，以避免不必要之移位。
2. 輕微骨折之治療。
3. 預防肌肉萎縮或痙攣、關節攣縮，並減輕疼痛。
4. 預防、改善或矯正畸形。

學理與原理

　　皮膚牽引適用於皮膚外觀完整者，利用加附於皮膚形成之拉力傳輸至皮膚和軟組織上，進而達到牽引的作用。皮膚牽引使用在單一部位時，其掛負砝碼或砂袋重量通常不會超過2.5~4.5kg，且牽引時間亦不超過4星期。臨床常見之皮膚牽引型式為勒塞氏牽引(Russell's traction)、勃克氏牽引(Buck's traction)、布萊安特氏牽引(Bryant's traction)、頸椎套帶式牽引(Cervical traction with a cervical halter)與骨盆牽引(Pelvic traction)。

適應症

1. 急性創傷或外傷引起之嚴重骨折，如股骨頸骨折。
2. 接受骨科手術前之暫時性固定，如股骨幹骨折。
3. 接受骨科手術後之暫時性固定，如人工膝、髖關節置換術。

用物與設備（圖9-1）

1. 皮膚牽引肢體固定帶 1條
2. 牽引架 1支
3. 牽引繩 1條
4. 治療巾 1條
5. 砝碼或砂袋 .... 數個
6. 掛砝碼錘或秤鉤 1個
7. 枕頭套（p.r.n.可包裹砝碼） 1條
8. 寬布膠 1捲
9. 棉墊 2塊
10. 彈繃 1捲

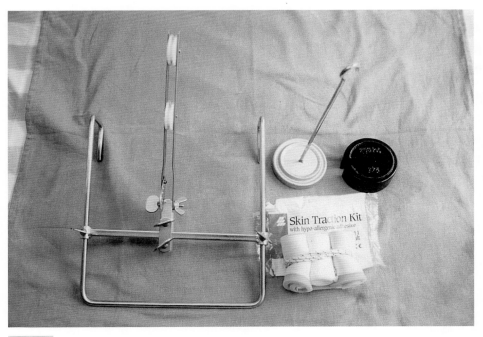

圖9-1

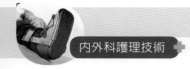

▌步驟與說明 ···

步　驟	說　明

一、準備用物

1. 洗手。
2. 核對醫囑單。
3. 備妥用物至病患單位，並且核對病患。

二、準備病患

1. 向病患及家屬解釋皮膚牽引的使用目的與注意事項。

1-1. 需取得其合作並減輕焦慮，並告知如有不適或下肢感覺異常時，應立即通知護理人員前來處理。

2. 協助病患採取舒適臥位，周圍以床簾或屏風隔絕，以布置出一個隱蔽空間。

2-1. 詢問是否需要協助先下床上廁所或於床上使用便盆，避免臨時中斷牽引治療。

三、執行技術

1. 首先觀察患肢外觀與皮膚血循情形，並協助予適當擦拭清洗（圖9-2(a)）。

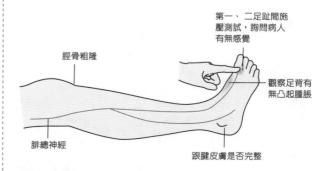

第一、二足趾間施壓測試，詢問病人有無感覺
脛骨粗隆
觀察足背有無凸起腫脹
腓總神經
跟腱皮膚是否完整

圖9-2(a)

2. 在床尾架上牽引架。

2-1. 可加貼寬布膠協助固定，避免牽引架移位。

3. 協助病患採仰臥，再將牽引帶放置於患肢二邊位置，一手托住患肢足踝部位，另一手則托住膝處，輕微使力將患肢抬離床面。

4. 取二塊棉墊分別置放在腳踝內外側位置。

4-1. 預防骨突處摩擦受壓。

步　驟	說　明
5. 將皮膚牽引固定海綿沿著患肢兩側緊密貼著，並小心在足部預留適當長度（圖9-2(b)）。	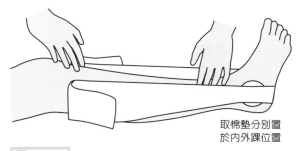 將牽引海綿的長度取至脛骨粗隆處 取棉墊分別置於內外踝位置 **圖9-2(b)**
6. 再以彈繃自腳踝上約1吋（2公分）位置由遠心端往近心端（即由下往上方向）均勻施力包紮至脛骨粗隆處。如有多餘的牽引海綿露出，可先予反摺，再以彈繃包覆於上，彈繃末端以小鉤與紙膠固定（圖9-2(c)）。	6-1. 牽引繩需保持以直線方式牽引。若為下肢皮膚牽引，則需評估其牽引線是否於中線位置，並試著對準第二腳趾。 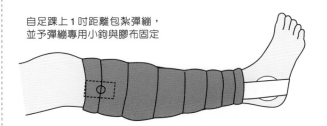 自足踝上1吋距離包紮彈繃，並予彈繃專用小鉤與膠布固定 **圖9-2(c)**
7. 腳底板連接之牽引繩繞上滑輪架（圖9-2(d)）。	7-1. 砝碼或砂袋需保持懸空，未經醫囑不可任意取下。 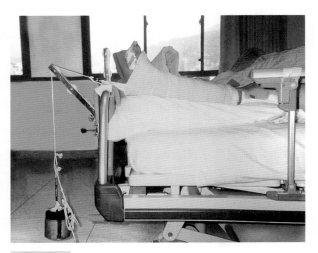 **圖9-2(d)**

步　驟	說　明
8. 搖高床尾20~30度，以達到反牽引之效果。 9. 掛上砝碼與掛砝碼錘或秤鉤。	

四、執行後護理

步　驟	說　明
1. 協助病患調整姿勢於正常解剖功能位置。	1-1. 如有必要，可協助給予垂足板使用。
2. 詳細評估患肢末梢血循及活動情形。	2-1. 教導如何翻身與床上使用骨科便盆。
3. 整理病人單位，用物歸位與廢棄物分類。	
4. 洗手。	
5. 記錄。	5-1. 皮膚牽引重量及使用後的反應（感覺、活動性、血循狀態）。

注意事項

1. 牽引時採仰臥姿勢，身體自然伸直。

2. 適當執行牽引的時間：飯前1小時與飯後2小時。

3. 若採多個砝碼置於掛砝碼錘或秤鉤上時，需以寬布膠採直式貼法加強固定，並以奇異筆註明醫囑所要求之公斤數。

4. 皮膚牽引：每天需將牽引部位鬆開二次，以便執行局部清潔及觀察皮膚；牽引期間如果發現足背或腳趾腫脹、發紺、冰冷，顯示繃帶綁得太緊，應立即請醫護人員或自行鬆開繃帶，當繃帶滑脫或位置改變時，亦應請醫護人員重新包紮。

5. 觀察以CTMS（C：Color顏色，T：Temperature溫度，M：Motor運動，S：Sensory感覺）。並且運用6P（Pain：疼痛，Pallor：蒼白，Paralysis：麻痺，Pulselessness：脈搏消失，Paresthesia：感覺異常，Poikilothermia：溫度改變）隨時進行評估。

6. 頭索頸椎牽引(Cervical head halter traction)注意事項（圖9-3）
   (1) 若取下進行治療、飲食、服藥等活動，均應在1小時內重新裝上牽引。
   (2) 若病人採取坐姿時，勿行頭索頸椎牽引，並協助頸圈使用。
   (3) 牽引的拉力二側均應平均，以免傷及顎神經。
   (4) 若是病人出現噁心、嘔吐、眼球震顫、窒息等異狀，需立即通知醫師。
   (5) 牽引重量通常自2kg開始，最高則不能超過全身體重1/2(3.2~4.5kg)。

7. Buck's traction：牽引板的邊緣必須低於脛骨頭2吋的距離（圖9-4）。

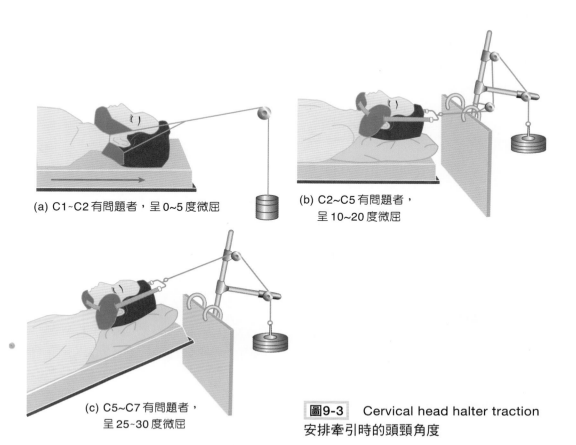

(a) C1~C2 有問題者，呈 0~5 度微屈

(b) C2~C5 有問題者，呈 10~20 度微屈

(c) C5~C7 有問題者，呈 25~30 度微屈

圖9-3　Cervical head halter traction 安排牽引時的頭頸角度

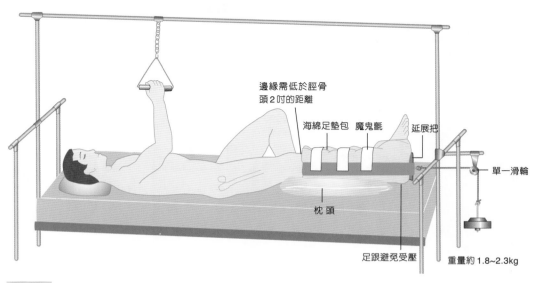

邊緣需低於脛骨頭 2 吋的距離

海綿足墊包　魔鬼氈　延展把

單一滑輪

枕 頭

足跟避免受壓

重量約 1.8~2.3kg

圖9-4　Buck's traction

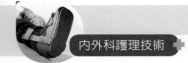

8. Russell's traction：此圖乃根據Buck's traction所修改，且施力牽引原理乃依據牛頓第二定律（圖9-5）。

9. Dunlop's traction：手部牽引重量勿超過2.7kg，上臂牽引重量勿超過0.5kg，肩部呈90度外展姿勢（圖9-6）。

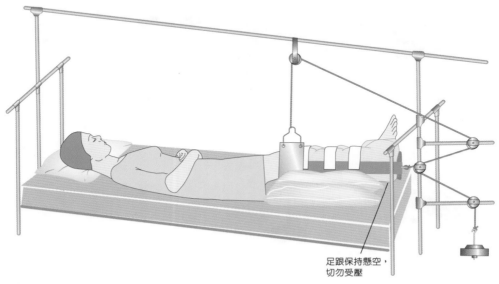

足跟保持懸空，
切勿受壓

圖9-5 Russell's traction

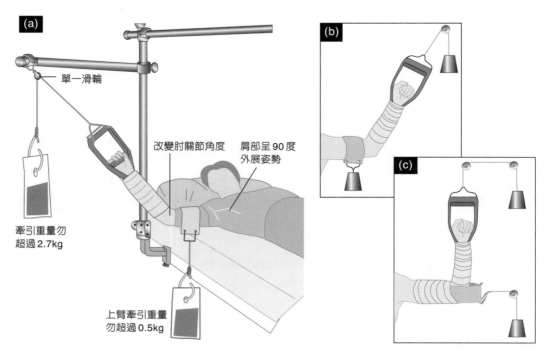

(a)

單一滑輪

改變肘關節角度　肩部呈90度外展姿勢

牽引重量勿
超過2.7kg

上臂牽引重量
勿超過0.5kg

(b)

(c)

圖9-6 Dunlop's traction

10. Bryant's traction：膝部微屈約10~15度，髖關節維持屈曲90度位置，必要時可拉
　　上床欄預防跌落的意外危險（圖9-7）。

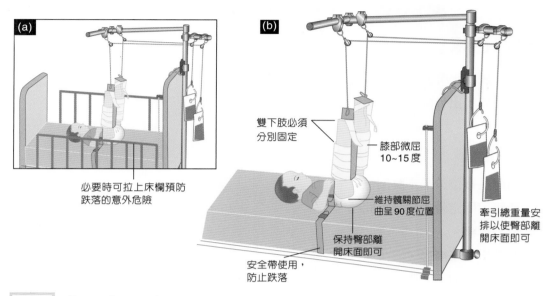

(a)

必要時可拉上床欄預防
跌落的意外危險

(b)

雙下肢必須
分別固定

膝部微屈
10~15度

維持髖關節屈
曲呈90度位置

牽引總重量安
排以使臀部離
開床面即可

保持臀部離
開床面即可

安全帶使用，
防止跌落

圖9-7　Bryant's traction

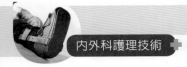

PELVIC TRACTION
第二節　骨盆牽引

學習目標

1. 能正確說出骨盆牽引方式之適應症及目的。
2. 能正確說出骨盆牽引方式之注意事項。

目　的

1. 將骨盆復位於基本解剖位置。
2. 治療與固定骨盆處骨折問題。
3. 減輕疼痛。
4. 預防與矯正畸形。
5. 預防背部與下肢肌肉痙攣、萎縮。

學理與原理

　　將掛負之砝碼或砂袋所形成之拉力傳輸至皮膚和軟組織上，繼而達到牽引的作用。第一次對成人執行此技術時，通常兩邊自6公斤開始，之後每日逐漸增加0.5~1公斤，但不可超過其最大牽引重量（病人全身重量的1/3~1/2）。

適應症

1. 脊椎壓迫性骨折。
2. 固定骨盆處骨折。
3. 下背痛。
4. 椎間盤脫出症。

用物與設備（圖9-8）

1. 牽引架 1支
2. 牽引繩 1條
3. 骨盆牽引帶 1條
4. 滑輪架 1個
5. 砝碼 ....數個
6. 掛砝碼錘或秤鉤 1個
7. 紗繃 1捲
8. 治療巾或中單(p.r.n.) 各1條
9. 垂足板(p.r.n.) 1個
10. 寬布膠(p.r.n.) 1捲

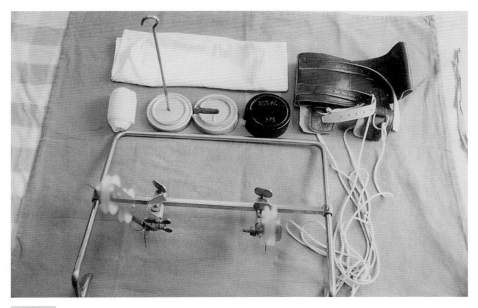

圖9-8

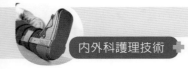
▋步驟與說明 ·····

步　驟	說　明

一、準備用物

1. 洗手。
2. 核對醫囑單。
3. 備妥用物至病患單位,並且核對病患。

二、準備病患

1. 向病患及家屬解釋骨盆牽引的使用目的與注意事項。

   1-1. 需取得其合作並減輕焦慮,並告知如有不適或下肢感覺異常時,應立即通知護理人員前來處理。

2. 協助病患採取舒適臥位,周圍以床簾或屏風隔絕,以布置出一個隱蔽空間。

   2-1. 詢問是否需要協助先下床上廁所或於床上使用便盆(圖9-9),避免臨時中斷牽引治療。

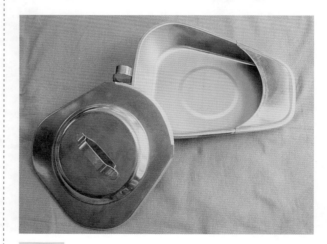

圖9-9 骨科便盆

三、執行技術

1. 首先在床尾架上牽引架。

   1-1. 可加貼寬布膠協助固定,避免牽引架移位。

2. 協助病患先採側臥,再將骨盆牽引帶放置於其臀下,然後請病患躺平,此時需協助整理衣服保持平整,並將扣鈕繫緊固定。

   2-1. 若病患體型瘦小,可在牽引帶上方加鋪中單或治療巾;若病患感覺骨盆牽引帶造成壓迫不適時,則可於二側腸骨嵴處加墊厚棉墊。

   2-2. 合宜扣鈕固定範圍:皮膚與骨盆牽引帶之間應留有二指寬距。

步　驟	說　明
3. 將二邊骨盆牽引帶連接之牽引繩繞上滑輪架，並且同時掛上砝碼與掛砝碼錘或秤鉤（圖9-10(a)）。	3-1. 牽引繩需保持以直線方式牽引。評估其牽引線是否於中線位置，並試著對準第二腳趾。
4. 協助病患將髖部與膝部抬高45度，並搖高床頭20~30度成William's position，以達到反牽引之效果（圖9-10(b)）。	4-1. 牽引繩與床面需保持15~20度，牽引繩下垂角度與滑輪呈65~70度。

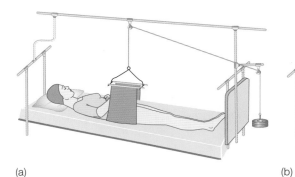

(a)

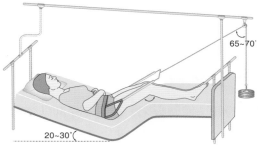

(b)

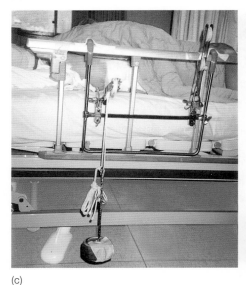

(c)

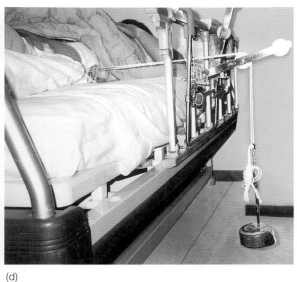

(d)

圖9-10　Pelvic traction

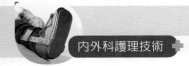

步　驟	說　明
四、執行後護理	
1. 協助病患調整姿勢於正常解剖功能位置。	1-1. 如有必要,可協助給予垂足板使用。
2. 詳細評估患肢末梢血循及活動情形。	
3. 整理病患單位,用物歸位與廢棄物分類。	
4. 洗手。	
5. 記錄。	

注意事項

1. 最好準備硬板床,牽引時採仰臥姿勢,身體自然伸直。

2. 適當執行牽引的時間:飯前1小時與飯後2小時。

3. 首先協助病人腰背部行熱敷20~30分鐘以放鬆肌肉,並給便盆或協助下床如廁排空膀胱。

4. 每次牽引時間約2小時,之後協助取下牽引物,讓病人保持平躺休息30分鐘。

5. 若採多個砝碼置於掛砝碼錘或秤鉤上時,需以寬布膠採直式貼法加強固定,並以奇異筆註明醫囑所要求之公斤數。

6. 牽引重量計算:體重×1/5雙腳牽引總重量,通常約為8~10公斤。

7. 需觀察受壓迫部位如骨突處的皮膚情形,小心避免壓瘡形成。

8. 若是病人需長時間進行骨盆牽引,其床上使用便盆時,應選擇骨科便盆為宜。

　(1) 特色:骨科便盆兩旁高度較低,前方如斗狀的低扁平幅度設計,護士可輕易置於病人的會陰處。

　(2) 優點:可減輕或避免因臀部抬高角度大,而引起疼痛不適。

♥ 第三節　SKELETAL TRACTION
協助骨骼牽引

學習目標

1. 能正確說出骨骼牽引方式之適應症及目的。
2. 能正確說出骨骼牽引方式之注意事項。

目　的

1. 治療骨折與修復癒合：協助骨折處在正常解剖位置進行復位與暫時性固定。
2. 預防肌肉之萎縮或痙攣。
3. 預防關節攣縮。
4. 矯正畸形與減輕疼痛。

學理與原理

　　將骨釘穿入骨頭，並且直接經由骨頭遠端以秤錘施於之拉力（作用力）與體重（反作用力）之交互作用，而達到骨骼牽引的目的。

適應症

1. 急性創傷或外傷引起之嚴重骨折，如粉碎性骨折。
2. 行高位截骨術後固定。
3. 接受骨科手術前之暫時性固定。

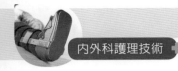

用物與設備（圖9-11(a)(b)）

1. 牽引弓 2個
2. 牽引架 2支
3. 牽引繩 2條
4. 滑輪架 2個
5. 老虎鉗 1支
6. 板手 1支
7. 手搖鑽 1支
8. 砝碼 ....數個
9. 無菌手套 1副
10. 掛砝碼錘 1個
11. 無菌治療巾 1條
12. 紗繃 1捲
13. 無菌Y紗 ....數包
14. 棉棒 1包
15. 2% Xylocaine 1瓶
16. 5c.c. 空針 1支
17. 水溶性優碘 1瓶
18. 75%酒精溶液 1瓶
19. 空的vial瓶 4瓶
20. K-pin(1.8~2.0mm)依醫囑選針

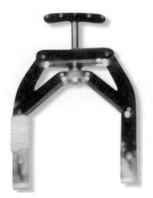 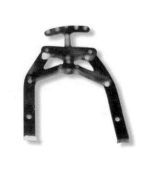

(a) 骨骼牽引夾

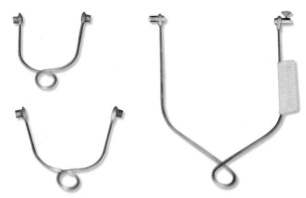

(b) 骨骼牽引夾

圖9-11

▌步驟與說明 ·······································

步　驟	說　明
一、準備用物	
1. 洗手。	1-1. 本項技術由醫師執行，護理人員需從旁協助。
2. 核對醫囑單。	
3. 核對手術／治療同意書。	
4. 備妥用物至病患單位，並且核對病患。	
二、準備病患	
1. 向病患及家屬解釋骨骼牽引的使用目的與注意事項。	1-1. 需取得其合作並減輕焦慮。
2. 協助病患採取舒適臥位，並適當暴露患肢，進行局部之皮膚清潔。	2-1. 詢問是否需要協助先行床上使用便盆。
三、執行技術	
1. 在床頭或床尾架上牽引架。	1-1. 可加貼寬布膠協助固定，避免牽引架移位。
2. 協助醫師在患肢打入K-pin	
(1) 首先以水溶性優碘棉棒消毒患肢。	(1)-1. 消毒範圍由內而外，直徑約10公分，以環狀方式進行。
(2) 續以75％酒精棉棒進行患肢消毒。	
(3) 打開無菌手套外包，醫師開始戴手套。	
(4) 鋪設無菌治療巾於患肢下方。	
(5) 以2％ Xylocaine進行局部麻醉。	
(6) 打開無菌手搖鑽，由醫師接上所需K-pin尺寸號碼。	(6)-1. 過長之K-pin處理方式有二 ★ 二側過長之K-pin彎曲後固定於牽引弓旁。 ★ 二側過長之K-pin凸出處以空的vial 瓶插上保護。
(7) 當醫生完成K-pin植入後，將牽引弓固定患肢兩邊之K-pin端上鎖栓緊。	

步　驟	說　明
(8) 骨釘部位採取同骨外固定針眼護理照護傷口，新傷口必要時需以Y紗包紮覆蓋。	(8)-1. 請參見本章第五節骨外固定針眼護理。
3. 協助搖高床尾，或使用枕頭抬高患肢（圖9-12）。	3-1. 患肢需與牽引繩、滑輪成一直線，方具牽引效果；若受傷部位為下肢，患肢絕不可抵觸床尾。
4. 將牽引弓接上牽引繩，再連接滑輪架，並吊掛砝碼錘與依醫囑指定之砝碼重量（圖9-13）。	4-1. 牽引繩需保持懸空狀態，長度應合宜，衛教勿在牽引繩上覆蓋或晾曬任何物件。
	4-2. 掛砝碼錘與砝碼需保持懸空，未經醫囑不可任意取下或改變重量。

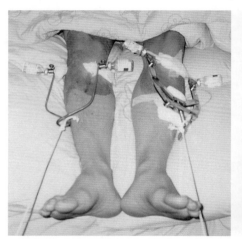

圖9-12 骨骼牽引

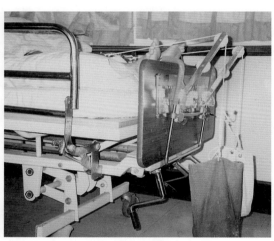

圖9-13 骨骼牽引架及砂袋

四、執行後護理

1. 根據正常解剖功能位置，協助病患調整出合宜姿位。	
2. 詳細評估患肢末梢血循及關節活動度。	2-1. 觀察CTMS (C：Color，T：Temperature，M：Motor，S：Sensory)，並且運用6P隨時進行評估。
3. 整理病患單位，用物歸位與廢棄物分類。	
4. 洗手。	
5. 完成護理記錄與材料記價。	5-1. 記錄傷口情形、牽引重量、病人反應。

注意事項

1. 骨骼牽引時，砝碼與掛砝碼錘需保持懸空狀態。
2. 骨骼牽引：要注意骨釘周圍皮膚是否出現紅、腫、熱、痛及分泌物等發炎徵兆，必要時可用3%雙氧水或75%酒精棉棒消毒骨釘及周圍皮膚（至少每天一次）。

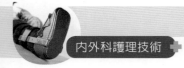

PIN SITE CARE OF SKULL TRACTION

第四節 顱骨牽引護理

學習目標

1. 能正確說出顱骨牽引方式之適應症及目的。
2. 能正確說出顱骨牽引方式之注意事項。

目　的

使受傷或脫位的頸椎固定及復位。

學理與原理

以外科無菌技術進行消毒骨固定釘，預防和治療因骨釘所引起的傷口與深部骨組織感染，例如外傷性腦膜炎。

適應症

頸椎損傷或病變，造成頸椎不穩定或移位者。

用物與設備

1. 3%雙氧水 1瓶
2. 棉棒 1包

▌步驟與說明 •

方法：1. 以棉棒沾雙氧水清潔鋼釘。

　　　2. 以乾棉棒將鋼釘部位擦乾即可。

注意事項

1. 頭部姿勢
   (1) 需保持頭與身體長軸成一直線（鼻子與肚臍應在同一直線上）。

(2) 使病患的頸部略微後仰，並以小枕頭墊於頭頸背部，鋼釘應盡量保持懸空，切勿直壓於床墊上。

(3) 不得任意調整床頭高度，如有必要需進行調整，請依照醫囑單上註明之角度執行。

(4) 每日需確實執行鋼釘護理，預防傷口感染。

2. 牽引用具

(1) 牽引之繩束應確實位於滑輪溝內。

(2) 鉛袋的牽引重量由醫師決定後，任何人不得任意取下鉛袋。

(3) 鉛袋不可靠到牆壁或床緣，應保持懸空狀態，亦勿任意擺動鉛袋。

(4) 除醫師處方單上指示外，任何人不得任意移動或增減鉛袋重量。

(5) 牽引繩上不應有任何被單、毛毯等物覆蓋。

(6) 床頭以腳墊抬高，床輪需固定不可滑動。

3. 每天隨時注意確認鋼釘和繩索及繩結是否鬆脫移位，如有鬆脫情形，應盡速通知相關醫療工作人員前來處理。

4. 翻身時需協助保持病患的脊椎長軸成一直線，可利用翻身單，並以圓滾木式方法幫助病患翻身。移動病患時，不可只抓固定器之桿架，應扶捧整個患側。

5. 盡可能保持皮膚的完整性與清潔乾爽，骨凸處可予按摩與棉圈墊高使用，以避免壓瘡形成。

6. 協助運動

(1) 若是下肢癱瘓的病患，應主動協助穿上彈性襪，並幫忙做四肢被動性的關節活動。

(2) 可任意活動的病患，則可教導及鼓勵做主動性的肌肉關節運動。

7. 若需外出檢查，必須有醫師陪同。

8. 切勿任意鬆轉螺絲，每個月返診時由醫師上緊即可。

9. 若有頭痛或任何不適或螺絲鬆脫時，應隨時返回門診檢查。

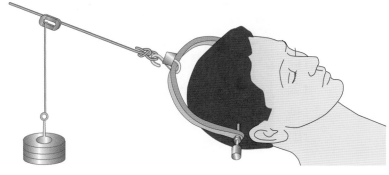

圖9-14　顱骨牽引

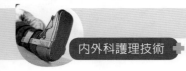
第五節　骨外固定器針眼護理
PIN SITE CARE OF EXTERNAL FIXATION

學習目標

1. 能正確說出骨外固定器針眼護理之適應症及目的。
2. 能正確說出骨外固定器針眼護理之注意事項。

目　的

　　預防與治療因骨外固定器之骨釘所引起的感染。

學理與原理

　　通常醫師為病患選擇以骨外固定器固定患肢的常見原因為：創傷造成嚴重之粉碎性骨折，骨癒合情況不良或未癒合及嚴重開放性骨折傷口或骨頭發生多次反覆感染。因此每日需二次以外科無菌技術進行消毒骨固定釘，預防和治療因骨釘所引起的傷口與深部骨組織感染，例如骨髓炎。

適應症

1. 暫時或長期需使用骨骼牽引之病患。
2. 長期需以骨外固定器治療之骨折病患，於住院期間教導病患或主要照顧者執行此項技術，以確保返家後自我照顧過程能避免不必要的感染。

用物與設備（圖9-15）

1. 3%雙氧水 1瓶
2. 無菌棉棒 .... 1~2包
3. 無菌生理食鹽水 1瓶
4. 紙膠 1捲
5. 水溶性優碘 1瓶
6. 無菌Y型紗布 1包
7. 清潔手套 1副

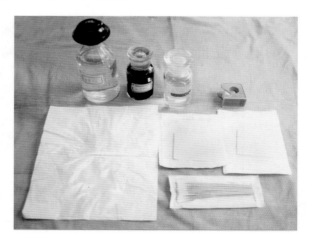

圖9-15

▌步驟與說明 ·······································

步　驟	說　明

一、準備用物

1. 洗手。
2. 核對醫囑單。
3. 準備用物。
4. 將所需之用物攜至病患單位，核對病患。
5. 向病患及家屬解釋骨釘護理執行目的與注意事項。

1-1. 原則上採一天消毒一次的照護，可視需要增加次數。

二、執行技術

1. 協助病患採取舒適臥位，並露出骨釘（圖9-16）。
2. 戴上清潔手套移去傷口部位之紗布敷料。

3. 打開無菌棉棒包，取出適量棉棒沾3%雙氧水，並自骨釘周圍（包括鋼釘）由內向外環狀消毒。
4. 以無菌生理食鹽水棉棒輕拭去骨釘與周圍皮膚之3%雙氧水。
5. 以乾棉棒拭乾骨釘與周圍皮膚之無菌生理食鹽水。
6. 再取棉棒沾水溶性優碘，依步驟3再行消毒骨固定釘針眼周圍皮膚。

1-1. 視個別需要與骨釘固定部位，為維護其隱私性需要予拉床簾或圍屏風。
2-1. 若發現傷口出現紅腫熱痛之炎性反應、異常分泌物（如顏色為黃綠色）、味臭等異狀，需盡快通知醫師前來處理。
3-1. 一枝棉棒僅可消毒一個部位。
3-2. 發現分泌物時，可在局部輕施壓擠出；若有結痂物應予小心清除，避免使皮膚受傷而成為感染源。

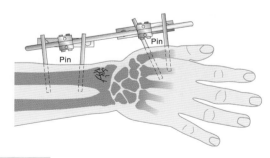

圖9-16 骨外固定器

步　驟	說　明
7. 打開無菌Y型紗布包，覆蓋於骨固定釘與針眼周圍皮膚接合處。	7-1. 視傷口分泌物量來選擇紗布大小，多量時可考慮採用4'X4'紗布（圖9-27(a)(b)。
8. 以紙膠小心固定。	
9. 脫除清潔手套，整理用物與廢棄物分類。	
10. 洗手。	

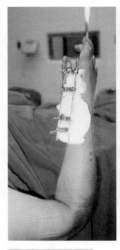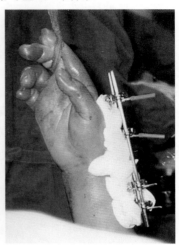

圖9-17(a)(b)

步　驟	說　明
11. 記錄。	11-1. 需評估是否有現存或潛在感染問題，分泌物顏色、氣味、骨釘固定位置是否移位、患肢6P評估。

注意事項

1. 協助移動或抬高患肢時，切勿以手提拉骨外固定器，應以雙手平均施力提移肢體，以免造成骨外固定器自固定處脫位。

2. 需隨時注意骨固定釘有無鬆脫情形。

3. 教導病人練習肌肉等長運動，減少日後肌肉萎縮與肌力下降的活動問題。

❤️ 第六節 CAST CARE
石膏固定護理

學習目標

1. 能正確說出各種石膏固定護理之適應症及目的。
2. 能正確說出各種石膏固定護理之注意事項。

目 的

1. 提供維持、支撐及保護作用：復位手術前／後癒合期。
2. 預防或矯正畸形：先天性髖臼脫位或發育不全。
3. 使受傷肢體固定不動或限制其關節活動度：骨折部位之固定。
4. 促進癒合，俾使患肢能夠盡早離床執行負重活動。

學理與原理

　　治療與協助患肢骨折之斷骨接合處能固定或維持在正常解剖位置，俾使損傷之骨骼附著肌肉，關節與韌帶之癒合時間縮短，並且預防或矯正畸形。

適應症

1. **圓筒形石膏**：主要應用於四肢。
   (1) 短臂石膏：由手掌面、大拇指延伸至手臂中段位置。常用於治療穩定性掌骨、腕骨、尺骨、遠側橈骨骨折(Colle's fracture)與腕部扭傷（圖9-18、圖9-19）。
   (2) 長臂石膏：自腋下部位之皺摺上緣延伸到手掌皺摺的近端位置。手肘部位則呈直角固定。
   (3) 短腿石膏：由膝下部位至足部。
   (4) 長腿石膏：自足底延伸至髖部，膝蓋處需保持彎曲的姿勢。
2. **人字型石膏**（圖9-20）
   (1) 髖部人字型石膏：自軀幹中央往下至整個患肢的長度。常用於治療嬰幼兒先天性髖關節脫位，一般會在病患兩腿間置一條橫桿以加強固定作用。
   (2) 肩部人字型石膏：為體石膏與長臂石膏連接在一起的組合。
   (3) 拇指人字型石膏：為一種包含固定拇指之短臂石膏。
3. **體石膏**：其範圍是包圍整個軀幹之石膏固定型態。

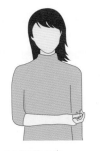
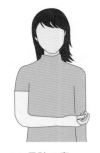
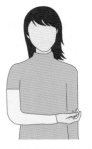

(a) 短臂石膏　　　　　(b) 長臂石膏　　　　　(c) 手臂圓柱型石膏

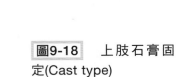

圖9-18　上肢石膏固定(Cast type)

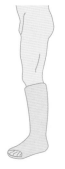
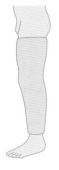
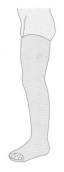
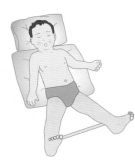

(a) 短腿石膏　(b) 全腿圓柱型石膏　(c) 長腿石膏　(d) 下肢外展固定

圖9-19　下肢石膏固定(Cast type)

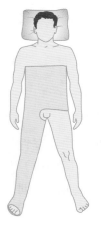
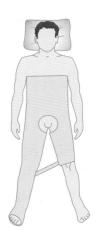
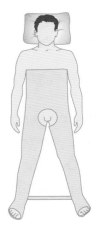

(a)
單側髖部
人字型石膏

(b)
1 1/2髖部
人字型石膏

(c)
雙側長腿髖部
人字型石膏

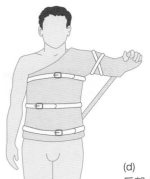
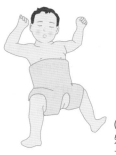

(d)
肩部人字型石膏

(e)
短腿髖部人字型
石膏

圖9-20
人字型石膏

用物與設備（圖9-21~25）

煆製生石膏捲（依固定部位選擇予3、4、6吋不等）

1. 棉捲 .... 數捲
2. 水盆或水桶 1個
3. 溫水 .... 適量
4. 橡皮手套 1副
5. 報紙 .... 數張
6. 石膏修剪器 1支
7. 紙膠 1個
8. 石膏撐開器 1支

玻璃纖維樹脂捲（依固定部位選擇予3、4、6吋不等）

1. 襪套 1捆
2. 橡皮手套 1副
3. 冷水 .... 適量
4. 水杯或治療碗 1個
5. 紙膠 1捲

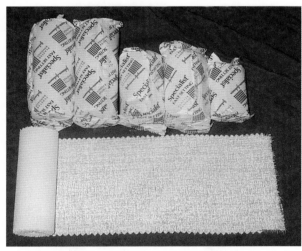

(a) 煆製生石膏捲

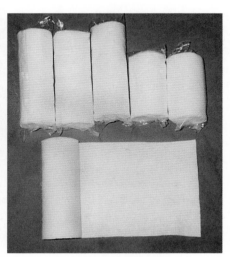

(b) 棉捲

圖9-21　煆製生石膏捲與棉捲

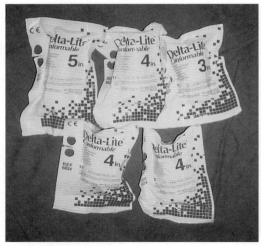

(a) 玻璃纖維樹脂捲

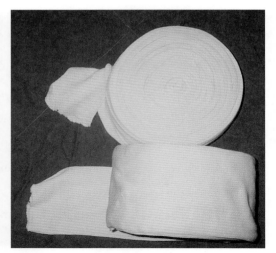

(b) 襪套

圖9-22

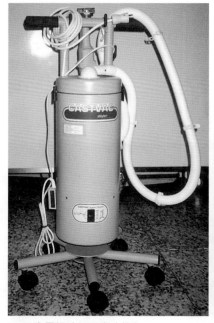

(a) 石膏電鋸（具吸塵功能）

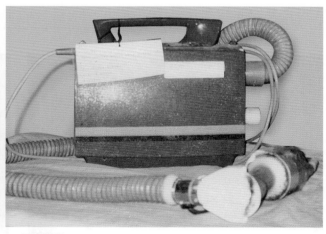

(b) 石膏電鋸

圖9-23

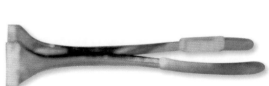

　圖9-24　石膏撐開器

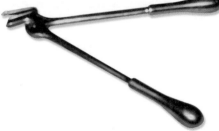

圖9-25　石膏修剪器

▌步驟與說明 ●●●

步　驟	說　明
一、準備用物	
1. 洗手。	
2. 核對醫囑單。	
3. 準備用物。	
4. 將所需之用物攜至病患單位，核對病患。	
5. 向病患及家屬解釋石膏固定術之執行目的與注意事項。	5-1. 傾聽所提出的問題與感受，並且適時澄清以減輕其焦慮，取得病患配合意願。
二、執行技術	
1. 協助去除患肢所著衣物與貴重飾品，例如手錶、戒指等。	1-1. 視其個別需要與石膏固定部位，為維護隱私性拉床簾或圍屏風。
2. 協助病患將患肢皮膚表面做適度的清洗，同時檢查有無破損情形。	2-1. 若骨折處併有外傷，應注意評估其範圍大小與深度，是否有炎性反應或異常分泌物（如黃色膿液）、味臭等異狀，需請醫師先做局部處理。
3. 使患肢肌肉放鬆，並安排適當的固定姿位。	
4. 先鋪設數層清潔的舊報紙在患肢下方。	4-1. 報紙吸水力強，可以保護床墊與被套不至被石膏捲弄濕。
5. 以棉捲將患肢仔細包裹。	5-1. 棉捲包裹長度應超過石膏固定之範圍，俾便反折覆蓋其邊緣，可減少皮膚與石膏不必要摩擦情形。
	5-2. 盡可能保持棉捲均勻平整，以免形成壓力點而影響血循。
6. 將生石膏捲垂直輕置入溫水盆或桶中，使之完全浸濕，約待5~10秒後，石膏捲再無氣泡產生時，才將其取出水面；此時雙手輕握其二端擠出多餘的水分。	6-1. 溫水桶的水面高度應高於石膏捲之長度，若是桶內沉澱物太多，需適時更換清水。
	6-2. 若需支托已有石膏覆蓋的部位，應以手掌面平均施力抬高，以免造成石膏表面出現凹陷。

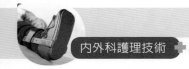

步　驟	說　明
7. 協助扶持患肢保持在功能性位置，醫師會著手套持石膏捲由遠心端朝近心端方向均勻纏繞固定位置。 8. 每敷一段或數層後，醫師會以手掌面施力輕磨，使石膏能均勻分布且避免皺摺產生（圖9-26）。	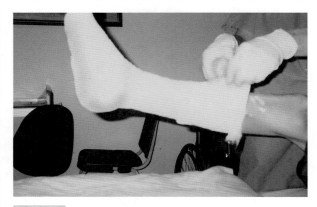 **圖9-26**　短腿石膏
9. 完成石膏固定後，協助患肢以枕頭抬高，觀察與評估反應（圖9-27）。	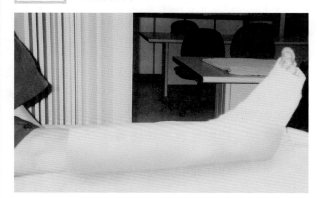 **圖9-27**　短腿石膏完成
10. 協助以濕的溫毛巾去除患肢皮膚上殘留的石膏屑，以紙膠將石膏邊緣反摺之棉捲固定修齊。	10-1. 告知病患於石膏固定後，會出現短時間不適之產熱反應（通常約15~20分鐘，若石膏固定面積較大，時間亦可能相對拉長）。
11. 石膏未乾前，告知病人應避免負重與減少下床活動。	11-1. 熟石膏（煅製石膏）剛固定前24~48小時，需保持石膏暴露在空氣中，使之完全乾燥成形。 11-2. 樹脂石膏則僅需約10~30分鐘即完全乾燥。
12. 整理用物與廢棄物分類。	12-1. 不可直接倒入水槽，應先將桶底沉積之石膏濾出，並打包丟棄。
13. 洗手。	
14. 記錄。	14-1. 所固定石膏種類，石膏固定類型與範圍、反應與評估6P。

注意事項

一、上石膏固定病患之居家照顧

1. 依照醫囑按時返院門診。
2. 若發生下列問題應盡快返院門診：
   (1) 肢體出現腫脹或疼痛的情形加劇。
   (2) 指／趾甲呈偏藍紫色或在局部加壓數秒後仍呈蒼白。
   (3) 肢體出現持續性麻木感覺或無法移動。
   (4) 石膏內感覺不適或石膏出現龜裂。
   (5) 有任何臭味或滲出液從石膏中流出。

二、如何照顧上石膏固定的肢體

1. 不可將任何物品（如細竹棒）伸入石膏內或抓癢，以免造成皮膚完整性受損及感染。
2. 石膏內的肢體若有發癢情形時，可使用吹風機的冷風吹向石膏內裡或局部冰敷患肢外側以減輕不適。
3. 洗澡時需在石膏外加套塑膠套／袋作為保護，盡可能保持石膏乾燥。
4. 上肢行石膏固定者，下床活動時可用三角巾協助支托。
5. 裸露於石膏外面之手指或腳趾應該經常行主動運動，可增加周邊組織血液循環，並減少局部腫脹及肌肉萎縮問題。

三、上石膏後應注意事項

1. 上煆製石膏最初的10~15分鐘，病患會明顯感到燒灼感，需事前給予解釋是因為石膏散熱所引起。
2. 石膏固定之患肢應以枕頭協助抬高，可促使血液循環暢通。
3. 煆製石膏固定之患肢於前24小時內不要在其表面覆蓋棉被、衣服，以利石膏能盡速乾燥定形。
4. 告知病患若患肢行石膏固定後感到疼痛、腫脹、麻木、冰冷、蒼白，請立刻告知醫護人員前來處理。
5. 當身體之大片體表面積需敷上石膏固定（如體石膏），需教導病患在床上使用便盆時，應先將床頭墊高或搖高，以免排泄物倒流入周圍石膏內汙染皮膚。
6. 若石膏外觀出現滲出液的情形，需以筆將其痕跡範圍畫出，並書寫日期與時間，以便各班護理人員繼續追蹤評估。

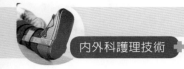

四、教導石膏內肢體的運動

1. 對指運動。

2. 張指運動。

3. 內收。

4. 外展。

5. 股四頭肌運動。

6. 足背伸展運動。

7. 足背屈曲運動。

五、去除石膏後之注意事項

1. 用溫水清洗皮膚。

2. 勿用手搔抓皮膚。

3. 適度潤滑皮膚，例如使用綿羊油、乳液。

4. 復健運動計畫需繼續執行，尤其患肢外觀肌肉有明顯萎縮的情形。

5. 避免患肢再次受傷，如跌倒。

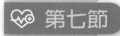

CRUTCH WALKING
第七節 拐杖使用

學習目標

1. 能正確說出拐杖長度測量方式。
2. 能正確說出拐杖使用之適應症及目的。
3. 能正確說出拐杖使用之注意事項。
4. 能正確使用拐杖，並說出各種步態之特色。

目　的

1. 能夠輔助病患平穩的行走，減輕與避免患肢負荷身體的重量。
2. 克服身體障礙，滿足個別獨立活動的需求。
3. 增進返家後自我照顧的能力。

學理與原理

　　這是目前最常使用的行走輔具之一，一方面可藉此分擔患肢部分的身體重量負荷，另一方面可以使下肢無力行走者藉由適合的步態與上肢肌力訓練達到個別獨立活動的需求與實踐。

適應症

1. 下肢因外傷致使暫時（骨折）或永久（截肢）使用者。
2. 先天性下肢缺損而無法行走者。
3. 下肢癱瘓。
4. 感染性疾病致使脊髓病變，如小兒麻痺。

用物與設備

　　通常依據病患個別的使用需求而有不同材質與型式的拐杖設計提供：

1. 木製腋拐。
2. 鋁製肘拐。
3. 鋁製腋拐。

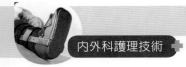
■ 步驟與說明 ··

步　驟	說　明

一、使用拐杖前之準備

1. 依據復健醫師開立運動訓練醫囑內容，協助及評估上肢手臂與肩膀肌力情形。

1-1. 配合相關物理治療項目進行運動訓練，像是移動、改變姿位（坐、臥）時，多利用雙手撐起上半身，練習拉彈簧、舉啞鈴（重量可循序漸增），雙手握緊橡皮球，藉由握力機測試其手掌握力狀態，可作為評值參考。

1-2. 躺在骨科床的病患可多利用吊桿，可同時訓練肩膀、肱二頭肌與三角肌的肌力。

2. 下肢部位如臀肌、股四頭肌等應執行肌肉等長收縮運動，以維持與加強其肌力程度。

2-1. 需留意預防垂足與關節攣縮情況，以免造成日後行走不平衡的狀況出現。

3. 鼓勵執行主動或被動的關節活動。

4. 協助病患練習站立，需小心保護其下床活動安全。

4-1. 練習站立初期階段，可利用傾斜床使背部與下肢習慣負重。

二、拐杖長度之正確測量法

1. 平躺

   量尺自病患腋下量至腳跟，所測得的長度再加2吋。

2. 站立

   (1) 身高減去16吋（約40公分）。

   (2) 拐杖與腋窩間空隙約留二橫指寬幅（1.5吋）；拐杖末端支點置於腳尖前方10公分距離，再成90度垂直向外10公分位置。

* 拐杖長度過猶不及，均可能造成行走姿勢不良，影響步態不平穩，甚至壓迫到腋窩分布的臂神經叢與豐富血管叢，造成麻痺（圖9-28）。

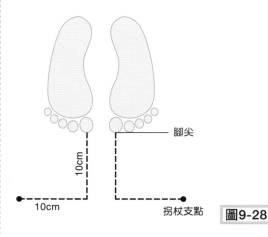

腳尖

10cm

10cm

拐杖支點

圖9-28

步　驟	說　明
三、拐杖行走之步態類別	
1. 室內光線充足，注意環境安全，地面應乾燥平整，周圍勿有雜物堆放。	1-1. 盡可能避免任何跌倒意外。
2. 病人若是第一次練習行走，或為年老者，肢體軟弱無力者，護士應站在病患後方約2步距離位置，以策安全。	
3. 教導病患練習持拐杖進行適合其現況的步態訓練，二邊肘關節應微彎20~30度，以方便施力。	3-1. 教導病患將身體重量放在手腕及手掌。無論暫時休息或行走，均應施力緊握拐杖握把處（必要時可在表面加鋪數層棉墊），以支撐起身體重量。

注意事項

一、四點式步態 (Four-point gait)

1. 為最安全、行走速度最緩慢之步態，適用於老年人、步態欠穩者。
2. 先移動一側的拐杖（左）→再移動對側肢體（右）→然後再移動另一側的拐杖（右）→接著移動對側肢體（左）（圖9-29(a)~(d)）。

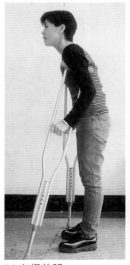 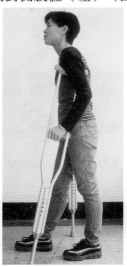 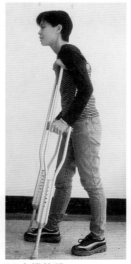 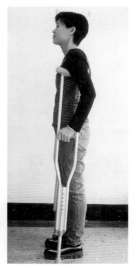

(a) 左拐前移　　　(b) 右腳前進　　　(c) 右拐前移　　　(d) 左腳前進

圖9-29 四點步態

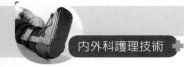

二、三點式步態 (Three-point gait)

1. 適用於患肢無法負重者，但其手臂與健肢需是正常的，又稱為骨科步驟。
2. 左右二邊拐杖與患肢同時前進→然後健肢再前移與左右二邊拐杖、患肢平行（圖9-30(a)(b)）。

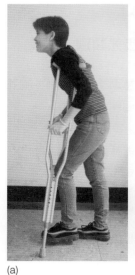 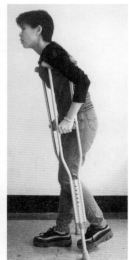

(a)　　　　　　(b)

圖9-30　三點步態

三、二點式步態(Two-point gait)

1. 適用於兩腳皆能部分負重，且肌肉活動協調良好，雙手的臂力較強，患側肢體可以承受負重者。
2. 一側的拐杖（左）與對側肢體（右）同時前進→另一側的拐杖（右）與對側肢體（左）接著再前移（圖9-31(a)(b)）。

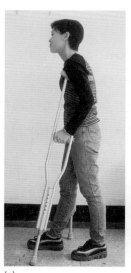 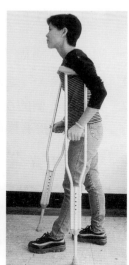

(a)　　　　　　(b)

圖9-31　二點步態

四、搖擺式步態 (Swing through gait)

左右二邊的拐杖同時前進→兩側的肢體接著再向前擺移至二側的拐杖平行位置（圖9-32(a)(b)）。

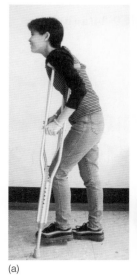 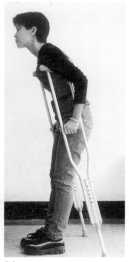

(a)　　　　　　　　(b)

圖9-32 搖擺式步態

五、上下樓梯

1. 上樓梯

健肢先上一級台階，左右二邊拐杖與患肢跟著後上（圖9-33(a)(b)）。

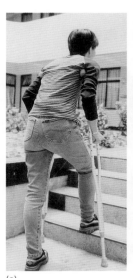 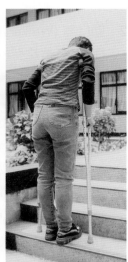

(a)　　　　　　　　(b)

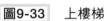 上樓梯

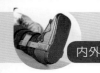

2. 下樓梯

　　左右二邊拐杖與患肢先下一級台階，健肢接著下來（圖9-34(a)(b)）。

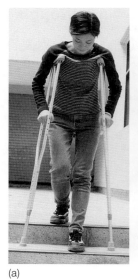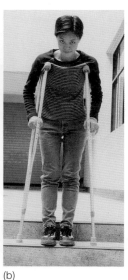

(a)　　　　　　　　(b)

圖9-34　下樓梯

六、其他臨床常見輔助物介紹

1. 手杖 (Canes)（圖9-35）

　　長度需夠長，使手肘能伸直且握住手杖的手能支撐體重，手杖是使用在健側，當體重都放在健側時，手杖及患肢同時移動。

2. 助行器 (Walkers)（圖9-36）

(1) 助行器比枴杖提供了更好的支持及穩定性。
(2) 主要用於患肢可以承受身體重量的病患。
(3) 要調整助行器使手肘可以稍微彎曲（小於或等於30度），高度要調至與病患腰齊。臨床上主要是看手肘屈曲的角度。
(4) 雙手抬起助行器往前移動數吋，並置穩於地面後再開始慢慢移動身體。患肢先移動，再移動健肢。
(5) 使用前的準備運動是加強手部的阻力運動，如：拉床欄、拿重物。

3. 骨科輪椅 (Wheel chair)（圖9-37）

(1) 背部有加高板：對於頸部需支托者（頸圈）可輕靠休息。
(2) 托腳板上有護墊：對於下肢有石膏固定的骨折，病人具有輔助支托抬高的幫助。

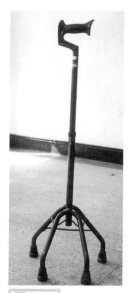

圖9-35

手杖(Canes)

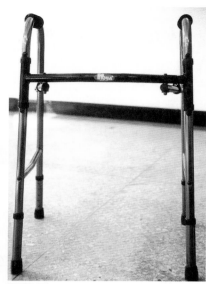

圖9-36

四腳助行器 (Walker)

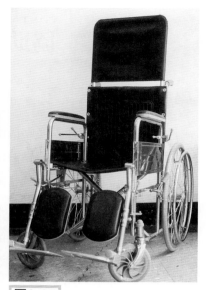

圖9-37

骨科輪椅 (Wheel chair)

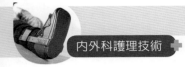
CONTINUOUS PASSIVE MOTION；CPM

❤️ 第八節　協助連續被動運動機之使用

學習目標

1. 能正確說出連續被動運動機使用之適應症及目的。
2. 能正確說出連續被動運動機使用之注意事項。

目　的

1. 維持與增強肌力，且改善關節於主動與被動運動時之活動度。
2. 可縮短臥床時間，增快癒合速度並提早協助病患下床練習行走。
3. 增進人工關節置換術後行走步態之平穩度。

學理與原理

　　連續被動運動機(Continuous passive motion; CPM)屬於第一等級醫療器材（依據醫療器材管理辦法第2條醫療器材依據風險程度，分成下列等級： 第一等級：低風險性；第二等級：中風險性；第三等級：高風險性），病人在無需施力的情況下活動特定的肢體關節，這是目前人工關節置換術後病患最常使用的復健必要之練習輔具，可藉由機器帶動患肢行被動運動，刺激關節軟骨癒合，減輕局部腫脹與降低粘連情形，並逐漸提升其活動範圍與容忍之活動角度，可從角度遞增的情形，進行相關復健活動結果之評值。例如膝關節置換術後病人使用CPM，通常依其忍受度自15~30度不等開始，每日逐漸增加5~10度練習，藉由適合的角度與速率進行肌力與關節活動度訓練，使病人出院前患肢人工膝關節至少能自彎達到90度的良好狀態。

適應症

1. 人工關節置換術後復健，包括肩、肘、髖、膝。
2. 足踝關節復健，如創傷後骨釘固定與垂足。

用物與設備

　　通常依據病患個別部位的復健需求而有不同型式的CPM提供（圖9-38）：

1. 肩、肘關節CPM。
2. 膝關節CPM。
3. 足踝關節CPM。

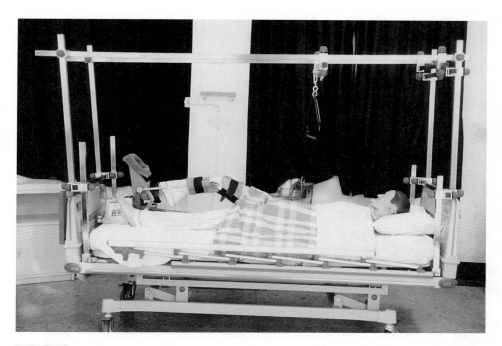

圖9-38　骨科床

步驟與說明 ··

　　需依醫囑執行CPM練習角度的調整。

注意事項

1. 臨床雖未見因使用CPM而致傷口裂開或脫位之文獻報告，護理人員仍需隨時注意評估其術後傷口癒合情況。
2. CPM每日使用次數應以病患體能狀況做好時間規劃，第一次使用時間勿超過15分鐘，其餘每次練習時間亦勿超過半小時。切勿使病患感覺疲累或過度運動引發肌肉疼痛問題。

3. 護理人員協助病患使用CPM前，應以空機狀態試做幾下，以檢測機器上設定之角度執行幅度與運作是否安全，觀察操作時運動頻率是否一致平穩。

4. 護理人員應把緊急手動器交給病患或家屬，並教導操作開關方法，如有不適或CPM出現異常情形，可隨時停止CPM機器運作，以保障其安全（圖9-39）。

5. 臨床研究建議CPM適用於膝關節術後病人主動性運動較差，膝關節自彎運動執行較差，或無法執行膝關節彎曲運動之情況，以促進其術後膝關節之活動度。

6. CPM的優點可促進軟骨癒合，減輕關節腫脹與活動時的阻力；缺點是病人在執行過程需臥床，且須費時6~20小時執行活動方見成效、維護機器相關成本與護理人力之工作負荷增加。

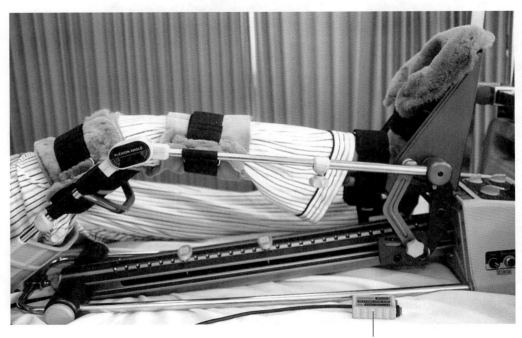

緊急手動器

圖9-39 CPM

參考資料

台大護理部(2001)．*台大護理技術（二版）*．華杏。

李引玉等(1998)．*成大護理技術*．偉華。

林貴滿、李滿梅、林惠娟、譚蓉瑩、李素貞、陳秀蓉、陳佩英、張惠甄、韓玉蘭、蔡淑梅、曾錦瑋、洪麗珍、陳夏蓮、葉明珍、陳秋慧、顧家恬、古菊梅、鄧崇勵、賴美信…劉波兒(2023)．*內外科護理技術（十版）*．華杏。

許世昌、郭純琦、劉上賓(2018)·*新編解剖學*（四版）·永大。

陳秀勤、何雲仙、陳玉秀、楊勤熒、陳雪、郭淑芬、陳梅麗、張治瑤、葉麗娟、何雪珍、鄭秀月、江惠英、謝紅桂、張凱喬、楊星瑜、王宜華、曲天尚、陳玫君(2019)·*新編內外科護理技術*（二版）·永大。

陳敏麗、倪麗芬、張玉珠、吳秋燕、陳麗華、柳秋芳、劉棻、鄭惠珍、阮淑萍、曾明晰、黃翠媛、羅淑玲、何昭中、姜如珊、李惠玲、戴秀珍、蔡素珍、王俞蓉、王瑜欣…唐心如(2021)·於陳敏麗校閱，*內外科護理技術*（六版）·新文京。

鄭秀容、杜異珍、巫美惠、潘建州、陳昆輝、李政鴻(2012)·連續被動性運動對於膝關節置換術後老年病人之影響－以台灣某醫學中心骨科病房為例·*護理暨健康照護研究*，*8*(2)，158-166。

Baird, M. (2015). *Manual of critical care nursing* (7th ed). Mosby.

Black, J. M., Hawks, J. H., & Keene, A. M. (2008). *Medical-surgical nursing: clinical management for positive outcomes* (8th ed.). Mosby.

Boyd, L. (2013). *Clinical skills for nurses*. Wiley-Blackwell.

Erduran, M., Eymir, M., Ünver, B. (2017). The effect of repetitive active range of motion versus continuous passive motion on early functional outcomes after primary total knee replacement. *BMJ, 76*(2), 1339-1340.

Hecox, B., Mehreteab, T. A., & Weisberg, J. (1994). *Physical agents - A comprehensive text for physical therapists*. Appleton & Lange.

Hoeman, S. P. (1996). *Rehabilitation nursing: Process and application*. Mosby.

Ignatavicius, D. D., Workman, M. L. & Rebar, C. (2017). *Medical-surgical nursing: Concepts for interprofessional collaborative care* (9th ed.). Saunders.

Ignatavicius, D. D., Workman, M. L. (2015). *Medical-surgical nursing: Patient-centered collaborative care* (8th ed.). Saunders.

Ignatavicius, D. D., Workman, M. L., & Mishler, M. A. (1999). *Medical-surgical nursing: Across the health care continuum* (3rd ed.). Saunders Company.

Johansson, C., Chinworth, J. (2018). *Mobility in context: Principles of patient care skills* (2nd ed.). F.A. Davis Company.

Lewis, S. M., Collier, I. C., & Heitkemper, M. M. (2013). *Medical-surgical nursing: Assessment and management of clinical problem* (9th ed.). Mosby.

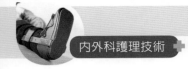

Lewis, S. M., Heitkemper, M. M., & Dirksen, S. R. (2000). *Medical-surgical nursing* (5th ed.). Mosby.

Linton, A. D., Matteston, M. A., & Maebius, N. K.(1995). *Introductory nursing care of adults*. W.B. Saunders company.

Luckmann, J. (1997). *Saunders manual of nursing care*. W.B. Saunders company.

Maher, A. B., Salmond, S. W., & Pellino, T. A. (1994). *Orthropaedic nursing*. W.B. Saunders company.

Minor, M. A., & Minor, S. D. (2013). *Patient care skills* (7th ed.). Pearson.

Perry, A. G., Potter, P. A., & Ostendorf, W. (2019). *Nursing interventions & clinical skills* (7th ed.). Elsevier.

Potter, P. (2013). *Clinical nursing skills technique* (8th ed.). Mosby Inc.

Randle, J., Coffey, F., & Bradbury, M. (2010). *Oxford handbook of clinical skills in adult nursing*. Oxford University Press.

Shiffman, M. A., & Mervin Low, M. (2020). *Burns, infections and wound management*. Springer.

Shiffman, M. A., & Mervin Low, M. (2020). *Pressure injury, diabetes and negative pressure wound therapy*. Springer

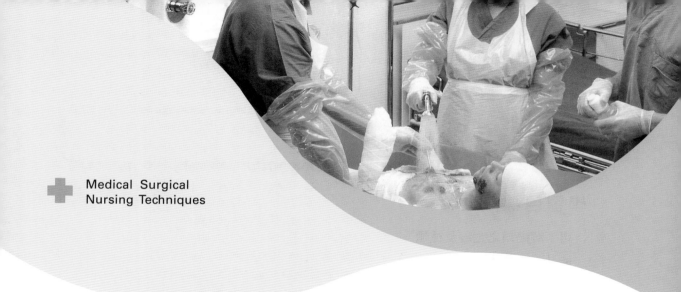

Medical Surgical
Nursing Techniques

10
CHAPTER

皮膚系統功能障礙之護理
The Skin System

.... 羅靜婷｜著

▶ 本章大綱

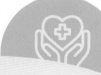

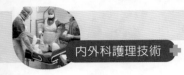

第一節 傷口護理

學習目標

1. 可了解傷口之定義及種類。
2. 能執行完整的傷口評估。
3. 可明白傷口癒合之過程及影響因素。
4. 可了解傷口處置原則。
5. 可明白常用敷料之運用。

目　的

1. 參與病患傷口預防、治療及照顧。
2. 減少傷口助長因素。
3. 評估傷口，促進傷口癒合。
4. 預防產生傷口合併症。

學理與原理

一、解剖生理

　　皮膚對身體功能包括具有保護組織，以防外力損害、感染與輻射，避免細菌之侵襲；有知覺作用如觸摸、冷、熱、痛、壓力等感受；有分泌與排泄作用；調節體溫及呼吸的功能。其構造基本上分為二層，分別為上表皮層與真皮層：**(1)上表皮層：**具有保護之功能，可阻止紫外線輻射之穿透，而避免使真皮及皮下組織傷害，其最外層會不斷地代謝脫落，且不斷地由下層補充。由於無血管分布，故脫落時不會有疼痛感；**(2)真皮層：**是由纖維結締組織所構成，包含有毛囊、汗腺、脂腺、血管及神經末梢。其下有皮下脂肪連接著肌肉組織。雖說皮膚之平均需血量不高，但因皮膚面積約占人體1/3血液量，故如因各種因素無法獲得充分的血液供應時，可能會影響傷口之癒合，甚至會產生缺血，而導致各組織壞死。

　　正常皮膚組織受到損傷後，其癒合過程中分為三期：(1)發炎期：血液凝固期、發炎期；(2)增生期；(3)成熟期。

1. **發炎期**
   (1) 血液凝固期：此時期約維持5~10分鐘，為組織受創傷後之立即反應，為防止出血及細菌入侵，故引起血管收縮，減少血液流失，且血清蛋白（如纖維組織）及凝血因子集中於傷口處，而血小板栓塞形成，血液內之血小板與血管壁中之膠原蛋白纖維黏結，凝血作用啟動。
   (2) 發炎期：通常在組織受創4天內發生，為能消化分解壞死組織、結痂物及細菌，故形成血管放鬆，且白血球發揮吞噬作用。
2. **增生期**：通常發生於5~20天，在傷口清潔後，肉芽組織、血管及膠原蛋白之產生，表皮增生，新表皮層出現於傷口上層。
3. **成熟期**：21日至數月之久，傷口的瘢痕逐漸收縮、變薄，漸漸恢復其未受傷前之張力與組織結構，由於膠原蛋白纖維之移動，皮膚重新排列或組合。

二、定 義

傷口(Wound)廣泛性定義為身體組織結構或器官，遭到損傷。例如：乳房腫瘤的切除。而狹義性定義即為皮膚組織受損。傷口照護(Wound care)則多針對此類傷口做探究。

三、種 類

1. **依時間性區分**
   (1) 急性傷口(Acute wound)：可自行癒合的傷口。即可在一定的時間內進行傷口癒合。
   (2) 慢性傷口(Chronic wound)：需要外力的協助才能癒合。且依傷口受損癒合過程不等，而無法按照一定時間使傷口癒合。

2. **依皮膚組織結構受損深度性區分**
   (1) 部分皮層受損的傷口(Partial thickness wound)：傷口只破損至表皮或部分真皮，但未深及皮下脂肪全部皮層受損的傷口。
   (2) 皮膚表皮及真皮全部受損傷口(Full thickness wound)：傷口深入到皮下脂肪、筋膜、肌肉或骨頭。

3. **依傷口基底組織顏色性區分**
   (1) 紅色：傷口基底有健康血紅色的肉芽組織呈現，表示傷口正在癒合，血紅色的肉芽組織應加以保護。
   (2) 黃色：傷口基底有黃色的腐肉或滲液，表示傷口有感染或腐肉之情形，此類傷口應予以清潔消毒，以促進癒合。

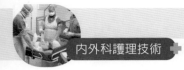

(3) 黑色：傷口基底有缺血性的黑色壞死組織或結痂，表示傷口內已出現組織缺血壞死現象，此類傷口必須行擴創術(Debridement)，方可執行後續傷口護理。

4. **系統性級數性區分**

(1) 第一級傷口：皮膚完整，但局部皮膚受壓處壓力去除後30分鐘，局部皮膚發紅現象仍存在、血流受阻，組織有損害。

(2) 第二級傷口：局部皮膚呈現紅腫，表皮、真皮產生水泡破損，傷口表面潮濕有滲出液，但沒有壞死組織，會疼痛。

(3) 第三級傷口：真皮、皮下組織受損，但未深入肌肉層。傷口有漿液（膿液）或血液滲出；傷口基部與傷口邊緣連接處可能有中度凹洞，傷口周圍有結痂及壞死的組織，因神經受損故傷口不痛。

(4) 第四級傷口：全層皮膚破損，傷口深到骨頭、筋膜、肌肉。局部組織呈現焦痂、潰爛的壞死組織，潛行深洞瘻管；有滲出液，並散布惡臭瘻管式傷口滲液性質及味道，因神經受損故傷口不痛。

四、傷口的評估

完整的傷口評估應包括影響傷口癒合的系統性因素：水腫、大小便失禁、藥物、老化、凝血；影響傷口癒合的局部性因素：感染、血循、基底濕度及滲液；病患外觀的觀察；傷口對病患影響的結果；整體狀況：營養、疼痛、疾病、心理；營養狀況的評估：血清白蛋白，血紅素需定時檢驗；傷口疼痛評估；社會心理因素評估。

傷口評估原則：測量傷口，以病患頭部為中心，每次測量需用相同的工具與方法。

1. **傷口大小**：採公分制，測量傷口表面的最寬及最長。

2. **傷口深度**：用無菌細棉棒直接深入傷口的最深處。將食指與姆指放在棉棒的上方，與傷口表面同齊點。拿開棉棒，用尺量棉棒頭到食拇指的長度，則是傷口的深度。

3. **潛行深洞瘻管**：是指外觀無法見到的深部傷口，其深部傷口呈隧道型的分布或散布；測量的方法與測量傷口的深度一樣。通常用時針的位置來表達潛行深洞的方向。

4. **測量傷口的邊緣**：指黃色腐肉與黑色壞死組織的狀況：可用不同的顏色筆，將肉芽組織、黃色腐肉或黑色壞死組織的範圍，描在敷料的透明包裝紙片上。可用百分比來形容大約占整個傷口面積的多少。通常將傷口比喻成派餅畫成四份來形容。例如黃色腐肉占25%的二級壓瘡。

5. **傷口周邊皮膚狀況**：評估傷口邊緣與基部連接處的情形、顏色？厚度？凹洞？內捲？評估傷口邊緣5cm的四周皮膚狀況，包括顏色？硬度？柔耐度？溫度？微血管滲漏等？是否有不正常的硬化或水腫，以手指輕壓傷口周圍的組織，若被壓組織於手指移開後，仍呈現凹狀，表示局部呈現水腫。

6. **傷口肉芽組織**：測量傷口的肉芽組織，指銀、亮紅色表皮在傷口邊緣向中心游移。

7. **分泌物的情況**：需記錄滲液的量、顏色及質（表10-1）。少量：5c.c./24hrs，CD 1次／天；中量：5~10c.c./24hrs，CD 2~3次／天；多量：＞10c.c./24hrs，CD 3次以上／天。

8. **評估傷口滲液時注意事項**：傷口的滲液持續增多，經清洗後仍持續有惡臭時，應詳加評估是否有感染的現象，此時應做傷口細菌培養。

◆ **表10-1** 傷口分泌物種類的顏色及特質成分

種　類	顏　色	特　質
清水性	透明色	含有血清，少有細胞存在，可能有白血球吞噬作用後的異味
膿性液	黃、綠、黃綠混合或褐色黏稠狀	屍體、腐肉細胞或微生物
漿性液	淺紅色的血液狀	紅血球
血水性	透明及淺紅色	血清及血液的混合含有紅血球
濃血性	棕褐、黃綠或紅色等混雜的黏稠血性狀態，有惡臭	屬膿液性即漿液性的混合，含有紅血球，白血球，吞噬作用後的屍體、腐肉細胞或微生物

五、影響傷口癒合的因素

影響傷口癒合的因素包括有許多如：吸菸、肥胖、老年人、貧血、惡性疾病、尿毒症、動脈硬化、輻射線傷害、糖尿病及營養不良等等。在下面將分項說明影響病患傷口癒合過程的不利因素，對於這些因素的充分了解，將有助於護理人員注意高危險群病患，並早期發現營養的需求，以促進最理想的傷口癒合。影響傷口癒合之因素有兩大方向：

1. **系統性因素：全身性障礙影響傷口的因素。**

(1) 血管機能不全及組織氧氣灌流狀況：充足的組織氧氣灌流，可維持纖維細胞的增生、膠原蛋白的合成及白血球的活性。缺氧的病人，傷口較慢癒合。

(2) 營養狀況：水分、蛋白質、維生素A, B_6, B_{12}, C、葉酸、鐵、鋅及卡路里是促成白血球、膠原蛋白和肉芽增生的主要營養素。若缺乏或不足均會造成傷口感染及延緩傷口癒合。故臨床需掌握血清白蛋白(Serum albumin)、血紅素(Hemoglobin)、淋巴球總數(Total Lymphocyte Count; TLC)等檢驗值。

(3) 神經系統狀況：若感覺系統受損對刺激無法感覺，則無法自衛性保護傷口；若活動受損易造成血流停滯，或依賴性的肢體水腫；若小便失禁易造成尿道感染，皮膚潰爛。以上情況均會造成傷口感染及延緩傷口癒合。

(4) 患者疾病的評估：如糖尿病及腎臟病患者，傷口癒合較困難，因糖尿病患者若血糖控制的不好，導致炎症反應受阻。腎臟病患者由於血中廢物的排除困難，凝血功能減低，造成傷口感染的機會增加，所以傷口癒合較困難。

(5) 老化症狀：老年人各項機能下降，如皮脂腺分泌功能減緩，皮膚變得乾燥、炎症反應減緩、新血管與膠原蛋白合成減少、表皮與真皮的附著力減低，導致傷口癒合較慢。故老年人的皮膚需特別評估與護理。

(6) 類固醇的使用：會抑制炎症期造成發炎期延長，使嗜中性球及巨噬細胞無法由血管內進入傷口組織，傷口容易感染。

(7) 免疫系統受損的評估：癌症病患或愛滋患者，因藥物作用，造成細胞有絲分裂受阻，無法合成蛋白質，使得白血球數目減少，阻礙巨噬細胞的機能，無法引導正常的炎症反應。通常此類病患白血球數目會過低，容易感染。

(8) 凝血機能不全的評估：血小板減少或抗凝血劑使用的病患，例如：血友病、肝病患者，需評估肝臟或血液功能。因長時間的凝血，會阻礙傷口癒合過程中的第一步驟：止血功能。使得後續性傷口癒合過程無法進行。

2. **局部性因素：傷口本身或是直接影響傷口的因素。**

(1) 傷口有無微生物感染：傷口局部感染，會導致持續性炎症期，阻礙膠原蛋白合成，無法進行上皮層增生，故延緩傷口癒合。菌落數目多過10^5/c.c.的傷口，局部傷口會呈現紅、腫、熱、痛，或膿性、惡臭的分泌物，甚至會造成白血球上升。

(2) 傷口基底是否乾燥：傷口適當的濕度會促使皮層細胞增生速度加快50%。適當的傷口滲液含有刺激血管及皮層增生的生長因子，及蛋白溶解酶促進自體擴創。

(3) 傷口基底有無異物：過多的滲液、黑色結痂、壞死組織或外物的，這些都會容易引起感染，進而阻礙傷口癒合過程，因此需要有效的擴創。

(4) 傷口基底周邊皮膚腫脹情況：過度的腫脹，致傷口及周圍組織受壓，血液循環不良，傷口組織氧氣不足，傷口細胞組織的排泄廢物亦不容易排除，影響傷口癒合。

(5) 傷口及周邊是否受到摩擦力、剪力及壓力：摩擦力、剪力及壓力會造成皮膚或深部血管、肌肉組織受損及壞死，影響傷口癒合。

(6) 傷口基底血循情形：通常血循不足的肉芽呈現淡粉色或粉白相間，肉芽散落在傷口床。此情況會造成傷口感染及延緩傷口癒合。

六、傷口基本的處置

1. **止血**：為避免大量血液流失、血腫發生及刺激傷口癒合過程。其方法有加壓止血法、結紮出血血管、局部止血藥、電刀止血、輸血等。

2. **清潔傷口**：除去細菌、異物或壞死組織，避免感染、促進新細胞增生。其最理想的傷口沖洗液為生理食鹽水(0.9% NaCl)，特別在消毒液之後，務必用生理食鹽水完全沖洗乾淨，以促進傷口癒合。

3. **擴創術**：除去結痂、異物或壞死組織。其方法有外科手術、沖洗法等。

4. **抗生素的使用**：如傷口細菌數 $\leq 10^5$，則依醫囑使用抗生素油膏、粉劑或噴劑於清洗過傷口；傷口細菌數 $\geq 10^5$，則使用內服性抗生素。

5. **關閉傷口**：傷口漸漸有健康肉芽組織產生時，就可直接用縫線、美容膠布、外科夾釘。

七、敷料的種類及運用

敷料可用於清理傷口、塗抹藥物、吸收傷口流出液或體內排出物、包紮創傷、軀體保護以及骨折的固定等功能。而如何選擇正確的敷料，以保護病患皮膚、預防破損、疼痛和感染的控制，可依下列原則來考量：可維持傷口基底適當的濕潤環境；可隔絕保護傷口避免再次損傷；可保護傷口周圍的皮膚，避免引起感染及包紮時引起損傷；有吸收傷口分泌物、去除壞死組織及滲液；可填塞死腔預防滲出液堆積造成感染；可保持適當pH值，促使血紅素與氧的結合與釋放；有止痛及止血的功能；有擴創功能，促使分解壞死組織。下面表10-2提供敷料種類之比較及應用。

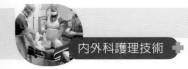

◆ 表10-2　敷料的種類及應用

種　類	適應症	優點	缺點	注意事項
紗布 ■ 非黏著性紗布 ・Non-adhering dressing ・SUP surgical gauze ・Telfa ■ 浸透性紗布 ・Vasoline ・Xeroform	・任何傷口皆可適用 ・有滲出液傷口 ・有深洞或瘻管傷口 ・傷口合併有滲出液或壞死而行擴創術後	・最經濟的敷料，材料易取得 ・可吸收傷口分泌物 ・可用於感染的傷口 ・協助除去壞死組織 ・可使用適當溶液：如N/S以保持傷口的濕度	・需常更換敷料，耗時 ・更換時易損傷新生組織 ・傷口易乾燥化，降低表皮化與膠原蛋白合成的速度 ・無法吸收多量滲透液 ・增加病患之疼痛感 ・無法防止外來細菌侵蝕 ・無法隔絕大氣氧之滲透而降低血管增生 ・需要第二層的敷料覆蓋	・換藥時間依其滲出液的多寡而定 ・如果太濕，會使周圍皮膚受浸潤，可塗抹護膚乳液於周圍皮膚保護 ・粗網狀紗布具有擴創作用 ・細網狀紗布具有保護傷口的作用 ・填塞瘻管式傷口時需鬆鬆的，勿擠壓致阻礙血循，及延遲傷口的癒合
薄膜敷料 ・Acu-Derm ・Bioclusive ・Ensur ・Op site ・Polyskin ・Tegaderm ・Transeal ・Uniflex	・固定靜脈注射位置 ・表皮擦傷 ・固定敷料位置 ・小面積淺層燒傷及撕裂傷 ・壓瘡第一期及第二期（局部增厚；輕微滲液） ・水泡 ・乾燥且壞死的傷口而需行擴創術、植皮手術之供皮區及植皮區	・防水及隔絕外界液體及細菌滲入，預防傷口二度感染 ・維持傷口周圍皮膚乾淨，減少傷口表面摩擦力 ・透明式可觀察傷口情況。可與其他敷料併用 ・減低疼痛 ・保濕作用，促使皮層細胞增生 ・固定支持的作用，不需第二層包紮 ・有自溶性擴創作用	・無法吸收傷口滲出液 ・不能用於瘻管或感染性傷口 ・黏固性弱，易脫落（尤其是油性皮膚者） ・在撕除時會損傷新生的上皮細胞組織	・傷口周圍皮膚需保持乾燥 ・傷口周圍毛髮需剃除 ・覆蓋時範圍需大於傷口1~2吋 ・換藥時間依照傷口的情況而定 ・感染性傷口避免使用 ・油性皮膚及易冒汗者不易使用。

◆ 表10-2　敷料的種類及應用（續）

種　類	適應症	優點	缺點	注意事項
水膠體敷料 ・ Confeel ・ Cutinovahydro ・ Duo DERM ・ Intrasite ・ Intact ・ Restore ・ Tegasorb ・ Ulcer Dressing	・局部增厚的傷口 ・有輕度至中度滲出液傷口。第三、四期平面式乾淨壓瘡傷口 ・擦傷、供皮區、第二度燙傷，燙傷面臨占體表面積(BSA)2%以下 ・靜脈潰瘍傷口，需與彈性繃帶合用	・保濕、保溫、防水、舒適，可預防傷口二度感染機率 ・避免傷口受冷、熱、壓力或摩擦力的刺激 ・移除時，不會損傷新生的上皮細胞組織 ・可吸收傷口滲出液 ・能軟化黃色腐肉有自溶擴創作用	・遇熱或摩擦，容易軟化或變形 ・不透明，不易觀察傷口狀況 ・邊緣下方易皺縮或滲漏，分泌物可能會洩漏至保護皮外 ・殘渣存留在傷口上有味道 ・不可用於有大量分泌物、瘻管式、感染性、骨骼及肌腱曝露於外、周圍皮膚脆弱的傷口	・當除去敷料時，會呈現看見像膿一樣具有特殊氣味及黃色滲液是正常的 ・覆蓋時需大於傷口基部1~1.5吋敷料黏貼後，需用手微壓迫1分鐘，以增加其黏貼固著性3~7天更換一次，或有滲漏時更換之 ・傷口周邊皮膚需清潔乾淨並擦乾，以增加黏合力
水凝膠體敷料 ・ Aquasorb SUP surgical ・ Carrasyn ・ Clear site ・ Elaste-Gel ・ Hy-drogl ・ Hydroactive Gel ・ Intra site Gel ・ Normlgel ・ Transorb ・ Tegagel ・ Vigilon	・部分或完全增厚傷口 ・三、四級乾燥的黃黑色傷口 ・結痂或滲液少的傷口 ・壞死或腐爛壞疽傷口 ・放射療法灼傷傷口 ・窄小死腔或肌肉顯露於外之傷口 ・擴創時，配合溶解酵素使用，擴創效果更好	・可填塞死腔 ・能濕潤傷口促進自溶擴創術 ・可吸收大量至中量的傷口滲出液 ・不會黏附在傷口上，容易清除 ・透明的易觀察傷口 ・可用於感染性傷口	・需要第二層敷料包紮 ・不可用於有多量滲出液傷口 ・乾燥後可能會黏著於傷口底部 ・會浸潤周圍的皮膚	・8~48hrs更換一次 ・勿塗及周邊皮膚，因會增加周圍及皮膚受浸潤的危險性 ・最好選擇較表淺的傷口 ・每次更換時，需以生理食鹽水沖洗乾淨

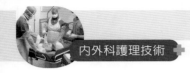

◆ 表10-2　敷料的種類及應用（續）

種　類	適應症	優點	缺點	注意事項
高吸收量敷料 · Algs DERM · Bard Absorption · Dressing · Debrisan · Derma SCRB · Hydrofiber wound dressing · Mesalt · Sorbsan	· 中量至多量滲出液傷口 · 易出血傷口 · 感染且多量滲出液傷口	· 填塞死腔 · 用於擴創術前吸收滲出液 · 容易敷上 · 可吸收20倍以上的容量液	· 需第二層敷料包紮 · 不能用於乾燥或輕微滲液傷口 · 會使傷口底部變乾燥	· 需用紗布或薄膜敷料作第二層包紮，若中至大量滲液則需用Duo DERM CGF來作第二層敷料 · 依其滲出液的多寡每8 hrs至5~7天更換一次
海藻膠敷料 · Sorbalgon · Tagagen · Algisite M · Kaltostat · Alginates	· 第二度燙傷，燙傷面積占體表面積(BSA)2~15% · 第三、四級全皮層受損傷口死腔 · 滲液多的傷口 · 易出血傷口 · 癌症傷口	· 能吸收大量滲液達本身重量的20倍重 · 無毒、無過敏、完全相容性 · 有止血作用 · 保護新生組織，促使皮層細胞增生 · 減少二次傷害，避免疼痛 · 提供傷口基底濕潤環境及自體擴創作用	· 無法用於乾燥性傷口 · 需用第二層敷料固定	· 置於乾燥、陰涼、通風良好之場所，不宜直接陽光照射 · 長期曝露在較高溫、高濕度，會使敷料吸水性效力下降；含水量大於90%時，敷料會長黴菌

◆ 表10-2　敷料的種類及應用（續）

種　類	適應症	優點	缺點	注意事項
石蠟紗布 · Sulfa-tulla · Bactgras	· 全身體表面積不超過10%的傷口，輕微燒燙傷 · 擦傷 · 植皮及取皮後的傷口 · 皮膚潰瘍	· 含軟白石蠟能防止敷料沾黏傷口 · 不易造成過敏 · 含廣效性抑菌成分	－	· 更換時以生理食鹽水清潔 · 需第二層敷料敷蓋 · 依滲出液多寡，1~2天更換一次
親水性泡棉敷料 · Foam Lite · Biatain Ibu · Aquacel foam · Mepilex	· 中、大量滲液傷口 · 壓傷、潰瘍	· 吸收滲液能力佳，有Ag抗菌產品可選擇 · 可保持濕潤的環境並促進傷口癒合 · 不易引起皮膚刺激或是過敏反應	· 不透明，無法直接觀察傷口 · 不適用於乾燥性傷口 · 成本高	· 依滲出液多寡，1~5天更換一次 · 更換時以生理食鹽水清潔傷口並擦拭乾淨

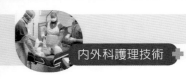

◆ 表10-2　敷料的種類及應用（續）

種　類	適應症	優點	缺點	注意事項
島型敷料 · Tegaderm +Pad · SavDerm	· 外傷、擦傷、割傷、手術傷口	· 防水、透氣，可阻絕細菌滲入 · 邊緣黏性敷料可防止滲液外露 · 中央泡棉敷料可吸收滲液	－	· 依滲出液多寡，2~3天更換一次 · 洗澡時輕壓敷料邊緣，以免水分滲入

參考資料

王瑋等(1994)·*護理技術手冊*（二版）·華杏。

台大醫院護理部(2000)·*台大護理技術－基技與專技標準*（二版）·華杏。

林貴滿、李滿梅、林惠娟、譚蓉瑩、李素貞、陳秀蓉、陳佩英、張惠甄、韓玉蘭、蔡淑梅、曾錦瑋、洪麗珍、陳夏蓮、葉明珍、陳秋慧、顧家恬、古菊梅、鄧崇勵、賴美信…劉波兒(2023)·*內外科護理技術*（十版）·華杏。

陳秀勤、何雲仙、陳玉秀、楊勤熒、陳雪、郭淑芬、陳梅麗、張治瑤、葉麗娟、何雪珍、鄭秀月、江惠英、謝紅桂、張凱喬、楊星瑜、王宜華、曲天尚、陳玫君(2019)·*新編內外科護理技術*（二版）·永大。

陳敏麗、倪麗芬、張玉珠、吳秋燕、陳麗華、柳秋芳、劉棻、鄭惠珍、阮淑萍、曾明晰、黃翠媛、羅淑玲、何昭中、姜如珊、李惠玲、戴秀珍、蔡素珍、王俞蓉、王瑜欣…唐心如(2021)·於陳敏麗校閱，*內外科護理技術*（六版）·新文京。

葉碧芳(2005)·*實用傷口護理*·華杏。

潘純媚等(2005)·最新護理技術·匯華。

Andrews, A. (1996). Nursing care. In J. A. D. Settle (Ed.), *Principles and practice of burns management* (pp.435-446). Churchill Living stone.

Ayello, Elizabeth, A., & Franz, Rita, A. (2003). Pressure ulcer prevention and treatment: Competency-based nursing curricula. *Clinical Skills, 15*(1), 44-47, 51-52, 55, 61.

Caine, R. M. (1996). Patients with burns. In J. M. Clochesy, C. Breu, S. Cardin, A. A. Whittaker, & E. B. Rudy (Eds.), *Criticsl care nursing* (2nd ed). (pp.55-72). SLACK Incorporated.

Casey, G. (2003). Nutritional support in wound healing. *Art & Science, 17* (23), 55-56, 58.

Cole, E. (2003). Wound mansgement in the A&E department. *Art & Science, 17* (46), 45-52, 54, 56.

Edwards, J. (2003). Scar management. *Art & Science, 17* (52), 39-42.

Fudkins, H. J. (1996). Inhalation injury. In J. A. D. Settle (Ed.), *Principles and practice of burns management* (pp.321-328). Churchill Living stone.

Harkness, G. A., & Dincher, J. R. (1996). *Medical-surgical nursing*. Mosby.

Kaufman, Melissa, W., & Pahl, Douglas, W. (2003). Vacuum-Assisted closure therapy: Wound care and nursing implications. *Dermatology Nursing, 15*(4), 317-320, 323-326.

Keen, J. H., & Swearingen, P. L. (1997). *Mosby's critical care nursing consultant*. Mosby.

Schober-Flores, C. (2003). Epidermolysis bullosa: The challenges of wound care. *Clinical Feature, 15*(2), 135-138, 141-144.

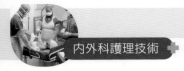

第二節 CHANGE DRESSING 換藥法

學習目標

1. 可了解無菌換藥法的目的及原則。
2. 能正確執行無菌換藥法的步驟。
3. 能執行完整的傷口護理及評估。
4. 了解傷口疼痛和感染的控制。
5. 能明白如何保護病患皮膚、預防破損。

目 的

1. 清潔傷口及除去周圍皮膚之分泌物、血液、膿及壞死組織等汙物，以促進傷口癒合。
2. 更換敷料及藥物。
3. 評估傷口癒合過程及是否有感染的狀況。
4. 評估病患的狀況，以避免傷口癒合受到阻礙。

學理與原理

詳見第一節傷口護理。

適應症

1. 有傷口之病患。
2. 病患傷口外滲敷料滲潤或汙染時。

用物與設備

1. 無菌棉棒..數包
2. 無菌紗布..數包
3. 無菌生理食鹽水..1瓶
4. 水溶性優碘(10% providone iodine aqueous solution) 1罐

5. 彎盆 1個

6. 清潔手套 ....數副

7. 透氣紙膠 1捲

8. 剪刀 1把

9. 丙酮或苯(benzene) 1罐

10. 治療巾或看護墊 1條

11. 屏風 1個

12. 換藥車 1台

13. 適當敷料 ....數包

▌步驟與說明 ••

步　驟	說　明
1. 準備病患 　(1) 核對醫囑及病患。 　(2) 向病患解釋過程及目的。 　(3) 測量生命徵象。 　(4) 確立各項管路的功能正常，如點滴、導尿管…。 　(5) 依醫囑給予止痛劑。	 (2)-1. 降低病患焦慮，並取得合作。 (3)-1. 過程中仍需持續觀察。 (4)-1. 預防感染。
2. 洗手、戴口罩、戴手套。	
3. 攜帶所需用物至病患單位。	
4. 核對病患。	
5. 準備環境及病患姿勢 　(1) 圍屏風或床簾。 　(2) 協助病患暴露傷口，並採舒適適當的換藥姿勢。 (3) 注意環境溫度。	
6. 以治療巾或看護墊鋪於傷口部位之下。	6-1. 避免汙染衣物或床單。
7. 移除膠布：一手固定皮膚，一手自膠布邊緣順著毛髮撕除撕開，接著往傷口將膠布移除。	7-1. 撕除膠布需順著毛髮撕除，以免造成毛囊受損避免疼痛、牽扯傷口及撕裂皮膚。

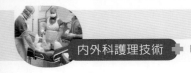

步　　驟	說　　明
8. 移除敷料 　　(1) 確認敷料是否黏在傷口上，若有，可以生理食鹽水沾濕敷料。 　　(2) 取下敷料置於彎盆。 　　(3) 評估傷口及敷料情況。	(1)-1. 避免破壞肉芽組織，減緩傷口癒合。 (3)-1. 若傷口為汙染性的，更換清潔手套，以避免感染。
9. 清潔傷口以無菌棉棒沾取適量之無菌生理食鹽水，由傷口中央由內往外約5公分，向外環形擦拭。	9-1. 勿來回擦拭，以避免汙染傷口。
10. 消毒傷口以無菌棉棒沾取適量之水溶性優碘(10% providone iodine aqueous solution)，由傷口中央由內往外約5公分，向外環形擦拭。	10-1. 勿來回擦拭，以避免汙染傷口。
11. 固定敷料：選擇適當敷料，以無菌方式取出敷料，將敷料覆蓋傷口，並切勿再移動。	11-1. 可依傷口性質選擇適當敷料，可參考第一節傷口護理表10-2敷料的種類及應用(p.390)。
12. 以透氣紙膠固定敷料。	
13. 協助病患恢復衣物，採適當臥位及姿勢。	
14. 整理病患單位。	
15. 用物整理：依感染控制垃圾分類法將感染及非感染性物品分別丟入正確的垃圾桶內。	
16. 洗手。	
17. 記錄：傷口大小、深度、傷口周邊皮膚狀況、分泌物的量、顏色及質、癒合情況、是否感染的現象及病患的反應。	

注意事項

1. 傷口敷料分泌物濕度若>50%需縮短換藥時間。
2. 分泌量少但敷料由透明轉為淡黃色時，即表示敷料需要更換。
3. 皮膚與紙膠注意各項用物之有效期限日期、並注意是否有受汙染之現象。
4. 若傷口周圍皮膚非常脆弱時，其最外層乾紗布覆蓋傷口範圍可加大，用兩條適當寬度膠帶黏貼即可。其目的為減少膠帶黏貼皮膚造成破損。

參考資料

王瑋等(1994)・*護理技術手冊*（二版）・華杏。

台大醫院護理部(2000)・*台大護理技術－基技與專技標準*（二版）・華杏。

林貴滿、李滿梅、林惠娟、譚蓉瑩、李素貞、陳秀蓉、陳佩英、張惠甄、韓玉蘭、蔡淑梅、曾錦瑋、洪麗珍、陳夏蓮、葉明珍、陳秋慧、顧家恬、古菊梅、鄧崇勵、賴美信…劉波兒(2023)・*內外科護理技術*（十版）・華杏。

陳秀勤、何雲仙、陳玉秀、楊勤熒、陳雪、郭淑芬、陳梅麗、張治瑤、葉麗娟、何雪珍、鄭秀月、江惠英、謝紅桂、張凱喬、楊星瑜、王宜華、曲天尚、陳玫君(2019)・*新編內外科護理技術*（二版）・永大。

陳敏麗、倪麗芬、張玉珠、吳秋燕、陳麗華、柳秋芳、劉棻、鄭惠珍、阮淑萍、曾明晰、黃翠媛、羅淑玲、何昭中、姜如珊、李惠玲、戴秀珍、蔡素珍、王俞蓉、王瑜欣…唐心如(2021)・於陳敏麗校閱，*內外科護理技術*（六版）・新文京。

葉碧芳(2005)・*實用傷口護理*・華杏。

潘純媚等(2005)・*最新護理技術*・匯華。

Andrews, A. (1996). Nursing care. In J. A. D. Settle (Ed.), *Principles and practice of burns management* (pp.435-446). Churchill Living stone.

Ayello, Elizabeth, A., & Franz, Rita, A. (2003). Pressure ulcer prevention and treatment: Competency-based nursing curricula. *Clinical Skills, 15* (1), 44-47, 51-52, 55, 61.

Caine, R. M. (1996). Patients with burns. In J. M. Clochesy, C. Breu, S. Cardin, A. A. Whittaker, & E. B. Rudy (Eds.), *Criticsl care nursing* (2nd ed). (pp.55-72). SLACK Incorporated.

Casey, G. (2003). Nutritional support in wound healing. *Art & Science, 17* (23), 55-56, 58.

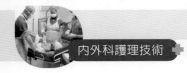
Cole, E. (2003). Wound mansgement in the A & E department. *Art & Science, 17* (46), 45-52, 54, 56.

Edwards, J. (2003). Scar management. *Art & Science, 17* (52), 39-42.

Fudkins, H. J. (1996). Inhalation injury. In J. A. D. Settle (Ed.), *Principles and practice of burns management* (pp.321-328). Churchill Living stone.

Harkness, G. A., & Dincher, J. R. (1996). *Medical-surgical nursing*. Mosby.

Kaufman, Melissa, W., & Pahl, Douglas W. (2003). Vacuum-Assisted closure therapy: Wound care and nursing implications. *Dermatology Nursing, 15* (4), 317-320, 323-326.

Keen, J. H., & Swearingen, P. L. (1997). *Mosby's critical care nursing consultant*. Mosby.

Schober-Flores, C. (2003). Epidermolysis bullosa: The challenges of wound care. *Clinical Feature, 15* (2), 135-138, 141-144.

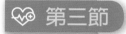

第三節　燒傷鋪床法

學習目標

1. 可明白無菌床之目的與功能。
2. 能正確執行各項技術，以促進病患之舒適與安全。

目　的

1. 建立無菌環境，預防病患受到感染。
2. 為使病患不易因傷口滲液造成感染及不適，而需設置一個易於更換敷料、無菌棉墊或治療巾的環境。

學理與原理

　　燒傷導致病患皮膚完整性受損，因第一道防線被破壞而喪失免疫系統，此外燒傷焦痂部位所產生之毒素，及休克期腸胃道細菌產生的內毒素，均會抑制或損傷免疫系統，而使白血球之吞噬作用減弱，加上蛋白質負氮平衡所造成的蛋白質不足，使得需依賴蛋白質來組成之免疫系統功能不佳，因此病患若治療不當則感染機率將大為增加。而視燒傷病患燒傷的範圍及深度，使用無菌床單。視燒傷部位之滲液情形，隨時更換無菌棉墊或治療巾。鋪燒傷床前，需戴口罩、手套、穿隔離衣，選擇適當的鋪床法，並注意病患安全。

適應症

　　因嚴重燒傷而進入燒傷中心之病患。

用物與設備

1. 無菌包
   (1) 無菌罩單..1條
   (2) 無菌大單..2條
   (3) 無菌枕單..2~4條或以上
   (4) 無菌中單..1條

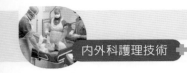

2. 枕頭 ....2~4個或以上

3. 橡皮中單 1條

4. 護架及無菌護架套（圖10-1）..各1個

5. 口罩及手套 各1個

6. 隔離衣 1件

7. 烤燈 ....1~2個

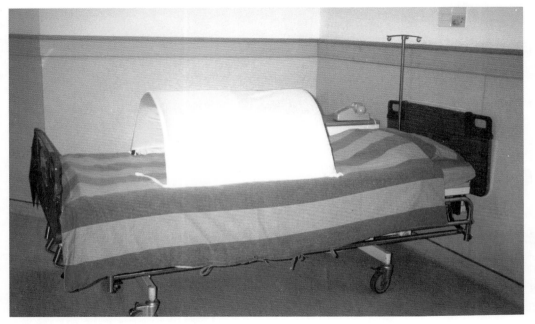

圖10-1　護架及無菌護架套

▌步驟與說明 ∙∙∙

步　驟	說　明
1. 洗手、戴口罩、穿隔離衣、戴手套。	
2. 攜帶所需用物至病患單位。	
3. 向病患解釋更換或使用無菌床之目的與過程。	
4. 拉上隔簾，注意環境溫度。	4-1. 可用烤燈來保暖。
5. 視病患燒傷情形，來確立如何鋪床	
(1) 病患若可自行下床，請病患坐在床旁椅再執行。	
(2) 臥床病患，先協助病患採側臥，先鋪一側，再鋪對側。	
(3) 可使用床上磅秤（如：需水療者則宜使用），先將病患抬起，再執行鋪床。	(3)-1. 注意病患安全，必要時可將床欄拉上。 (3)-2. 病患體弱者、無法下床者、意識不清者均可考慮此法。
6. 去除汙染的床單、衣物。	
7. 打開無菌包。	
8. 以大單置於床墊上，上下平塞於床墊並摺床角。	8-1. 無菌包內容物由上往下依序為：無菌大單、無菌中單、無菌枕單、無菌罩單。
9. 取橡皮中單平鋪距床頭約40公分，再將無菌中單對準中線鋪在橡皮中單上，之後將兩側下垂部分平塞於床墊下。	9-1. 注意床單一定要拉平整。 9-2. 無菌中單一定要完全覆蓋橡皮中單，以免造成皮膚的傷害。
10. 取出無菌大單暫置於床尾。	
11. 枕頭套上無菌枕單。	11-1. 枕頭可使用多種不同的軟硬程度：如翻身枕，提高患肢的可使用較硬的材質。
12. 依功能不同將枕頭分置不同位置，或置於一旁備用。	
13. 打開護架，並套上無菌護架套，置於床上。	

步　驟	說　明
14.將暫置於床尾的無菌大單展開，蓋於護架之上，床頭及床尾處各反摺25公分。	
15.鋪上無菌罩單並展開，將大單原已反摺的25公分處，再反摺25公分覆蓋罩單，成雙被頭。	15-1. 視溫度可再加減被蓋。
16.協助病患採適當臥位及姿勢。	
17.整理病患單位，拉開隔簾，將汙染物置於汙衣桶送洗。	
18.脫除手套、口罩及隔離衣，洗手。	
19.觀察病患有無不適之反應及皮膚滲液情況，並記錄之。	19-1. 若床單、衣物很濕，表示含有大量滲出液，需予測得淨重，列為病患輸出量的記錄。

參考資料

王瑋等(1994)・*護理技術手冊*（二版）・華杏。

台大醫院護理部(2000)・*台大護理技術—基技與專技標準*（二版）・華杏。

潘純媚等(2005)・*最新護理技術*・匯華。

Andrews, A. (1996). Nursing care. In J. A. D. Settle (ed.), *Principles and practice of burns management* (pp.435-446). Churchill Living stone.

Caine, R. M. (1996). Patients with burns. In J. M. Clochesy, C. Breu, S. Cardin, A. Whittaker, A. & Rudy, E. B. (eds.), *Criticsl care nursing* (2nd ed) (pp.55-72). SLACK Incorporated.

Fudkins, H. J. (1996). Inhalation injury. In J. A. D. Settle (ed.), *Principles and practice of burns management* (pp.321-328). Churchill Living stone.

Harkness, G. A., & Dincher, J. R. (1996). *Medical-surgical nursing*. Mosby.

Keen, J. H., & Swearingen, P. L. (1997). *Mosby's critical care nursing consultant*. Mosby.

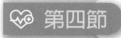

第四節　HYDROTHERAPY
水療法

學習目標

1. 可明白燒傷病患使用水療法之目的與其執行之過程。
2. 能正確執行此項技術，以促進病患傷口癒口。
3. 可配合病患情況，而將水療法安排於病患復健計畫之中。

目　的

1. 清潔表面傷口，將傷口焦痂及殘留藥物去除。
2. 減少更換傷口敷料時的疼痛，以及避免對傷口造成二度傷害。
3. 清潔身體，以便做完整的身體評估。
4. 刺激皮膚，促進皮膚血液循環。
5. 利用熱傳導的原理，來降低體內過高的溫度。
6. 可藉由水的浮力來維持受傷肢體關節最大活動度及肌肉強度，有利病患復健計畫的進行。

學理與原理

　　水療是臨床上常用的一項處置，藉由水的波動來軟化結痂，並將傷口上之分泌物及焦痂除去，其可用浸泡式或淋浴式的。總括其目的大致包括：清潔燒傷之傷口、除去已壞死的組織、減少傷口上菌落的形成、防止感染、軟化焦痂使關節易活動、使病患較舒適減輕疼痛、促進傷口的癒合。

　　臨床上目前常用的是經過處理無菌的純水加上優碘溶液為病患清洗傷口，在水療的過程中，病患會有失溫的現象，為避免病患感到寒冷或使病患體溫過低，一般室溫最好維持在26.6~29.4℃(80~85℉)之間；水溫約維持在37.8℃(100℉)左右為宜，但若為淋浴式的水療，盡可能讓有傷口部分的水溫低於沖洗在完整皮膚的水溫，一般而言水溫約維持在37℃(98.6℉)。整體而言，不論何種方式的水療過程以不超過20~30分鐘為原則，因時間過長會造成病患的體熱大量喪失、鈉離子流失以及疼痛。原則上，燒傷初期每天至少水療一次，但當焦痂開始分離時則應增加次數，且水療過程中應隨時觀察病患的反應，並予協助與支持，也可鼓勵病患在水療的過程中因有水的浮力可自

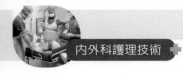

已活動關節，以減少肢體的攣縮現象外，也可增加病患的自主性，並且為預防與其他病患的交互感染，可採用單次使用的水療盆塑膠套。

適應症

1. 水療法可分為淋浴(Shower)與浸泡(Tank)二種，依病患情況、燒傷部位、面積而決定。

2. 淋浴式水療適用於
   (1) 幼兒（1~2歲以內）。
   (2) 燒傷面積較小者。
   (3) 腹瀉、大小便失禁者。
   (4) 中心靜脈導管(CVP)置於腹股溝靜脈處者。

3. 浸泡式水療適用於
   (1) 2歲以上兒童以及成人。
   (2) 燒傷面積較大者。
   (3) 意識清醒、生命徵象穩定者。
   (4) 中心靜脈導管(CVP)未置於腹股溝靜脈處者。

4. 禁用水療法者：意識不清，生命徵象不穩定者如呼吸淺快、體溫超過38.3℃或低於36.7℃者及電解質不平衡，剛行植皮手術者，使用生物敷料（豬皮）或呼吸器者。

用物與設備

1. 燒傷水療沐浴床（圖10-2）..1個
2. 燒傷水療沐浴床附帶波浪漩渦攪水器（浸泡用）（圖10-3）..........................1個
3. 溫控給水消毒裝置(Shower panel)（淋浴用）（圖10-4）...........................1個
4. 溶液（下列種類選一使用）
   (1) 5% Hibitane 1:450~500
   (2) 生理食鹽水(Isotonic Saline Solution)
   (3) 水溶性優碘(Aq. Betadine) 1:4,000~5,000
5. 量器...1個
6. 水溫計...1個
7. 電動升降床（圖10-5）...1個
8. 手推床...1個
9. 口罩、手套...1或以上個

10. 隔離衣 1或以上件

11. 換藥用物 1組

12. 無菌床 1組

13. 烤燈 1或以上個

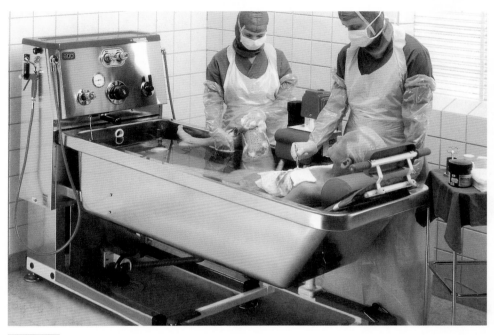

圖10-2　燒傷水療沐浴床

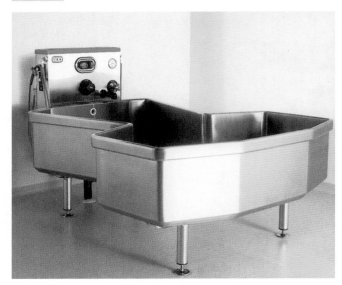

圖10-3　燒傷水療沐浴床附帶波浪漩渦攪水器（浸泡用）

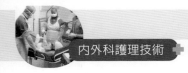

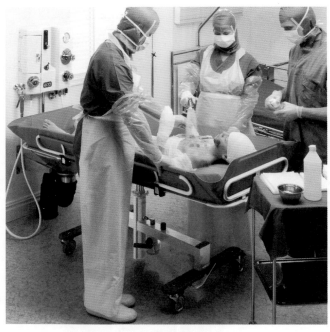

圖10-4　溫控給水消毒裝置(Shower panel)（淋浴用）

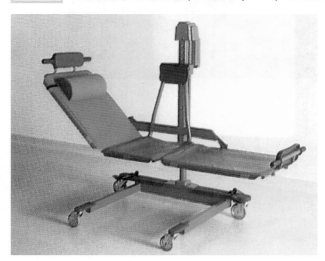

圖10-5　電動升降床

步驟與說明

步　驟	說　明
1. 準備病患	
(1) 核對醫囑及病患。	
(2) 向病患解釋過程及目的。	(2)-1. 降低病患焦慮，並取得合作。
(3) 測量生命徵象。	(3)-1. 過程中仍需持續觀察。
(4) 確立各項管路的功能正常，如點滴、導尿管等。	(4)-1. 預防感染。
(5) 依醫囑給予止痛劑。	(5)-1. 一般在水療前15~30分鐘給予。
2. 將水療室室溫調整在28.8℃。	
3. 洗手。	
4. 準備溶液	
(1) 放水、測水溫。	(1)-1. 水約7~8分滿，水溫36~38℃。
(2) 配置消毒溶液。	(2)-1. 依醫囑選用適當溶液。
5. 以推車送病患至水療室。	
6. 準備人員	
(1) 洗手。	
(2) 穿隔離衣、戴口罩及手套。	(2)-1. 需執行無菌及隔離技術。
7. 移去敷料。	7-1. 若敷料在傷口上粘連的很厲害，勿強行移去，可下水後再去除，以減輕疼痛及防止出血。
8. 秤敷料重量。	8-1. 將病患體重扣掉敷料重量以得淨重。
9. 將病患小心固定在床上，緩慢地移入水療池中。	9-1. 注意床的固定以及機械的操作，以防病患滑落及不適。
10. 注意各項管路的通暢。	10-1. 時間約為15~20分鐘。
11. 水療過程	
(1) 打開電源。	
(2) 調節水波大小。	(2)-1. 藉適當的波浪大小，來達到局部皮膚按摩效果。
(3) 以紗布移去傷口焦痂及敷料。	(3)-1. 注意放輕動作，注意病患反應及傷口癒合情況。
(4) 協助病患作肢體關節運動。	(4)-1. 水的浮力有助關節的活動，鼓勵病患做主動運動，並可說出自己的感受，共同訂定復健計畫。

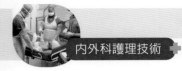

步　驟	說　明
(5) 關掉電源。	
12. 將病患移出水療池。	
13. 予無菌床單覆蓋及以烤燈保暖。	13-1. 水療過程中會喪失體溫。
14. 測量體重。	14-1. 與水療前比較，因水療過程中會造成體液的流失。
15. 以無菌技術敷藥及覆蓋敷料。	
16. 送病患回病房，並觀察有無不適。	
17. 回水療室整理用物。	
18. 洗手。	
19. 記錄病患反應、體重與傷口及分泌物之情形。	19-1. 水療後注意電解質的變化。

注意事項

1. 淋浴式水療所使用之水源是經銀板過濾，故於使用前需注意打開銀板過濾器的開關。

2. 紅燈閃爍時表示銀板過濾器的銀板已快用完。

3. 使用淋浴式水療方式的病患，可直接由水療淋浴床來接送病患。

4. 若有數位病患需做水療時，應將傷口較髒者，安排於最後使用。

5. 傷口有感染者，待無感染的情況，方可再做水療，以防交互感染。

6. 水療池清洗方法：使用後，以消毒液刷洗，再用清水沖淨（消毒液可用Hibiscrub或水療池所附之Reeidual Germ清洗之）。

參考資料

王瑋等(1994)・*護理技術手冊*（二版）・華杏。

台大醫院護理部(2000)・*台大護理技術—基技與專技標準*（二版）・華杏。

陳秀勤、何雲仙、陳玉秀、楊勤熒、陳雪、郭淑芬、陳梅麗、張治瑤、葉麗娟、何雪珍、鄭秀月、江惠英、謝紅桂、張凱喬、楊星瑜、王宜華、曲天尚、陳玫君(2019)・*新編內外科護理技術*（二版）・永大。

潘純媚等(2005)・*最新護理技術*・匯華。

Andrews, A. (1996). Nursing care. In J. A. D. Settle (ed.), *Principles and practice of burns management* (pp.435-446). Churchill Living stone.

Caine, R. M. (1996). Patients with burns. In J. M. Clochesy, C. Breu, S. Cardin, A. A. Whittaker, & E. B. Rudy(eds.), *Criticsl care nursing* (2nded) (pp.55-72). SLACK Incorporated.

Fudkins, H. J. (1996). Inhalation injury. In J. A. D. Settle(ed.), *Principles and practice of burns management* (pp.321-328). Churchill Living stone.

Harkness, G. A., & Dincher, J. R. (1996). *Medical-surgical nursing*. Mosby.

Keen, J. H., & Swearingen, P. L. (1997). *Mosby's critical care nursing consultant*. Mosby.

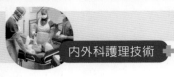

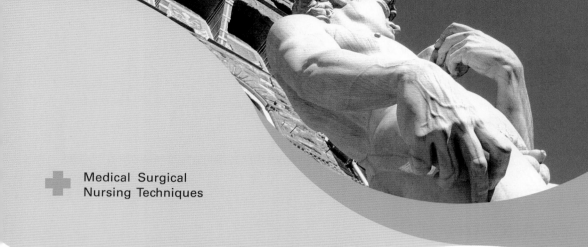

Medical Surgical
Nursing Techniques

11
CHAPTER

泌尿系統功能障礙之護理
The Urinary System

· 程紋貞 | 著

▶ 本章大綱

第一節　小量膀胱沖洗法

學習目標

1. 能認識膀胱沖洗之方法。
2. 能正確地準備各種膀胱沖洗之用物。
3. 能正確地執行膀胱沖洗之步驟，並提供合宜之照護。

目　的

經由存留導尿管清除膀胱之黏膜、血塊，以維持尿路之通暢。

學理與原理

1. 依醫囑使用等張溶液進行膀胱沖洗，一般常用的是無菌生理食鹽水溶液。
2. 每次沖洗時，單次沖洗液勿超過30c.c.，因太多之沖洗液易造成膀胱收縮而引起不適。

適應症

懷疑泌尿系統出血，致血塊造成膀胱阻塞而排尿困難者。

用物與設備

1. 治療盤 1個
2. 無菌塑膠灌食空針 1支
3. 無菌手套 1副
4. 無菌治療巾 1條
5. 無菌治療碗 ....1~2個
6. 橡皮治療巾與治療巾 各1條
7. 指定之無菌灌洗溶液 ....視需要量
8. 水溶性優碘 1瓶
9. 無菌棉棒 1包
10. 量杯 1個

▍步驟與說明 ·

步　驟	說　明
1. 與病患及家屬解釋執行此治療之目的與過程。	
2. 洗手。	
3. 準備用物，將用物攜至病患單位。	3-1. 天氣冷時可事先將灌洗液加溫，但手術後或出血時則不宜。
4. 準備病患 (1) 核對病患。 (2) 圍屏風或拉上床簾。 (3) 協助病患脫下褲子，露出導尿管部位。 (4) 鋪橡皮治療巾及治療巾於臀部下。	(2)-1. 提供隱密環境。 (3)-1. 若無存留導尿管時，協助插上存留導尿管。
5. 醫師戴上無菌手套。	
6. 鋪好無菌治療巾。	
7. 將2個無菌治療碗置於無菌治療巾上，將指定之灌洗溶液倒入其中一個無菌治療碗內。	
8. 遞給醫師無菌之灌食空針，抽取灌洗溶液。	
9. 協助醫師以優碘棉棒消毒尿管與尿袋接頭處，上下各15公分。	9-1. 此時護理人員需將尿管抬高。
10. 醫師將尿管與尿袋之接頭處鬆開，尿袋之接頭處交予護理人員，保持無菌狀態。	10-1. 亦可將尿袋之接頭置於無菌治療巾內，但需注意勿滑落出無菌區。
11. 醫師一手持導尿管，一手則將灌洗液緩緩注入導尿管內。	11-1. 不注入灌洗液時應將導尿管反摺，以免空氣進入膀胱內。 11-2. 避免刺激膀胱收縮引起不適，每次灌入量勿超過30c.c.。
12. 緩緩將空針回抽，並將回抽之灌洗液注入另一無菌治療碗內。必要時重複11.~12.之步驟。	12-1. 若回抽時無法順利抽出灌入之溶液時，則勿再灌入。

步　驟	說　明
13. 灌洗時教導病患深呼吸，並觀察病患之反應。	13-1. 可放鬆以減輕疼痛感。若病患出現腹痛、膀胱收縮厲害時，應先暫停灌洗。
14. 灌洗結束後，以優碘棉棒消毒尿管與尿袋接頭處，再接回尿袋。	
15. 以量杯測量排出量。	
16. 整理用物。	
17. 洗手。	
18. 記錄：灌洗時間、灌洗溶液、灌洗量、尿量（排出量－灌洗總量）、排出液之顏色及性質、病患之生命徵象及反應等。	

注意事項

1. 灌洗後密切觀察病人之生命徵象與反應，如果出血厲害、血壓下降，立刻告知醫師。

2. 若無特殊禁忌，鼓勵病患多喝水，以利血塊、黏膜排出。

第二節　連續性膀胱沖洗法

目　的

1. 預防或減少泌尿系統手術後，膀胱內血凝塊之形成。
2. 預防或治療泌尿系統之感染。
3. 維持尿液引流系統之通暢。

學理與原理

依醫囑使用等張溶液進行膀胱沖洗，一般常用的是無菌生理食鹽水溶液。

適應症

1. 行前列腺切除術後之病患。
2. 膀胱內可能有血塊形成，造成膀胱阻塞而排尿困難者。

用物與設備

1. 治療盤 1個
2. 導尿包 1包
3. 三叉導尿管(3-way Foley) 1條
4. K-Y jelly或Xylocaine jelly 1條
5. 無菌手套 1副
6. 蓄尿袋 1個
7. 無菌蒸餾水(20c.c.) 2瓶
8. 10c.c.或30c.c.空針 1支
9. 靜脈輸液導管 1副
10. 點滴架 1台
11. 紙膠 1捲
12. 無菌生理食鹽水 1罐
13. 水溶性優碘 1罐
14. 依醫囑指定之灌洗液 1袋

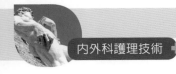
■ 步驟與說明 ···

步　驟	說　明
1. 與病患及家屬解釋執行此治療之目的與過程。	
2. 洗手。	
3. 準備用物，將用物攜至病患單位。	3-1. 天氣冷時可事先將灌洗液加溫，但手術後或出血時則不宜。
4. 準備病患	
(1) 核對病患。	
(2) 圍屏風或拉上床簾。	(2)-1. 提供隱密環境。
(3) 協助病患脫下褲子，露出導尿部位。	
(4) 鋪橡皮治療巾及治療巾於臀部下。	
5. 醫師戴上無菌手套。	
6. 鋪好無菌治療巾，依導尿技術插放三叉導尿管（圖11-1）。	6-1. 尿管固定球內之蒸餾水量由醫師決定，一般固定用為5~10c.c.，壓迫止血用約為30c.c.。
7. 移除洞巾，將蓄尿袋接頭接在三叉導尿管尿液輸出處。	
8. 將灌洗液之封口接上靜脈輸液導管，排氣後，再將靜脈輸液導管之另一端接上三叉導尿管之輸入處（圖11-2）。	8-1. 在相連接之部位需注意無菌原則。
9. 打開輸液導管之管夾。	9-1. 注入之速度依醫囑或尿液顏色之情形而定。
10. 檢查尿液引流系統是否通暢。	10-1. 若不通暢時，應請醫師行小量膀胱沖洗至通暢為止。
11. 以紙膠固定導尿管。	11-1. 男病患固定於恥骨上；女病患固定於大腿內側。
12. 整理用物。	
13. 洗手。	
14. 記錄。	
15. 隨時觀察及記錄灌注量、排出液之顏色、量及性質、病人之生命徵象及反應等。	

步　驟	說　明

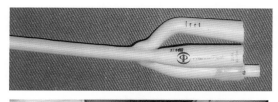

圖11-1 三叉導尿管

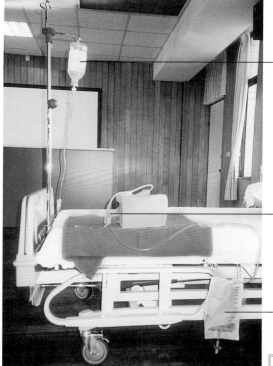

灌洗溶液

三路導尿管

蓄尿袋

圖11-2 連續性膀胱沖洗系統

注意事項

1. 沖洗液輸入之速度
   (1) 出血嚴重時，全速滴注，約15~18分鐘1,000c.c.。
   (2) 出血輕微時，約2~4小時滴入1,000c.c.。
2. 出血嚴重或膀胱收縮痙攣時，應通知醫師。
3. 可經由擠壓導尿管和尿液引流管以維持尿路通暢。
4. 適當的固定方式可防止尿液回流。
5. 尿液量超過蓄尿袋一半以上時即需倒出，以防尿液回流而受感染。

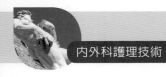

參考資料

尹祚芊等(2001)·*臨床護理處置規範*·藝軒。

台大醫院護理部編著(2001)·*台大護理技術*·華杏。

李引玉等(1998)·*成大護理技術*·偉華。

林貴滿、李滿梅、林惠娟、譚蓉瑩、李素貞、陳秀蓉、陳佩英、張惠甄、韓玉蘭、蔡淑梅、曾錦瑋、洪麗珍、陳夏蓮、葉明珍、陳秋慧、顧家恬、古菊梅、鄧崇勵、賴美信…劉波兒(2023)·*內外科護理技術*（十版）·華杏。

陳敏麗、倪麗芬、張玉珠、吳秋燕、陳麗華、柳秋芳、劉菜、鄭惠珍、阮淑萍、曾明晰、黃翠媛、羅淑玲、何昭中、姜如珊、李惠玲、戴秀珍、蔡素珍、王俞蓉、王瑜欣…唐心如(2021)·於陳敏麗校閱，*內外科護理技術*（六版）·新文京。

廖張京隸等(1990)·*最新內外科護理學*（下冊）·永大。

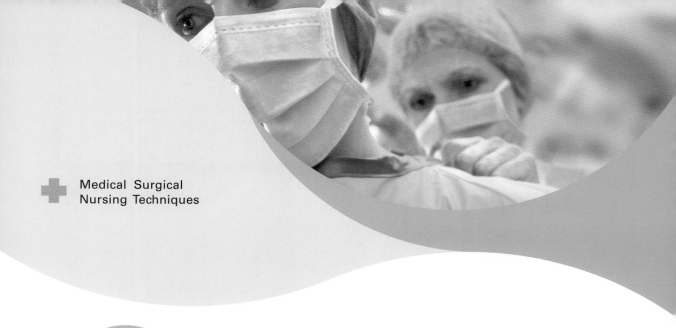

Medical Surgical
Nursing Techniques

12 CHAPTER

傳染病病人之護理
Prevention and Control of Infectious Diseases

· 黃嫦芳　程紋貞｜合著

▶ 本章大綱

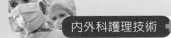

PUTTING ON AND TAKING OFF ISOLATION GOWN

第一節 穿脫隔離衣

學習目標

1. 能了解隔離之目的及重要性。
2. 能正確執行隔離衣之穿脫步驟。

目 的

1. 預防微生物傳播及院內感染的發生。
2. 保護工作人員,避免工作中被傳染。
3. 保護免疫力低下的病人。

學理與原理

　　隔離技術是為防止病菌傳播的措施,致病菌要成功傳播的條件其中之一,就是良好的傳染途徑,若能阻斷傳染途徑,將致病菌侷限在特定的地方,就可限制病菌的生長及傳播。

　　隔離衣可保護工作人員的皮膚及衣服在執行護理活動時不被病人的體液或排泄物所汙染,同時避免照護傳染病病人時,受到病人或是存在環境中的感染物質傳染疾病,因此也就可減少致病菌在院內傳播的機會。隔離衣的使用原則:

1. 應選擇足以覆蓋工作服,長度到膝下的隔離衣以保護皮膚和衣服被弄髒或受汙染。並在離開病人周圍環境前脫除隔離衣並執行手部衛生。
2. 照護不同病人需更換隔離衣。
3. 隔離衣以一次使用為原則,若無法每次更換,就需採用穿脫已汙染的隔離衣技術。

適應症

1. 可能接觸到病人血液、體液、分泌物或排泄物時。
2. 照護高傳染性、高致病力之傳染性病人時。
3. 病人免疫力低下,須執行保護隔離時。

用物與設備

1. 隔離衣 1件
2. 手套 1副
3. 口罩 1個
4. 紙帽 1個
5. 汙衣桶 1個

▌步驟與說明

步　驟	說　明
一、穿上隔離衣	
1. 洗手，脫手錶及飾物，袖子捲到肘關節以上。	
2. 備妥用物（圖12-1）。	
3. 戴上口罩。	3-1. 需調整鼻樑片使口罩與臉部密合，應完全罩住口、鼻及下巴。
4. 穿上隔離衣。 (1) 拿取左邊衣領內側，右手穿入袖子；以右手拿取左邊衣領使左手穿入（圖12-2）。 (2) 繫上頸部衣帶。 (3) 繫上腰部衣帶。	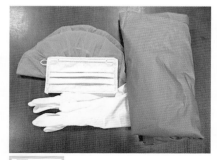 圖12-1
5. 戴上紙帽。	5-1. 頭髮須完全包入帽子內（圖12-3）。
6. 戴上手套。	6-1. 將手套拉上使其完全覆蓋袖口，可避免袖口汙染（圖12-4）。

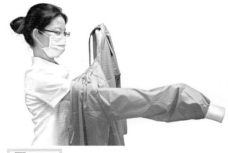

圖12-2

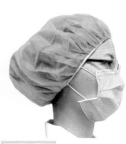

圖12-3

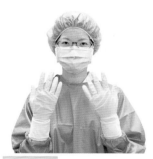

圖12-4

步　驟	說　明

二、脫除隔離衣

1. 解開後腰帶。
2. 脫除手套
   (1) 以戴手套之右手拉住左手手套手腕部位，將左手手套脫下並將汙染面往內包（圖12-5）。

(1)-1. 以汙染面接觸汙染面的原則脫下手套。

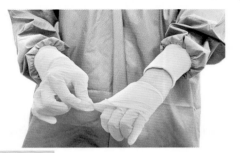

圖12-5

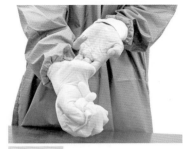

圖12-6

   (2) 右手握住已脫下的左手手套，左手伸進右手手套裡，將手套往外翻並脫下右手手套（圖12-6），將汙染面反包在手套裡（圖12-7）。

(2)-1. 以乾淨面接觸乾淨面的原則脫下手套。

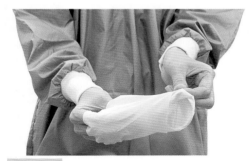

圖12-7

3. 將手套丟棄於生物醫療廢棄物垃圾桶中。
4. 解開頸部衣帶。
5. 雙手伸進隔離衣衣領內側，將隔離衣往下拉（圖12-8）。

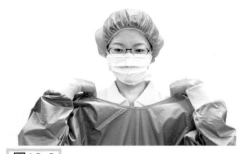

圖12-8

步　驟	說　明
6. 右手拉左手衣領內側並將左手衣袖脫下（圖12-9）。 7. 左手拉右手衣領內側並將右手衣袖脫下。 8. 將隔離衣汙染面往內摺，使汙染面包住（圖12-10）。	

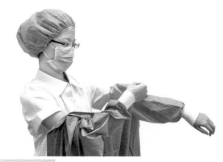

圖12-9

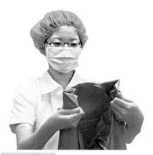

圖12-10

9. 將隔離衣丟至汙衣桶。
10. 洗手。
11. 脫掉紙帽。
12. 脫掉口罩。
13. 洗手。
14. 離開隔離病房。

參考資料

林貴滿、李滿梅、林惠娟、譚蓉瑩、李素貞、陳秀蓉、陳佩英、張惠甄、韓玉蘭、蔡淑梅、曾錦瑋、洪麗珍、陳夏蓮、葉明珍、陳秋慧、顧家恬、古菊梅、鄧崇勵、賴美信…劉波兒(2023)．*內外科護理技術*（十版）．華杏。

陳秀勤、何雲仙、陳玉秀、楊勤熒、陳雪、郭淑芬、陳梅麗、張治瑤、葉麗娟、何雪珍、鄭秀月、江惠英、謝紅桂、張凱喬、楊星瑜、王宜華、曲天尚、陳玫君(2019)．*新編內外科護理技術*（二版）．永大。

衛生福利部疾病管制署(2009)．*個人防護裝備使用建議*。https://www.cdc.gov.tw/Category/ListContent/NO6oWHDwvVfwb2sbWzvHWQ?uaid=2_LQNoINv66A3OHJxbuK1w

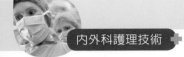

第二節　穿脫已汙染的隔離衣

PUTTING ON AND TAKING OFF CONTAMINATED ISOLATION GOWN

學習目標

1. 能了解隔離之目的及重要性。
2. 能正確執行已汙染隔離衣之穿脫步驟。

目　的

1. 預防微生物傳播及院內感染的發生。
2. 保護工作人員，避免工作中被傳染。

學理與原理

　　同本章第一節之原理。

適應症

1. 可能接觸到病人血液、體液、分泌物或排泄物時。
2. 照護高傳染性、高致病力之傳染性病人時。

用物與設備

1. 隔離衣 1件
2. 手套 1副
3. 口罩 1個
4. 紙帽 1個
5. 汙衣桶 1個

步驟與說明 ··

步　驟	說　明

一、穿上已汙染之隔離衣

1. 洗手，脫手錶及飾物，袖子捲到肘關節以上。
2. 備妥用物（圖12-11）。
3. 戴上口罩。
4. 戴上紙帽。
5. 至病人單位前取隔離衣。
6. 穿上已汙染之隔離衣
   (1) 拿取衣領內側，以清潔面朝向自己，切勿抖動，使袖子入口露出（圖12-12）。

(1)-1. 拿取已汙染的隔離衣時，注意勿碰觸隔離衣外側。

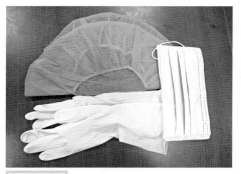

圖12-11

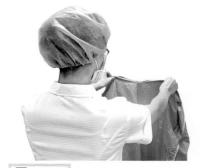

圖12-12

(2) 一手仍持衣領內側，另一手伸進隔離衣袖子內，持衣領的手將隔離衣袖子往上拉（圖12-13），並使先穿入的手露出。

(3) 已穿入隔離衣的手拉住另一邊衣領外側，使另一手穿入隔離衣，持衣領的手將隔離衣袖子往上拉，讓手露出。

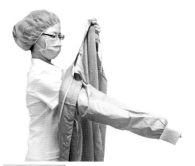

圖12-13

步　驟	說　明
(4) 以雙手衣袖互相後推,將雙手前臂露出(圖12-14)。	(4)-1. 前臂露出以方便繫頸部衣帶時衣袖不會碰到臉頰或頸部,繫完衣帶洗手時也不會弄濕隔離衣。

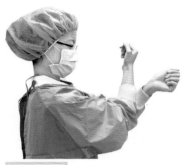

圖12-14

(5) 繫上頸部衣帶(圖12-15)。	
(6) 讓雙手下垂使袖口滑回手腕處。	(6)-1. 勿過度抖動手臂。
(7) 繫上後腰帶(圖12-16)。	(7)-1. 注意袖口勿碰到後方工作服。

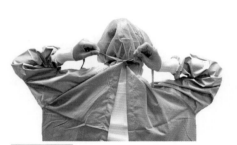

圖12-15

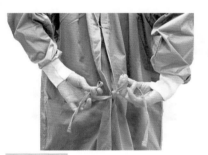

圖12-16

7. 洗手。	7-1. 繫上腰帶時手已汙染,故須再進行手部衛生。
8. 戴上手套。	8-1. 將手套拉上使其完全覆蓋袖口,可避免袖口汙染。

步　驟	說　明

二、脫除已汙染之隔離衣

1. 脫除已汙染之手套
   (1) 以戴手套之右手拉住左手手套手腕部位，將左手手套脫下並將汙染面往內包。
   (2) 右手握住已脫下的左手手套，左手伸進右手手套裡，將手套往外翻並脫下右手手套，將汙染面反包在手套裡。
2. 將手套丟棄於生物醫療廢棄物垃圾桶中。
3. 解開後腰帶。
4. 以已汙染的手在手肘處把前臂袖子往上拉，前臂袖子須捲入上臂袖子裡，使前臂露出1/2~2/3（圖12-17）。
5. 洗手。
6. 解開頸部衣帶。
7. 右手伸進左手袖口裡面（圖12-18），將左手袖子往下拉，使左手袖子可以包住手掌。

3-1. 衣領下部位皆視為已汙染區。

4-1. 小心勿使衣袖接觸前臂皮膚。

4-2. 將衣袖捲上以方便接下來洗手不會弄濕袖口。

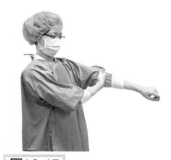
圖12-17

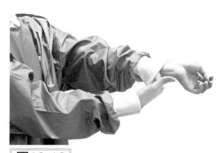
圖12-18

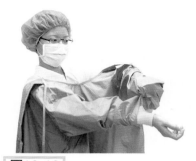
圖12-19

8. 以衣袖包住的左手拉下右手衣袖（圖12-19），同樣使右手衣袖包住右手掌。

8-1. 以汙染面接觸汙染面的原則拉下衣袖。

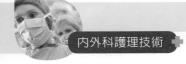

步　驟	說　明
9. 使隔離衣往下滑至前臂（圖12-20），將脫下的隔離衣以汙染面朝外的方式將隔離衣掛好。 10. 洗手。 11. 脫掉紙帽、口罩。 12. 洗手。 13. 離開隔離病房。	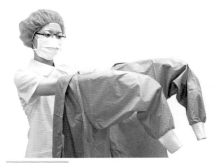 圖12-20

注意事項

1. 接觸病人前，通常在進入隔離病室前，就應穿戴好個人防護裝備。
2. 口罩若有潮濕應立即更換，不可佩戴超過8小時，不用時也不可掛在脖子上或放在口袋。
3. 不要用戴手套的手碰觸臉部或調整身上穿戴的防護裝備。
4. 手套破損就要脫除，並在換戴上新的乾淨手套前執行手部衛生。

參考資料

林貴滿、李滿梅、林惠娟、譚蓉瑩、李素貞、陳秀蓉、陳佩英、張惠甄、韓玉蘭、蔡淑梅、曾錦瑋、洪麗珍、陳夏蓮、葉明珍、陳秋慧、顧家恬、古菊梅、鄧崇勵、賴美信…劉波兒(2023)．內外科護理技術（十版）．華杏。

陳敏麗、倪麗芬、張玉珠、吳秋燕、陳麗華、柳秋芳、劉棻、鄭惠珍、阮淑萍、曾明晰、黃翠媛、羅淑玲、何昭中、姜如珊、李惠玲、戴秀珍、蔡素珍、王俞蓉、王瑜欣…唐心如(2021)．於陳敏麗校閱，內外科護理技術（六版）．新文京。

蔡麗紅、鄭幸宜(2020)．感染控制．於曹麗英等編著．新編基本護理學，新文京。

第三節 進出隔離病房

學習目標

1. 能了解隔離之目的及重要性。
2. 能正確執行隔離裝備之穿脫步驟並依標準流程進出隔離病房。

目 的

1. 預防微生物傳播及院內感染的發生。
2. 保護工作人員，避免工作中被傳染。

學理與原理

同本章第一節之原理。

適應症

照護高傳染性、高致病力或高死亡率之傳染性病人時，如：SARS、開放性肺結核。

用物與設備

1. N95口罩...1個
2. 連身防護衣..1件
3. 外科口罩..1個
4. 鞋套...1雙
5. 手套...2副
6. 隔離衣..1件
7. 防護面罩..1個
8. 紙帽...1個

▌步驟與說明 ···

步　驟	說　明
一、進入隔離病房	
1. 進入準備區	
(1) 洗手。	
(2) 戴上N95口罩。	
A. 一手扶住口罩，另一手將帶子拉到頭後方。	
B. 調整鼻樑片。	B-1. 需使口罩與臉部密合，應完全罩住口、鼻及下巴。
C. 雙手圈住口罩邊緣用力呼氣，確認口罩密合度。	
(3) 穿上連身防護衣。	(3)-1. 先穿腳再穿手，最後戴上帽子，頭髮及耳朵須包進帽子中。
(4) 戴上外科口罩。	
(5) 穿上鞋套。	
(6) 戴手套。	(6)-1. 手套需套住連身防護衣的袖口。
(7) 穿上外層隔離衣。	
(8) 戴上防護面罩。	
(9) 戴上紙帽。	(9)-1. 紙帽前面須蓋住面罩上緣，後面需覆蓋防護衣帽子。
(10) 再戴上一層手套。	(10)-1. 手套需套住隔離衣的袖口。
2. 進入隔離病房。	
(1) 打開第一道門，進入後待第一道門關上後再開第二道門，不可同時開啟。	(1)-1. 進入病房前確認負壓值。
(2) 進入病房後留意出風口，人員應站在上風處。	

步　驟	說　明
二、離開隔離病房	
1. 在前室脫卸外層防護裝備	1-1. 脫下的防護裝備丟棄於生物醫療廢棄物垃圾桶中。
(1) 脫除外層手套。	(1)-1. 一手直接脫除，另一手由內側往外翻脫除（勿接觸汙染面）。
(2) 脫下紙帽：拉帽子後方處脫下。	(2)-1. 不可碰觸防護裝備前面（因前面面對病人，故為汙染面）。
(3) 脫除面罩：拉防護面罩帶子處脫下面罩。	
(4) 拿下外科口罩：拉口罩後方綁帶處脫下口罩。	
(5) 脫外層隔離衣：隔離衣脫下後將汙染面往內摺，使汙染面包住，動作宜輕柔。	
(6) 脫鞋套：由鞋套內面往外翻脫除。	
(7) 脫內層手套。	(7)-1. 一手直接脫除，另一手由內側往外翻脫除（勿接觸汙染面）。
2. 洗手後離開前室。	
3. 在緩衝區脫防護衣：防護衣脫下後將汙染面往內摺，使汙染面包住，動作宜輕柔。	
4. 脫下N95口罩。	
5. 洗手後離開隔離病房。	

注意事項

1. 穿戴防護裝備時最好以鏡子檢視裝備穿戴完整性。
2. 若脫除防護設備時有汙染，可視情況增加洗手次數。

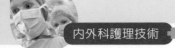

參考資料

衛生福利部疾病管制署(2007).*防護衣穿脫流程*。http://www.cdc.gov.tw/professional/info.aspx?treeid=beac9c103df952c4&nowtreeid=41b8e497a661c92f&tid=B11D541D164891FC

衛生福利部疾病管制署(2007).*隔離病房進出動線*。http://www.cdc.gov.tw/professional/info.aspx?treeid=beac9c103df952c4&nowtreeid=41b8e497a661c92f&tid=B11D541D164891FC

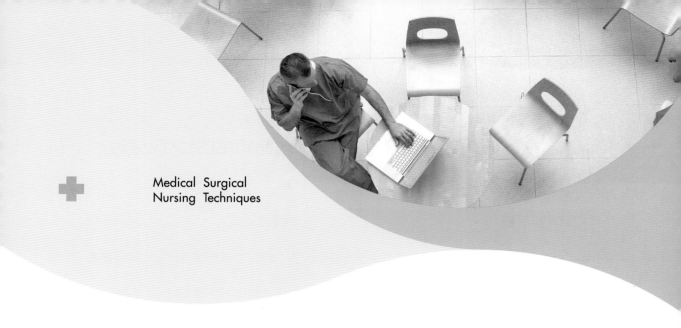

Medical Surgical
Nursing Techniques

附 錄
Appendix

· ·

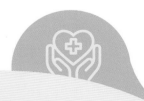

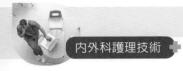

附錄 1

在醫院內執行成人病患基本救命術(BLS)之評分表

步　驟	評分項目
一、評估環境及病患狀態	1. 評估現場環境安全與否？當有不安全疑慮時則先搬移病患至安全處。 2. 評估病患反應：輕拍病患之肩膀，大聲叫喊「你好嗎？」。拍打病患的肩膀時需平穩，勿太用力、或過度搖晃，以免造成進一步的損傷。如無法確認病患之意識狀態，可以指關節摩擦其胸骨、捏肩膀或按人中等深痛刺激方法來進一步評估。 3. 以10秒內評估呼吸及心跳狀態：檢視病患有無適當的呼吸及是否有頸動脈搏動？檢測頸脈搏方法為以食指及中指放在病患頸部中央的喉結（甲狀軟骨）處，再滑進同側（指施救者站的那一側）氣管與頸部肌肉形成之溝中。 4. 若已取得電擊器（含AED）時，則以電擊器查看病患心律，若為需要電擊之心律時，則立即予一次電擊，再施予CPR；無電擊器或不需電擊之心律時，則立即給予CPR。
二、進行求援	＊ 確定病患無反應及適當呼吸、心跳時，應立即自己或請他人求援，方法為大聲叫喊"CPR"；或請鄰床病人幫忙通知，或利用護理鈴通知護理站。
三、施行心外按摩	1. 若病患沒有創傷的可能時，應將病患仰躺於硬的病床上或將急救板置於病患背部與床褥之間，並視需要貼上心電圖監測器。施救者則站在病患床旁，以準備給予急救處理。 2. 施救者兩膝靠近病患，跪於病床一側或站在床旁或腳凳上（視施救者身高而定），腳張開與肩同寬。 3. 將雙手互扣、手指上翹、掌根置於病患兩乳頭連線中點之胸骨處（最常見）或胸骨下半段或劍突上兩指幅。 4. 將兩手肘關節打直，使肩膀保持在病患胸骨之正上方，以身體重量垂直（肩、肘、腕需成一直線）下壓至少5公分，壓後迅速放鬆壓力，但手掌不可離開病患胸部，以免移位。 5. 按壓速度為每分鐘100~120次，且壓與放的時間各50%，按壓後要確保病患胸部已完全回彈。 6. 按壓者於按壓時需配合按壓動作讀數"一、二、三…二六、二七、二八、二九、三十"以控制按壓速度。 7. 盡量避免中斷胸部按壓之施行，如需要中斷時以不超過10秒為原則。

步　驟	評分項目
四、維持呼吸道通暢	1. 若病患頸椎未受傷時，以壓額抬下巴法來維持其呼吸道之通暢，方法為先將一手放於病患前額後，利用掌根將其頭部向後壓，再以另一手之食指和中指上抬病患之下頷骨，抬病患之下頷骨時，需注意不可壓到病患的喉頭及氣道。 2. 若病患頸椎有受傷可能時，則以推下頷法打開病患之呼吸道。方法為將手肘撐於地面或病床上，再將兩手放在病患頭部兩側後抓住病患兩邊的下頷骨彎曲處，將下頷骨往前往上方移動，同時使頭往後移動。

＊ 若確認病患已無呼吸，且無任何氣管內（套）管留置或造瘻口時，應立即進行面罩式擠壓袋人工呼吸法；若病患有氣管內（套）管留置時，應立即進行經氣管內（套）管人工呼吸法。

步　驟	評分項目
五-1、進行面罩式擠壓袋人工呼吸	1. 維持病患於打開呼吸道之姿勢。 2. 將氧氣流量表連接氧氣系統，並將聖誕樹接於氧氣流量表下。 3. 將氧氣接管一端接於聖誕樹下，一端接於呼吸擠壓袋（含Ambu bag、mask及儲氧袋）上。 4. 將氧氣流量開至15L/min以上。 5. 以面罩三角形之尖端蓋在病患鼻樑上，面罩底部蓋在下唇與下巴之間，施救者以拇指及食指（擺成C字型）扣住面罩，其餘三指則放在病患下巴的骨頭處，並將其下巴稍往上提以打開病患之呼吸道。 6. 以另一手擠壓呼吸擠壓袋(Ambu bag)以將氧氣送入病患肺內，擠壓的氣體量以可以看到病患胸部微起伏即可。 7. 擠壓之速率為每分鐘壓10~12次（約每5~6秒壓一次）。 8. 擠壓時需注意面罩是否緊貼病患之臉頰，面罩與人工甦醒袋連接處是否緊密而無漏氣之情形。 9. 不管施救者是一人或兩人，心外按摩與人工呼吸之比例為30:2，且執行人工呼吸者在按壓者第三十壓手將放鬆時，即可壓Ambu bag；而心外按摩者則在人工呼吸完成時，即可進行心外按摩（不必等胸部落下）。

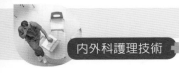

步　驟	評分項目
五-2、進行經氣管內套管人工呼吸	1. 維持病患於打開呼吸道之姿勢。 2. 將氧氣流量表連接氧氣系統，並將聖誕樹接於氧氣流量表下。 3. 將氧氣接管一端接於聖誕樹下，一端接於呼吸擠壓袋（含Ambu bag、儲氧袋）上。 4. 打開氧氣流量表，讓氧氣流速至15L/min以上。 5. 將呼吸擠壓袋(Ambu bag)與病患之氣管內（套）管連接。 6. 一手固定人工甦醒器與氣管內（套）管交接處，另一手則以每分鐘10次（6秒1次）的速度擠壓Ambu bag，以將氣體經氣管內管送入病患之肺部。 7. 若需進行心外按摩時，人工呼吸不需與心外按摩同步進行，只要分別施予每分鐘100~120次之心外按摩及10次之人工呼吸即可。
六、再評估	1. 在做完5個循環（約2分鐘）的心外按摩及人工呼吸後，需以5~10秒鐘評估病患同側之頸動脈或查看心電圖監測器，以確定病患脈搏搏動情形。 2. 若仍無自發性心跳時需繼續執行心外按摩及人工呼吸，且兩名施救者最好於10秒內完成急救角色之交換（中斷CPR時間不可超過10秒），以維持心外按壓之按壓品質。 3. 若病患已恢復心跳時，則需進一步檢查是否有自發性呼吸，若仍無自發性呼吸時需繼續執行人工呼吸。 4. 當病患有自發性呼吸及心跳時，則將病患採復甦之姿勢，以等待進一步處置，但過程仍需密切評估病患之脈搏及呼吸情形。
總　分	

在醫院外執行成人病患基本救命術(BLS)之評分表

步　驟	評分項目
一、評估環境及病患狀態	1. 評估現場環境安全與否？當有不安全疑慮時則先搬移病患至安全處。 2. 評估病患反應：輕拍病患之肩膀，大聲叫喊「你好嗎？」。拍打病患的肩膀時需平穩，勿太用力、或過度搖晃，以免造成進一步的損傷。如無法確認病患之意識狀態，可以指關節摩擦其胸骨、捏肩膀或按人中等深痛刺激方法來進一步評估。 3. 以10秒內評估呼吸及心跳狀態：檢視病患有無適當的呼吸及是否有頸動脈搏動？檢測頸脈搏方法為以食指及中指放在病患頸部中央的喉結（甲狀軟骨）處，再滑進同側（指施救者站的那一側）氣管與頸部肌肉形成之溝中。 4. 若已取得電擊器（含AED）時，則以電擊器查看病患心律，若為需要電擊之心律時，則立即予一次電擊，再施予CPR；無電擊器或不需電擊之心律時，則立即給予CPR。
二、進行求援	＊ 確定病患無反應及適當呼吸、心跳時，應立即請他人求援（方法為「請幫我叫119」），或自己（使用手機，或離開）先求援後再急救病患（當病患為年齡＜8歲、或發生溺水、創傷、藥物中毒等情況時，則先給予急救2分鐘後，再求援）。
三、施行心外按摩	1. 若病患沒有創傷的可能時，應將病患仰躺於硬的地板上。施救者則站在病患旁邊，以準備給予急救處理。 2. 施救者兩膝靠近病患，跪於一側，腳張開與肩同寬。 3. 將雙手互扣、手指上翹、掌根置於病患兩乳頭連線中點之胸骨處（最常見）或胸骨下半段或劍突上兩指幅。 4. 將兩手肘關節打直，使肩膀保持在病患胸骨之正上方，以身體重量垂直（肩、肘、腕需成一直線）下壓至少5公分，壓後迅速放鬆壓力，但手掌不可離開病患胸部，以免移位。 5. 按壓速度為每分鐘100~120次，且壓與放的時間各50%，按壓後要確保病患胸部已完全回彈。 6. 按壓者於按壓時需配合按壓動作讀數 "一、二、三…二六、二七、二八、二九、三十" 以控制按壓速度。 7. 盡量避免中斷胸部按壓之施行，如需要中斷時 以不超過10秒為原則。

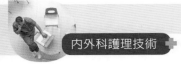

步　　驟	評分項目
四、維持呼吸道通暢	1. 若病患頸椎未受傷時，以壓額抬下巴法來維持其呼吸道之通暢，方法為先將一手放於病患前額後，利用掌根將其頭部向後壓，再以另一手之食指和中指上抬病患之下頜骨，抬病患之下頜骨時，需注意不可壓到病患的喉頭及氣道。 2. 若病患頸椎有受傷可能時，則以推下頜法打開病患之呼吸道。方法為將手肘撐於地面或病床上，再將兩手放在病患頭部兩側後抓住病患兩邊的下頜骨彎曲處，將下頜骨往前往上方移動，同時使頭往後移動。

＊ 若病患無呼吸，應立即施予口對口人工呼吸法（最常見）。

步　　驟	評分項目
五、進行口對口人工呼吸	1. 保持病患於打開呼吸道之姿勢。 2. 用在病患前額的手之拇指及食指捏緊其鼻子。 3. 施救者吸一口氣後（只需進行一般正常呼吸即可，不需要以深呼吸方式），用雙唇完全緊蓋病患之口部。 4. 每口氣吹氣時間約1秒，吹氣量以可看到病患胸部微微起伏為原則，且不可太快或太用力進行吹氣。 5. 每次吹氣後需放開捏住病患鼻部的手，並觀察病患的胸部是否有起伏或感覺口鼻處是否有空氣流動。 6. 需於5~6秒內完成兩次的人工呼吸。 7. 不管施救者是一人或兩人，心外按摩與人工呼吸之比例為30:2，且執行人工呼吸者在按壓者第三十壓手將放鬆時，即可壓Ambu bag；而心外按摩者則在人工呼吸完成時，即可進行心外按摩（不必等胸部落下）。 8. 為避免愛滋病、肝炎或肺結核等疾病之傳染可能，在施行人工呼吸時可使用防護面膜、單向活門面罩(One-way valve mask）或袋瓣面罩(Bag-valve-mask)；當無上述設備時則以手帕等用物替代之。
六、清除呼吸道異物	1. 吹完第一口氣後，如果病患胸部沒有起伏或氣吹不進去，則需重新打開呼吸道，再兩口人工呼吸。 2. 重新打開呼吸道若還是吹不進去時則，則直接進行心外按摩30下→打開病患嘴巴看是否有可見之異物，並將口中可見的異物挖出（當無可見的異物時不可盲目做掏挖動作，以免將異物推至深處）→打開呼吸道及進行兩口人工呼吸，簡稱「壓→挖→吹」，直到異物清除或放棄急救為止。

步　驟	評分項目
七、再評估	1. 在做完5個循環（約2分鐘）的心外按摩及人工呼吸後，需以5~10秒鐘評估病患同側之頸動脈，以確定病患脈搏搏動情形。 2. 若仍無自發性心跳時需繼續執行心外按摩及人工呼吸，且兩名施救者最好於10秒內完成急救角色之交換（中斷CPR時間不可超過10秒），以維持心外按壓之按壓品質。 3. 若病患已恢復心跳時，則需進一步檢查是否有自發性呼吸，若仍無自發性呼吸時需繼續執行人工呼吸。 4. 當病患有自發性呼吸及心跳時，則將病患採復甦之姿勢，以等待進一步救援及處置，但過程仍需密切評估病患之脈搏及呼吸情形。
總　分	

附錄 3 **手術室技術(Operation Room Technique)評核表**

（為便於區分，內文中一般字體為刷手護士執步驟，藍色字體為流動護士執行步驟）

步　驟	評分項目	評核能力
一、外科刷手法 (Surgical Scrubbing)		
(一) 刷手前準備	1. 已穿戴齊全手術室之穿著： (1) 短袖之清潔刷手衣（著裙裝者應將腰帶拉緊繫牢；著褲裝者應將上衣紮入長褲內）；b.戴手術帽，必須遮蓋全部頭髮及耳朵。 (2) 戴口罩，必須遮住口鼻。 2. 指甲短（約0.1cm），內無汙垢；除去手錶及手上其他飾物，包括戒指、手環等。不可塗擦指甲油。 3. 檢查指甲、雙手及手臂是否有皮膚受損或破裂之情形。 4. 衣袖捲起，距肘關節7~8cm以上。	A. 基礎生物醫學科學 B. 一般臨床護理技術
(二) 第一次刷手	1. 以肥皂或清水或殺菌液清洗雙手、前臂至肘關節上5公分皮膚表面之汙垢（整個刷手過程中，保持指尖朝上，前臂勿低於肘關節）。 2. 取一無菌刷子（手不碰觸容器周圍）。 3. 取刷手液：無汙染（刷子不碰觸容器周圍），量適當（刷手時應出現多量泡沫，無泡沫時應再加刷手液）。 4. 單手手指併攏，指尖朝上，指尖來回橫刷20次（5隻指尖皆需刷到）。 5. 手心、手背、各隻手指四個面各來回直刷20次。 6. 自腕關節至腕上5公分，四個面環刷各10次。 7. 同一隻刷子，以相同之方法（步驟4~6）刷另外一隻手。 8. 同一隻刷子，自腕上5公分至肘關節（即前臂），每個面各來回刷10次。	A. 基礎生物醫學科學 B. 一般臨床護理技術

步　驟	評分項目	評核能力
	9. 同一隻刷子,以相同之方式(步驟8)刷另一隻手之前臂。	
	10. 肘關節至肘上2吋,四個面各來回刷10次。	A. 基礎生物醫學科學
	11. 肘關節背側環刷10次。	
	12. 同一隻刷子,以相同之方法(步驟10~11)刷另外一隻手(刷手之次數及方式,每醫療院所可能會有些許之差異)。	B. 一般臨床護理技術
	13. 刷畢,丟刷子(保持指尖朝上,前臂勿低於肘關節)。	
(三) 沖 水	1. 依序沖水:指尖→手掌→前臂→肘上5公分(保持指尖朝上,雙手前臂高於肘關節,以免汙染的水自上臂、前臂回流至手掌)。	A. 基礎生物醫學科學
	2. 沖水後仍保持指尖朝上,勿甩水(手不碰觸水龍頭及周圍之非無菌物,沖水過程中未濺濕衣服,以避免毛細現象)。	B. 一般臨床護理技術
(四) 第二次刷手	1. 取另一無菌刷子重複第一次刷手之步驟4~9(包括雙手)。	A. 基礎生物醫學科學
	2. 刷畢,丟刷子,但不沖水(刷手後雙手置於胸前,但不可碰觸身體。保持在肩下腰上之視線範圍內)。	
	3. 進入手術間且不汙染雙手(臨床中有腳控式門)。	B. 一般臨床護理技術
(五) 擦 手	(流動護士已打開無菌手術衣包布,同時檢查是否滅菌完全及其有效日期)	
	1. 從無菌手術衣包內取一條無菌小方巾擦乾雙手之手指、指間、手心及手背(稍後退,勿在無菌面上擦手)。	A. 基礎生物醫學科學
	2. 將小毛巾對摺,三角尖端朝向指尖方向,另二角在腕關節下以另一手抓住。	
	3. 以旋轉方式,緩緩向近心端擦至肘關節上5公分,切勿往回擦。	B. 一般臨床護理技術
	4. 自外側拉下小毛巾丟置於適當之容器內,毛巾不可碰及衣服。	
	5. 取另一毛巾,依步驟1~4擦乾另一隻手。	

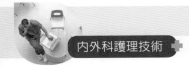
步　驟	評分項目	評核能力

二、穿無菌手術衣 (Donning a sterile grown) 及戴手套 (Donning a sterile gloves)

(一) 穿無菌手術衣

1. 抓起整件衣服之內面，取手術衣（可雙手抓兩側或單手抓取衣領處，以不汙染為原則）。
2. 面向無菌區，往後稍退一步打開手術衣。
3. 手及非無菌物不觸及手術衣之外側。
4. 穿無菌手術衣
   (1) 採密閉式戴手套時之穿衣法：雙手伸入袖內但勿伸出袖口。
   (2) 採開放式戴手套時之穿衣法：雙手伸出袖口。
   (3) 刷手護士不可過度抖動衣服（流動護士自其背後拉無菌手術衣之內面，不可汙染無菌區，並將背後之衣帶繫好）。
5. 雙手向前平舉不可超過視線範圍（即肩下腰上），亦不可向兩側張開（由流動護士打開手套外層，將手套遞給刷手護士或丟置於無菌區域內，需注意無菌有效日期，在刷手護士戴手套的同時，流動護士可將刷手護士背後未繫好之衣帶完成）。

A. 基礎生物醫學科學
B. 一般臨床護理技術

(二) 戴手套

1. 密閉式戴手套法
   (1) 雙手在衣袖內打開手套內層紙套，並取出一手之無菌手套（例如取左手手套）。
   (2) 將手套自左手腕關節位置反方向放置（即手套之指尖朝肘關節，手套大拇指同於刷手護士之大拇指側）。
   (3) 左手大拇指扣壓住手套內側，再將手套完全包住袖口。
   (4) 手透過無菌手術衣，同時將左手之手套及衣袖整理好。手套必須完全套住袖口之鬆緊帶處。
   (5) 以同法戴入右手手套（雙手順序可更換但以不汙染為原則）。

A. 基礎生物醫學科學
B. 一般臨床護理技術

步　驟	評分項目	評核能力
	2. 開放式戴手套法 　(1) 雙手在衣袖外打開內層紙套，不可觸及手套外層。 　(2) 抓手套反摺處，取出一隻手套戴入，例如左手，但不完成反摺之部分。 　(3) 以已戴手套（如左手）之手指伸入另一隻手套（右手）之反摺處內，取出手套戴入，並將反摺處整理好套住袖口。 　(4) 再以手指（右手）伸入另一側（左手）手套之反摺處內，將反摺處整理好套住袖口（雙手順序可更換，但以不汙染為原則）。戴手套之原則：皮膚可觸及皮膚；手套外層僅可觸及手套外層。	A. 基礎生物醫學科學 B. 一般臨床護理技術
(三) 完成手術衣之穿著	1. 解開前襟之腰帶。 2A.採密閉式戴手套時：右側衣帶末端以無菌手套內層紙張包裹，將此交給流動護士（左側衣帶握於手中）。 2B.採開放式戴手套時：右側衣帶末端遞予流動護士，流動護士以無菌之鑷子夾住（左側衣帶子握於手中，此法亦可用於採密閉式戴手套時）。 說明： 　(1) 過程中若繫繩掉落時，刷手護士將繩帶提離身體，流動護士在不汙染的情況下，由旁側或後側將繩拉綁於刷手人員身後。 　(2) 亦可由二位已完成穿無菌手術衣、戴手套的刷手人員在無菌原則下互相協助繫繩。 3. 刷手護士自己逆時鐘方向轉圈（動作勿過大並注意周圍之無菌區），將二條身前之帶子，打結於身體左側。 4. 完成上述動作後，雙手保持在肩下腰上之視線範圍內（例如上腹部）等待下一動作之進行（無菌範圍內，雙手勿置於腋下）。	A. 基礎生物醫學科學 B. 一般臨床護理技術

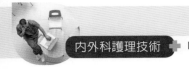

步　驟	評分項目	評核能力

(四) 協助他人穿衣戴手套	預穿衣者先完成刷手及擦手。
	1. 刷手護士將無菌手術衣拿起打開持手術衣正面之肩部，並將雙手放入手術衣袖窩中。
	2. 手術衣內面對者預穿衣者。
	3. 預穿衣者將雙手伸入袖口並向外下方伸展，雙手伸出袖口（避免碰觸持衣之刷手護士）。
	  (1) 在不汙染無菌範圍下，流動護士將後方之帶子繫好。
	  (2) 在不汙染無菌範圍下，流動護士遞給刷手護士尺寸合適之手套。
	4. 刷手護士撐開手套口，手套掌心面朝下，戴手套者手心向下，順勢將手伸入手套內。
	5. 刷手護士將手套拉過手腕，使手套完全覆蓋手術衣之袖口。
	6. 以相同之方法4~5協助穿戴另一隻手套。
	7. 被協助完成穿戴手術衣／手套之刷手人員，解開前襟之腰帶，右側衣帶末端遞予刷手護士，自行逆時鐘轉圈後接回刷手護士手中之腰帶，將二條身前之帶子，打結於身體左側。
		A. 基礎生物醫學科學
		
		B. 一般臨床護理技術

三、梅約氏立架與無菌器械桌的鋪法 (Setting Up Mayo Stand Table)

步　驟	評分項目	評核能力

(一) 鋪梅約氏立架	流動護士打開梅約氏無菌桌套布之外層包布（先開遠身端，再開近身端。注意無菌有效期限）。
	1. 刷手護士打開梅約氏無菌桌套布之內層包布（先開近身端，再開遠身端）。
	2. 雙手伸入反摺處內，緻邊朝上，以雙手抓住扇形摺疊之梅約氏桌套。
	3. 撐開套口，並套入梅約氏桌面（為避免梅約氏架移動，流動與刷手護士各以一隻腳固定立架）。
	  (1) 流動護士抓住桌套之反摺內層，協助將桌套往支持桿方向包住。
	  (2) 流動護士將滅菌梅約氏桌面盤之外層包布打開。
	4. 刷手護士取二條無菌治療巾，完全覆蓋於桌面盤上。
		A. 基礎生物醫學科學
		
		B. 一般臨床護理技術

步　驟	評分項目	評核能力
(二) 鋪無菌器械桌	於手術間內之一空曠處擺置器械桌。 流動護士將滅菌布包置於器械桌中央（查看其滅菌有效期限及滅菌指示帶顏色之變化）。 流動護士打開無菌布包之外層：先開遠身端，再開近身端。 1. 刷手護士雙手伸入內層包布摺疊處，分別向左、右側打開內層包布。 2. 將近身端包布邊緣提起，拉向自己，於腰部以上之範圍放開，使其自行垂下。 3. 拉開遠身端布單，以布單保護雙手，提起布單往遠處端鋪下。 4. 以一小的無菌治療巾實紮成捲軸，置於桌面上，以架立部分器械。 5. 以一小的無菌治療巾對折後置於桌面上，以放置裝有液體（例如生理食鹽水溶液）之容器。 6. 由流動護士打開手術所需之器械、包布類及相關物品之外層包布或包裝，再由刷手護士取出，排置於無菌器械桌上。流動以無菌之方式丟擲彎盆至無菌器械桌內。	A. 基礎生物醫學科學 B. 一般臨床護理技術

四、基本常用器械之操作與傳遞

(一) 上刀片	1. 刀片與刀柄之號碼需配對。 2. 一手持刀柄，另一手以持針器(Needle Holder)夾住刀片的遠端，刀鋒向外、刀片刀柄朝下，將刀片滑入刀柄之卡鎖（持針器之卡鎖需卡在第一或第二卡鎖上）。	A. 基礎生物醫學科學 B. 一般臨床護理技術
(二) 遞刀片	1. 手持刀柄之紋路（近刀片處），刀刃朝下，刀鋒朝下斜45度角，自刀片背面方向抓住刀柄。 2. 遞給醫師遞給醫師。 3. 醫師握住刀後，刷手立即上抽離開。	A. 基礎生物醫學科學 B. 一般臨床護理技術
(三) 卸刀片	1. 一手持刀（刀鋒向外並朝下，刀柄卡鎖朝下），另一手以持針器夾住刀片的近端。 2. 將刀片的近端下壓離開卡鎖，然後向前斜下方推，直到刀片脫離刀柄之遠端。	A. 基礎生物醫學科學 B. 一般臨床護理技術

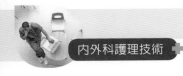

步　驟	評分項目	評核能力
* Tie on Kelly	1. 取一段線，以止血鉗(Kelly)夾住線之一端，夾端之線頭不可露出。 2. 遞給醫師。	
* Suture tie	1. 針尖朝外斜（約10點鐘之方位）並向上，以持針器夾住距離針眼約1/2~1/4之區段。 2. 取一段線，取其前1/4段進行穿針。 3. 右手持上好線之縫針，針尖朝外並朝上，左手將縫線理順並輕拉住（長短線皆置於刷手護士之手背面，以免線被醫師抓住造成用線之不便）。 4. 遞給醫師。	
* 遞forceps	1. 依指示取有齒鑷子(Teeth forceps)或無齒鑷子(Smooth forceps)。 2. 握住近夾端處或握柄之近紋路處下端，夾端朝下。 3. 遞給醫師。	A. 基礎生物醫學科學 B. 一般臨床護理技術
* 常用器械之傳遞	Mayo Scissors / Metzenbaum Scissors / Towel clip / Babcock forceps / Kocher forceps Allis forceps / Right angle / Ring forceps / Adson forceps / Kelly / Mosquito / Dilators Deaver retractor / Abdominal retractor / Thyroid retractor / Sen's retractor / Prob Flexible retractor (Malleable)	

五、移位

(一) 刷手護士	1. 需面向無菌區，雙手保持在腰部以上或置於無菌區域。 2. 以面對面、背對背原則轉換位置。	A. 基礎生物醫學科學 B. 一般臨床護理技術
(二) 流動護士	1. 只可在無菌區外四周走動。 2. 不可直接與無菌區域接觸，例如超過無菌區或背向無菌區。	A. 基礎生物醫學科學 B. 一般臨床護理技術

步　驟	評分項目	評核能力

六、脫手術衣及手套法

脫手套及手術衣　　流動護士協助解開手術衣後面之衣帶

1. 刷手護士自己解開身前之衣帶。

2. 用戴手套之雙手抓住手術衣外面，向前拉
出，使手術衣之內面包住外層，然後將手
術衣丟 入汙衣桶內。

3. 右手手套抓住左手手套之外層，脫掉左手
手套，並置於右手心內。

4. 左手伸入右手手套之內面，脫去右手手
套，並包住左手手套然後一齊丟入垃圾
桶。

A. 基礎生物醫
學科學

B. 一般臨床護
理技術

中心靜脈壓(CVP)

步　驟	評分項目
一、準備步驟	1. 核對醫囑(on CVP st.)。
	2. 洗手：脫手錶、飾物、袖子捲到肘關節以上。
	3. 準備用物：N/S點滴、沖洗用N/S、2％ Xylocaine、Heparin(By order)、IV set、測壓計、中心靜脈導管穿刺包、中心靜脈導管、5c.c.與10c.c.空針、優碘、75％Alcohol及Alcohol povidone-iodine或2％ Chlorhexidine gluconate、無菌大棉棒及小棉棒、無菌手套、彎盆、縫合針及縫合線、3M膠帶、3×3無菌紗布或OP site、橡皮治療巾、治療巾。
	4. 備妥用物攜至病患單位。
	5. 核對病患。
	6. 向病患解釋目的及過程，以及協助填妥志願書。
	7. 圍屏風。
	8. 備點滴：以酒精棉棒消毒橡皮塞，先關緊IV set的開關，再插入排氣針及IV set，排氣正確（擠壓滴室水位高度至1/2~2/3→針頭取下無汙染→排氣完全），在彎盆上排氣，水不可滴於地上。
	9. 將測壓計固定於點滴架上。
	10. 將已排氣完全之IV set以無菌技術接上測壓計。
	11. 排氣：使點滴充液向病患端，將「OFF」關向測壓計，使IV端與病患端相通，取下病患端IV set之蓋子，拿於手上不汙染，排氣完全，蓋回蓋子無汙染。
	12. 將三路活塞之接管掛在點滴架備用。
二、協助醫師插入導管	1. 安排姿勢：將病患枕頭移開，鬆寬病患上衣露出頸肩部，平躺或肩下墊砂袋，使頭微向後傾，並使臉朝向欲穿刺部位之對側（一般若病患情況許可，多採垂頭仰臥姿勢，可使頸靜脈怒張，較易插入）。
	2. 頸肩部位下鋪上橡皮治療巾、治療巾。
	3. 打開中心靜脈導管穿刺包，並協助醫師穿無菌衣及戴無菌手套。依醫院感控政策做好個人防護準備：除手部衛生外，例如戴口罩及髮帽。口罩：使用一般外科口罩，上面拉至鼻樑壓緊，下面拉過下巴（完全密合）；髮帽：完全覆蓋頭髮。

步　驟	評分項目

4. 皮膚準備：以無菌方式打開大棉棒包，由醫師戴無菌手套拿大棉棒→沾有75％Alcohol及Alcohol povidone-iodine溶液各三大枝棉棒→先以Alcohol povidone-iodine消毒插入部位（由中心向外共三次）→停留2分鐘後再以75％Alcohol消毒插入部位（由中心向外共三次）。若採2% Chlorhexidine gluconate以一次消即可，針對置入部位由內到外消毒，等待至自然乾燥，消毒範圍應大於洞巾，直徑至少大於10公分。

5. 打開5c.c.與10c.c.空針各一支，倒入盤內同時協助醫師執行鋪設穿刺無菌區：使用最大範圍之消毒蓋單。依醫院現行設備可採多件鋪單或一體成形洞巾，做到最大無菌面防護覆蓋（建議由頭至腳全面性的覆蓋），只露出穿刺部位，以減少汙染。

6. 打開沖洗用生理食鹽水，以無菌技術倒入治療碗內，並依醫囑加Heparin（若order要使用Heparin則需多備一支2c.c.空針）。

7. 將2% Xylocaine瓶蓋以酒精棉棒消毒後，協助醫師以5c.c.空針來抽取，作為局部麻醉之用。

8. 將中心靜脈導管整副打開由醫師戴無菌手套以無菌技術取出（亦可以無菌鑷子取出放入無菌盤內，或可以將中心靜脈導管整副打開倒入無菌盤內）。

9. 醫師插入導管後，協助將三路活塞之接管及中心靜脈導管相接，並將靜脈輸液調為全速滴注。

10. 將點滴瓶低於床沿，若有回血，再掛回原位並以全速將血液沖回體內，最後依醫囑調整適當的滴速。

11. 醫師縫合傷口後，沾以適量消毒溶液（Alcohol povidone-iodine和75％Alcohol，或2% chlorhexidine gluconate）消毒導管插入部位，並等待消毒液至自然乾（約2分鐘）。

12. 使用無菌紗布、無菌透明薄膜式敷料（如Tegaderm、OP site）覆蓋固定導管，再以寬紙膠固定並註明敷料日期。

13. 將病患插管周圍皮膚擦拭乾淨，整衣、恢復舒適臥位，並協助病患照X光。

14. 整理用物。

15. 測量中心靜脈壓值。

16. 記錄：插入部位、時間、管路深度、回血情形、所用溶液、抗凝劑劑量、中心靜脈壓值及病患反應（插入後最初幾小時，應時常監測病患的生命徵象及觀察傷口是否有出血情形、呼吸困難及皮下氣腫，並追蹤X光結果）。

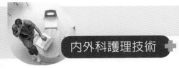
步　驟	評分項目

依醫囑進行傷口護理及測壓

一、傷口護理

1. 依醫囑時間換藥。

2. 洗手：脫手錶、飾物、袖子捲到肘關節以上。

3. 準備用物：無菌棉棒、75% Alcohol、2% Chlorhexidine、3M膠帶、3'×3'無菌紗布（或OP site）。

4. 備妥用物攜至病患單位。

5. 核對病患。

6. 向病患解釋過程及目的。

7. 圍屏風。

8. 適當暴露病患。

9. 除去舊敷料及紙膠帶；避免以手直接碰觸穿刺部位。

10. 觀察傷口是否出現紅、腫、熱及疼痛情形，還有分泌物性質。

11. 穿刺部位的消毒方式：分別以75% Alcohol及Alcohol povidone-iodine消毒（由中心向外環形消毒各1次），或以2% Chlorhexidine消毒（由中心向外環形消毒共1次），等待消毒液至自然乾燥。

12. CVP導管的消毒：取上述消毒溶液，由導管插入部位向外消毒CVP導管，務必將導管本身及導管下面之皮膚擦拭乾淨，過程中不可拉扯導管，以免導管滑脫，等待消毒液至自然乾燥。

13. 選擇敷料：依穿刺部位是否滲血選擇敷料，若沒有滲血，建議覆蓋透明薄膜式敷料（如Tegaderm、OP site）方便觀察，七天換藥一次，亦可選擇覆蓋無菌紗布，須每天檢查紗布外觀有無異常，必要時或每兩天更換一次紗布，但若出現滲血情形，建議使用無菌紗布覆蓋，每天視情況換藥。

14. 以紙膠固定，並註明敷料日期。

15. 整理單位，洗手。

16. 記錄：護理時間、傷口周圍皮膚狀況及分泌物性質，及導管深度。

二、測量中心靜脈壓

1. 安排病患姿勢：平躺，移除枕頭（每次測量均採同一姿勢以利比較），適當暴露病患的胸部。

2. 找零點：找出右腋中線及第四肋間（與乳頭齊），各貼上有切膠布，成十字型記號（此記號位置與右心房同高）。

步　驟	評分項目
	3. 蹲下，以水平儀對準十字型記號中心及測壓計零點，調整測壓計高度，使水平儀氣泡在正中央（臨床上可以利用病患端接管的兩端拉直，目測等高來取代）。
	4. 測壓
	(1) 轉動三路活塞，將「OFF」關向病患端，使測壓計與IV端相通，將測壓計內水位充液至20~25cm。
	(2) 轉動三路活塞，將「OFF」關向IV端，使測壓計與病患端相通，此時測壓計水位開始下降。
	5. 待測壓計水位不再下降，且液面隨呼吸上下浮動時，蹲下，視線與水面凹面成水平，讀取正確壓力值及單位。
	6. 恢復輸液：轉動三路活塞，將「OFF」關向測壓計端，使IV端與病患端相通，檢查輸液是否恢復原醫囑之滴速，並將中心靜脈壓值告知醫師〔CVP正常值為4~10（或5~15）cmH_2O，應對病患之CVP值做一判讀，比較高低後，適當調整輸液速度，並將異常數據告知醫師〕。
	7. 協助病患恢復原來臥姿或舒適臥位（移回枕頭及穿好衣服），並整理單位。
	8. 記錄：時間、CVP值及病患測量時姿勢。
三、更換點滴及靜脈注射管（每隔3天更換點滴及靜脈注射管）	1. 洗手：脫手錶、飾物、袖子捲到肘關節以上。
	2. 準備用物：依醫囑準備點滴瓶（通常為N/S點滴）、IV set、75％酒精、小棉棒、彎盆。
	3. 備妥用物攜至病患單位。
	4. 核對病患。
	5. 向病患解釋目的及過程。
	6. 備點滴：以酒精棉棒消毒橡皮塞，先關緊IV set的開關，再插入排氣針及IV set，排氣正確（擠壓滴室水位高度至1/2~2/3→針頭取下無汙染→排氣完全），在彎盆上排氣，水不可滴於地上。
	7. 更換IV set：將「OFF」關向IV端，關緊舊的IV set管夾，取下舊的IV set，將已排氣完全之新的IV set接上測壓計且無汙染，打開新的IV set管夾，依醫囑調整滴速。
	8. 撤走舊的點滴及靜脈注射管。
	9. 整理單位，洗手。

附錄 5 氧氣治療法 (O$_2$ Therapy)

評分項目	注意事項

一、核對醫囑

* 注意長期及短期醫囑的差別。

二、用物準備

* 了解各種氧氣治療的目的及特色。

1. 氧氣桶1個上接壓力表、氧氣流量表1個、氧氣連接頭（俗稱聖誕樹）1個、嚴禁煙火牌、各類氧療設備（依醫囑）：Nasal cannula、Simple mask、Venturi mask、Partial rebreathing mask、Non rebreathing mask、All purpose。

2. 準備氧氣供應來源
   (1) 將嚴禁煙火牌掛於氧氣桶上，將流量表接上氧氣桶，關閉流量表開關。
   (2) 逆時針打開氧氣桶開關，檢視壓力錶看氧氣是否足夠。
   (3) 適用All purpose，其餘可省：以無菌技術將無菌蒸餾水倒入潮濕瓶至1/2~2/3（或兩線之間），依醫囑調整好氧氣濃度刻度，然後將之接上流量錶。
   (4) 打開流量錶開關，測試浮球能否上浮，再關閉流量錶開關。

  2-1. 開氧氣桶前，流量錶應先關緊，以免氧氣沖爆流量錶，造成危險。
  2-2. 應了解壓力錶及流量錶之差別。
  2-3. 壓力錶壓力應大於50kg或500lb。
  2-4. 注意流量錶之開關方向。

三、步　驟

1. 口述：洗手。

2. 攜帶用物至病患單位，並核對病患。

  2-1. 核對床頭卡，並詢問病患姓名。

3. 向病患及家屬解釋用氧目的、過程及注意事項，並除去周圍可燃物。

  3-1. 解釋時應面向病患，用詞簡潔扼要。
  3-2. 注意事項如：嚴禁煙火、勿任意移除氧氣治療設備、適時使用叫人鈴……等。

評分項目	注意事項
4. 協助病患採舒適臥位，將手背置於病患鼻孔前以檢視其鼻腔是否通暢。	
5. 連接各類氧療設備於流量錶氧氣出口處上。	
6. 依醫囑調整氧氣流量（蹲下，視線與浮球下緣數字同高）。	6-1. 同學應對各類氧治療設備所適用之氧流量範圍有概念。
7. 以手背檢視各類氧療設備之出口，確定有無氧流出。	7-1. 分泌物或水分會妨礙管道通暢。
8. 將各類氧治療設備連接病患（Nasal cannula之前端置於病患鼻孔內，並固定於耳部或 Mask 戴上，罩住病患口鼻，依情況調整Mask彈性），以不鬆脫為原則。	8-1. 除非病患躁動，否則不要用膠紙將Cannula或Mask貼於病患臉上，以免皮膚破損。
9. 口述：觀察病患反應及監測給氧設備是否固定、通暢、壓力足夠否。	
10. 記錄：用氧時間、氧氣流速及病患反應。	

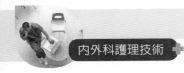

附錄 6 氣管造口之護理 (Tracheostomy Care)

評分項目	注意事項

一、核對醫囑

二、用物準備

隔離手套（清潔與無菌各一隻）、無菌氣管內管一副（與病患相同之號碼大小）、無菌Y紗一個、無菌生理食鹽水及水溶性優碘溶液各一瓶、氣管套管固定帶一條、剪刀及彎盆各一個、棉棒一包、治療巾與橡皮治療巾各一條、無菌止血鉗一隻、氣切領（護罩杯）一個、抽痰用物及給氧設備（口述）。

三、步驟

1. 口述：脫手錶及飾物、袖子捲到肘關節以上、洗手。

2. 入病房核對病患，向病患及家屬解釋目的及過程。

   2-1. 核對床頭卡並詢問病患姓名。
   2-2. 面向病患以清晰簡要口吻解釋。

3. 協助病患採舒適臥位（多採半坐臥姿勢，視情況，不一定要移除枕頭），同時將橡皮中單及布中單鋪於傷口下。將彎盆放於易取處，取下氣切領置於彎盆內。

   3-1. 若無意中解開固定帶，一定要立刻重綁，以免套管鬆脫。

4. 口述：視病患情況給氧及抽痰。

   4-1. 以免痰液溢出汙染了消毒過的傷口。

5. 戴單隻清潔手套，將固定內套管之開關旋開，取出病患之內套管及髒Y紗至於彎盆中，並脫去手套。

6. 口述：觀察造口周圍皮膚狀況及分泌物的情形。

7. 以無菌技術打開Y紗及無菌氣切管包之封口。

   7-1. 注意不可汙染。

評分項目	注意事項
8. 戴單隻無菌手套取出無菌氣管內管，並將其置入氣切外管套內（無汙染），再以另一隻手將內套管的固定鎖鎖牢，脫去手套。	8-1. 若未鎖住固定鎖，則內管易滑脫。
9. 以無菌技術打開棉棒之封口及生理食鹽水的瓶蓋，以4支棉棒沾生理食鹽水後再蓋上瓶蓋。其中2支棉棒分別以提起頸板由內往外，上、下半環狀清潔造口周圍皮膚；剩下的2支棉棒：1支棉棒以環狀環繞頸口，另1支則於左右兩方向，由內往外清潔套管頸板。	9-1. 提起頸板時，以提高一支棉棒頭為限，以免套管滑出。 9-2. 注意棉棒不要來回擦拭，且小心不要被汙染。
10. 同第9步驟，仍以4支棉棒相同方式消毒，但溶液改為水溶性優碘。最後再改為生理食鹽水。（棉棒勿沾太濕，以免溶液流入造口造成吸入性肺炎）	10-1. 溶液順序：生理食鹽水（除去髒汙分泌物）→優碘（消毒）→生理食鹽水（擦拭優碘）。
11. 再以右手抓住無菌Y紗之右上角外側，取出無菌Y紗（無汙染），左手抓住Y紗之左上角外側後，穿入切口，使切面與內面Y紗完全平整覆蓋住造口。	11-1. 手不可汙染Y紗與病患接觸面，尤其是Y型切面。
12. 將清潔之氣管固定帶放於易取處，一手固定頸板，一手解開舊固定帶（必要時，以剪刀剪開舊固定帶）。	12-1. 手一定不可離開頸板，以免頸板滑脫。
13. 將清潔之固定帶繞頸部打結繫牢，保持繫帶與頸部間約可容一指之空隙，蓋上氣切領，並以繫繩固定。	13-1. 若套管外滑時，緊急使用止血鉗塞住造口。
14. 口述：觀察病患之反應、呼吸型態及膚色。整理病患之衣物，協助採舒適臥位後，告別離去。	
15. 洗手。	
16. 記錄：更換時間、造口周圍皮膚及分泌物情況，病患之反應。	

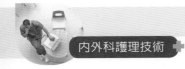

附錄 7 抽痰法 (Suction)

評分項目	注意事項
一、核對醫囑	＊ 要會區分臨時及長期醫囑。
二、用物準備	
抽痰機（或中央系統抽痰設備）一台、無菌抽痰管（成人10~14Fr. ／小孩8-10Fr.）數隻、單隻無菌手套一副、清水一罐、彎盆一個、給氧設備及聽診器（口述）。	
三、步 驟	
1. 口述：脫手錶及飾物、袖子捲到肘關節以上、洗手。	
2. 入病房核對病患。	2-1. 看床頭卡並詢問病患姓名。
3. 向病患及家屬解釋抽痰目的及過程。	3-1. 應面向病患、解說盡量簡潔清晰。
4. 口述：聽診胸部以確定多痰區。	4-1. 也可事先參考病患的胸部X光片。
5. 協助病患採合適臥位。	5-1. 半坐臥或平躺。
6. 口述：給病患氧氣一分鐘。	
7. 打開抽痰機並調整適當壓力後關上。	7-1. 成人：12~15cmHg或120~150mmHg。
8. 打開無菌抽痰管之封口及清水瓶蓋。	
9. 無菌抽痰管與抽痰機的接合，有兩種方法	9-1. 嚴格執行無菌技術。
(1) 方法一：戴上單手無菌手套，抽出無菌抽痰管，將無菌抽痰管與抽痰機之橡皮管連接且不汙染。	
(2) 方法二：將無菌抽痰管與抽痰機之橡皮管連接，戴上單隻無菌手套，抽出抽痰管。	

評分項目	注意事項
10. 以未戴手套之手打開抽痰機後，按住控制口檢測抽痰機壓力。	10-1. 壓力應落在標準範圍內。
11. 將抽痰管以輕柔動作插入氣切口約5吋，插入時手不可按住控制口且不汙染。	11-1. 嚴格執行無菌技術。 11-2. 抽痰順序為：氣切口5吋或氣管 11-3. 內管8~12吋→鼻8吋→口6吋。
12. 抽吸時一手按住控制口，另一手利用拇指及食指輕將抽痰管做360度旋轉，一面往回抽。同時注意病患反應。	12-1. 每次抽吸時間勿超過10~15秒。 12-2. 抽出時，控制口需持續按壓。 12-3. 抽出時，不可過度攪拌抽痰管。
13. 口述：給病患氧氣一分鐘。	
14. 將抽出之抽痰管放入清水中抽吸，以清潔抽痰管及橡皮管中之痰液；關上抽痰機。	
15. 將抽痰管環狀捲起，手套往外摺，包住管子後，一起丟至彎盆中。	
16. 蓋上清水之瓶蓋。	
17. 再次聽診呼吸音、評估心跳、膚色變化及注意氣切管有無鬆脫。	
18. 整理用物及病患單位，向病患告別。	
19. 口述：洗手。	
20. 記錄：抽出之痰量、顏色、黏稠度與生命徵象、呼吸音變化及不適之情形。	

附錄 **8** 密閉式胸腔引流－胸瓶更換

步　　驟	評分項目
一、準備步驟	1. 觀察胸瓶引流量：液面高度已超過瓶內1/2~2/3。 2. 洗手脫手錶、飾物、袖子捲到肘關節以上。 3. 準備用物：無菌胸腔引流瓶（單瓶：水封瓶；雙瓶：收集瓶、水封瓶）、無菌D/W（或N/S）200~300c.c.、止血鉗Kelly × 2（放bedside）、醫檢手套一副、約1公分寬5公分長之無切膠帶。 4. 以無菌技術打開水封瓶之大瓶蓋，將D/W（或N/S）倒入水封瓶，長玻璃管末於液面下約2~3公分（約300 c.c.）後，以無菌技術蓋緊胸瓶大瓶蓋，短管之瓶蓋剪除。 5. 水封瓶之水平線上沿刻度旁（勿將刻度黏住）貼一直條布膠，及另一橫條布膠沿著液面高度貼上，在橫布膠上註明上日期、時間、水量及簽名。 6. 攜帶用物至病人單位。
二、更換胸腔引流瓶	1. 介紹自己。 2. 確認病人（能執行兩種以上的病人辨認方法進行，如：第一種方法：以開放式詢問病人全名，如女士／先生您好，請問您的大名是…或請您告訴我您的姓名。第二種方法：核對手圈及出生年月日。 3. 主動向病人及家屬說明更換胸瓶目的與注意事項，並取得同意後執行。 4. 詢問病人及家屬是否清楚解釋內容，傾聽及回應問題。 5. 圍屏風，注意病人隱私。 6. 將胸瓶置放在病床下緣（約低於胸腔60~90公分）之引流瓶座／掛瓶架安全之處。

步　　驟	評分項目
二、更換胸腔引流瓶 　　（續）	7. 請病患深呼吸，於吐氣末期用兩支止血鉗夾住胸管（隔2.5公分對夾於胸管上）。 8. 戴上醫檢用手套。 9. 解開引流管與舊胸瓶及其上膠布。 10. 以無菌技術接上引流管與新胸瓶之長管。 11. 將約1公分寬5公分長之無切膠帶，繞於引流管與新胸瓶交接處。 12. 確認胸瓶引流系統已維持密閉狀態，方可鬆開止血鉗。 13. 鼓勵病患深呼吸及咳嗽，觀察引流管是否通暢。 14. 兩把止血鉗置於床旁。 15. 適當固定引流管（長度應足夠病人翻身及坐起）於床單上。 16. 聽診呼吸音是否對稱、呼吸次數、呼吸型態、有無呼吸困難。 17. 協助採取舒適臥位。 18. 詢問病患是否舒適。 19. 整理用物並洗手。 20. 將舊引流瓶內引流液依病房規定處理，及將舊引流瓶丟入醫療廢棄物垃圾桶內。 21. 記錄：胸瓶引流液量、性質、顏色及味道，病患呼吸型態、呼吸音。

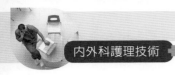

國家圖書館出版品預行編目資料

內外科護理技術／翁淑娟、黃嫦芳、程紋貞、林
麗味、趙淑美、張怡娟、羅靜婷、楊文琪、胡
綾真、蔡家梅編著.－第十版.－新北市：新文京
開發出版股份有限公司，2023.12
　　面；　公分

ISBN　978-986-430-984-9（平裝）

1. CST：內外科護理

419.82　　　　　　　　　　　　112018352

內外科護理技術（第十版）　　　　　　　（書號：B127e10）

總 校 閱	李皎正
編 著 者	翁淑娟　黃嫦芳　程紋貞　林麗味　趙淑美 張怡娟　羅靜婷　楊文琪　胡綾真　蔡家梅
出 版 者	新文京開發出版股份有限公司
地　　址	新北市中和區中山路二段 362 號 9 樓
電　　話	(02) 2244-8188（代表號）
Ｆ Ａ Ｘ	(02) 2244-8189
郵　　撥	1958730-2
第 八 版	西元 2018 年 8 月 3 日
第 九 版	西元 2021 年 1 月 29 日
第 十 版	西元 2023 年 12 月 1 日

New Wun Ching Developmental Publishing Co., Ltd.

New Age · New Choice · The Best Selected Educational Publications — NEW WCDP

新文京開發出版股份有限公司

新世紀‧新視野‧新文京—精選教科書‧考試用書‧專業參考書